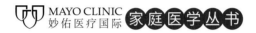

MAYO CLINIC 妙佑医疗国际 家庭医学丛书

阿尔茨海默病

MAYO CLINIC ON ALZHEIMER'S DISEASE

[美] 罗纳德·C. 彼得森　主编

孙晓宁　段　琛　译

张　菁　审译

北京出版集团

北京出版社

著作权合同登记号图字：010-2016-10018

图书在版编目（CIP）数据

阿尔茨海默病 /（美）罗纳德·C. 彼得森主编；孙
晓宁，段琛译. — 北京：北京出版社，2022.1
（妙佑医疗国际家庭医学丛书）
书名原文：Mayo Clinic on Alzheimer's Disease
ISBN 978-7-200-14832-9

Ⅰ. ①阿… Ⅱ. ①罗… ②孙… ③段… Ⅲ. ①阿尔茨
海默病—防治 Ⅳ. ① R749.1

中国版本图书馆 CIP 数据核字 (2019) 第 149293 号

妙佑医疗国际家庭医学丛书
阿尔茨海默病
A' ERCIHAIMOBING
[美] 罗纳德·C. 彼得森　主编
孙晓宁　段　琛　译

出　　版　北京出版集团
　　　　　北京出版社
地　　址　北京北三环中路 6 号
邮　　编　100120
网　　址　www.bph.com.cn
总 发 行　北京出版集团
经　　销　新华书店
印　　刷　北京市雅迪彩色印刷有限公司
版　　次　2022 年 1 月第 1 版
印　　次　2022 年 1 月第 1 次印刷
开　　本　185 毫米 ×260 毫米
印　　张　21.5
字　　数　360 千字
书　　号　ISBN 978-7-200-14832-9
定　　价　188.00 元
如有印装质量问题，由本社负责调换
质量监督电话　010 - 58572393

作者声明
　　书中的信息并不能代替专业的医疗建议，仅供参考。作者、编辑、出版者或发行者对由本书引起的任何人身伤害或财产损失不承担任何责任。
　　本出版物不是由妙佑医疗国际翻译的，因此，妙佑医疗国际将不对出版物中出现由翻译引起的错误、遗漏或其他可能的问题负责。
　　本书为第一版的翻译。

关于阿尔茨海默病

阿尔茨海默病是痴呆最常见的病因，会显著影响患者的记忆力、推理能力、判断力、决策和交流能力，甚至性格。这一疾病是缓慢进展且无法逆转的。痴呆的其他病因还包括额颞叶变性、路易体痴呆、血管性认知功能障碍等。上述所有疾病都会在本书中做详细介绍。

尽管目前没有能有效治疗或预防阿尔茨海默病的手段，脑研究领域的喜人进展已经让临床医生能够在疾病的早期阶段就对其进行诊断。这些进展为揭开阿尔茨海默病的神秘面纱带来了巨大的希望，并且有望成为我们与阿尔茨海默病斗争进程中的重要拐点。

对疾病的早期干预已经成为可能，在此基础上结合现有的研究成果，我们期待能够很快地发现阿尔茨海默病的有效治疗手段。

关于妙佑医疗国际（Mayo Clinic）

妙佑医疗国际在全球范围内提供医疗保健服务，是世界上首个，也是规模最大的非营利性医疗集团。本着"患者的需求为先"的精神，妙佑医疗国际会聚了来自各个专业的3700名医生，超过50000名医疗工作者，共同为患者提供医疗服务，开展医学研究，并为未来的医疗健康产业培养新生力量。

通过位于罗切斯特（明尼苏达州）、杰克逊维尔（佛罗里达州）、斯科茨代尔/菲尼克斯（亚利桑那州）的院区，以及遍布美国中西部的超过70所社区医疗中心，妙佑医疗国际每年接治超过500000名患者。

凭借深厚全面的专业知识、丰富的临床经验以及卓越的专业人才团队，妙佑医疗国际在医学健康产业中领跑全球。

前言

阿尔茨海默病或许可以算作我们这一代人中最具代表性的疾病。据估计，目前美国大约有超过500万阿尔茨海默病患者，而到21世纪中叶，这一数字将会增长两倍。疾病给个体、家庭和医疗系统所带来的负担是难以估量的。此外，公众对这一疾病的认识也在逐渐普及。在调查中，人们经常把阿尔茨海默病列为自己最大的健康顾虑。与此同时，许多人都有着一个错误的思想，即阿尔茨海默病是正常衰老的一部分。

以此作为原动力，2011年美国正式通过了《国家阿尔茨海默病项目法案》，这一法案要求联邦政府为阿尔茨海默病的应对方案提出一份规划蓝图。2012年5月颁布的《全国阿尔茨海默病应对计划》为科研、临床和社会服务等诸多领域的共同协作提出了基本的纲领。计划的整体目标为，在2025年之前实现对阿尔茨海默病的有效预防和治疗。针对这一严重的疾病，这一目标无疑是极富野心，同时也是十分必要的。

《阿尔茨海默病》一书旨在为患者、护理人员、家庭成员，以及每一位对这一疾病感兴趣的读者，介绍大脑的基本生命原理、衰老的正常生理变化，以及包括阿尔茨海默病在内的认知功能异常的发生发展过程。正常大脑的功能特性，以及不同类型的认知功能障碍及其危险因素、治疗手段，在本书中均有涉及。本书后半部分的"行为指南"则为疾病管理和应对过程中的诸多事宜提供了建议和指导。我对参与本书编写工作的同事们表示由衷的感谢，并希望这本书能够为读者带来真正的帮助。我和我的同事们相信，我们一定能够找到治疗阿尔茨海默病的有效手段，并减轻其对个体和社会所造成的负担。

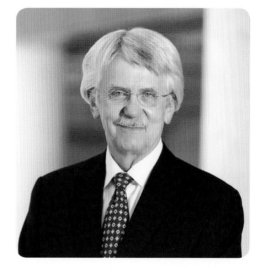

罗纳德·C.彼德森　医学博士
医学编辑

目录

第一部分　衰老和痴呆

第二部分　阿尔茨海默病

第三部分　痴呆的其他病因

第四部分　有希望提高认知能力的策略

护理人员行为指南

第一部分

衰老和痴呆

第一章

正常老化

玛丽自我感觉很好，这位67岁的祖母胃口不错，每天步行外出锻炼，还自己打理着一座漂亮的花园。她独自生活，并且为自己的独立感到自豪。

但玛丽发现她的记忆力已经不如从前了。现在她常常把东西放错地方，比如会找不到钱包或车钥匙。上周她忘记了和医生预约的时间，而今天她走出百货商场之后，一时间却想不起来自己把车停在了哪里。她担心记忆力出现的这些问题可能预示着自己将要无法独立地生活了。

78岁的约翰和与自己相伴53年的妻子共同生活在一座老年中心里。他很喜欢和自己的茶友们见面，以及拜访各处的家人和朋友。作为一名退休的大学教授，他一直认为自己的思维十分"敏锐"。尽管约翰坚持每天阅读大量文字，收听新闻广播，但他现在开始觉得回忆事情要比之前困难一些。有时候和人聊天，话说到一半会忽然卡住，要花很大气力才能找到合适的词句。对约翰来说，失去了让他曾引以为傲的讨论时事的能力，对他的生活产生了很大影响。

尽管玛丽和约翰还不曾把自己的顾虑透露给任何人，但他们都担心这些迹象可能预示了一些更为严重的问题——比如，阿尔茨海默病。

阿尔茨海默病（Alzheimer's disease）是痴呆的最常见病因，也是许多成年人的一大恐惧，这些人的年龄多数都在65岁以上。痴呆的症状包括记忆力和其他认知能力的快速下降，导致个体无法完成基本的日常活动。

在一些人对罹患阿尔茨海默病忧心忡忡的同时，还有一些人则对这一疾病的存在矢口否认。在日常生活中，您经常能够看到有人在为患有痴呆的父母、兄弟姐妹或者朋友提供照护。

在各类刊物、电台、电视和网络上，大家常常能够看到有关阿尔茨海默病的令人忧心的报道。自然而然地，可能也会不由自主地联想到自己的记忆力出现的小问题，并思忖这会不会是阿尔茨海默病的早期表现。

在美国，越来越多的人进入了老年阶段，这一群体的数目是空前的。在2007年，个体的平均预期寿命上升到了近78周岁——这比100年前的美国公民预期寿命多出了30年。而预期寿命的上升趋势目前并没有减缓的势头。目前美国约有4000万65岁以上的公民，据人口普查数据推测，到2050年这一数字将超过8800万。

本章将回答一个常见的问题，每一个60岁及以上的个体都有可能会遇到，因为痴呆的症状往往在这个年龄段逐渐出现，即：我们如何知道自己身体和情绪上的变化，是由于正常的衰老，还是严重的健康问题，或是某种疾病的表现呢？

为了回答这一问题，我们最好从认识衰老的过程入手。随着年龄的增长，一些变化会自然而然地发生。许多机体和精神的机能会逐渐退化或丧失——比如肺活量、骨强度、反应时间，或是处理分析新信息的速度。

本章将会描述一些随衰老而出现的变化，但这些变化并不一定会发生在每个人的身上：仅仅是随着年龄的增加，发生这些变化的可能性会随之升高。它们都属于所谓的"正常"老化的表现。

大可放心的一点是，衰老相关的许多问题，例如阿尔茨海默病，目前仍被划分在疾病的范畴，并不会累及每一个人。它们并不是"正常"的。数以百万计的个体在衰老的过程中仍然保留着良好的机体和精神健康。

何为"正常"

人们衰老的表现有哪些？在认知功能方面——思维、感知、记忆、解决问题、做出决定——哪些与衰老相关的变化是正常的，而哪些可能需要我们加以注意呢？或许会让人感到诧异的是，对正常衰老过程的研究实际上是落后于对异常衰老的研究的。原因之一在于，尽管多数人以为自己知道何为正常的衰老表现，但真实的情况并不像看起来那样直观。

举例来说，一名90岁出头的女性，精神矍铄，仍然居住在家中，服用着一些药物，每天外出遛狗，定期参加朋友的聚会，这样的情况是否可以算作"正常"的呢？这样的人是存在的，但就以这种方式衰老的人的实际人数来说，可能并不典型。专家们将这称为"成功老化"或"最佳老化"——也是绝大多数人都希望经历的衰老方式。

更常见的情况是，衰老伴随着诸如心脏病、高血压、骨折，以及听力或视力下降等一系列疾病或病症。很多人把轻度的健忘、体力下降、反应速度变慢视为衰老的正常表现——即便这些症状可能是由疾病导致的。这些变化可能会给他们带来生活上的不便和心理上的沮丧，但并不会让人衰弱——尽管记忆力偶尔会出一些问题，但他们仍然可以拥有积极、独立的生活。所有这些经历，包括不同个体出现的差异性的表现，被称作正常老化。

真正的挑战，在于识别正常老化和异常老化中对痴呆和阿尔茨海默病有提示意义的特征性表现。通过对疾病进行早期识别，科学家们希望能够在阿尔茨海默病黄金治疗期进行干预。与此同时，研究者也在探索"最佳老化"的概念，以及提高健康水平的办法。这两个方向的研究可能为认知功能下降的预防以及不同类型痴呆的治疗提供宝贵的启示。

正常老化的机体变化

不管保养得多么健康、不受伤病，日常的损耗终归会给我们的器官、肌肉和其他组织带来损伤。在三四十岁的时候，从感冒中痊愈或是跑步时保持有力的步伐就会显得比从前稍稍困难了一些，大家或许能够注意到这些变化。

衰老造成的一些机体变化，比如头发变白或变稀疏，是肉眼可见的。随着年龄的增长，皮肤会变薄、变干，弹性也不如从前，进而变得松弛，出现皱纹。皮肤还可能更容易受到挫伤，还会出现老年斑。

其他的一些机体变化外人可能不易察觉（在早期，自己都可能发现不了）。随着年龄的增长，眼睛和嘴巴会开始发干。肺功能会下降，这意味着您每次呼吸吸入的空气变少，因而剧烈运动将变得困难。膀胱壁的弹性通常也会下降，让您不得不更加频繁地上厕所。

还有一些衰老相关的变化太过微小，只有在它们进展到十分明显以后您才能察觉。消化系统的运转会自发地减慢，便秘将会更为频繁。免疫系统也会变弱，让机体更容易发生感染。肾功能也会下降，更容易发生脱水或水分潴留。

在这些变化对自身机体产生影响的过程中，多数人都能够适应。

心血管系统的改变

心血管系统是我们身体每个细胞正常运作的关键。这个系统由心脏和血管组成，通过错综复杂的血管网络，向机体输送氧气，并转运养分和代谢废物。

随着年龄增长，心肌功能会逐渐减退，向全身泵血会愈发地费力。此外，动脉壁变厚变硬，也会增加心脏的工作负荷。随着时间的推移，动脉壁中脂质的沉积（或称为"斑块"）会阻塞血管内的血流。

正因为这些变化，老年个体患高血压、冠心病、充血性心力衰竭和卒中的风险变得更高。这些心血管疾病会增加患痴呆的风险。

大多数老年人依然保持着积极的生活方式。而问题往往出现在高强度的需求——比如提拉重物或跑步这些超出自身能力的限度的活动。在这些情况下，心功能无法满足机体的需求。在高强度的活动之后，整个机体往往需要更长的时间才能恢复到正常的状态。

骨骼和肌肉的改变

中老年人随着年纪变大，骨骼会变得更加疏松脆弱。此外，脊柱椎体之间起缓冲作用的胶样的椎间盘也会变薄。肌容积降低，关节和肌腱也逐渐失去强度和韧度。因此，随着机体衰老，运动会更加受限，平衡性和协调性也随之下降。大多数人为了应对这一变化，都会在日常活动的过程中放慢动作。

感觉功能的改变

在衰老过程中，视力和听力的改变是很常见的，这可能会让与他人交流变得更加困难。有时候这些变化十分轻微——通常会由他人来指出这些问题。

视觉。视力下降是衰老的首要标志之一。到50岁左右，人们将有很大的可能需要——至少在一些情况下——比如读书的时候戴上眼镜。这是由于双眼中的晶状体慢慢失去了原有的弹性。随着机体的衰老，白内障、青光眼以及老年性黄斑退行性病变的风险也会增加。

听觉。听力下降常常是由内耳的精细结构受损导致的。永久性听力丧失可以有多种原因：衰老过程中的劳损、某些药物的损伤、头部创伤以及其他相关疾病。性别为男性也是危险因素之一。

代谢相关的改变

新陈代谢涉及成千上万的化学反应，帮助我们调节机体各系统（例如消化食物、细胞修复）的平衡。衰老相关的很多变化其实是代谢速率下降的结果。伴随着衰老，生长激素和性激素的水平降低，日常消耗的热量也随之下降，因此控制体重会变得更加困难。不过并非所有的激素水平都随着衰老而降低——有的激素水平保持不变，还有的激素分泌增加。

大脑和正常老化

显而易见，衰老也会给大脑带来改变。大脑重约1400克，是人体中最为复杂的器官——它是人体的中心控制台，不仅控制着有意识的思维活动，例如清算银行账户的出入或就时事进行争论，还掌控着无意识或下意识的行为活动，比如吞咽、疼痛，或是在眼里进了沙子之后反射性的眨眼动作。

在健康的状态下，大脑监控着人体每一项重要功能和机体行为。它是我们本能、记忆、理性和创造力的载体，它组织并塑造了我们的情感，而最不可思议的是，大脑能够让我们同时进行上述所有的活动。

以简单的阅读为例。除了理解每一个词句的意思之外，我们可能同时还需要将书本或便笺拿稳，调整它们与眼睛的距离，并在需要的时候翻页。在分析阅读到的信息的同时，我们还在回忆自己知道的与之相关的信息，并与文本产生情感上的呼应。与此同时，我们还处理着来自周围环境的声音触觉等一系列信息，留意着闹钟上的时间，没准还不时端起杯子喝上一口咖啡。

大脑控制着以上所有的活动，同时还调控着那些与阅读或其他意识活动无关，但至为重要的基础生命活动，如呼吸、维持体温、消化等。

大脑之旅

大脑由若干部分组成，每一部分各自行使不同的功能，具体如下：

脑干。位于大脑底部，脑干负责调控最基本的生命功能，包括呼吸、消化、控制心脏泵血功能。因为这些行为不受意识的感知和控制，所以它们被认为是非随意性的（或自主的）。脑干向下连接脊髓，后者是大脑和身体其他部位交换信息的主干道。

小脑。小脑位于脑干后方，负责平衡、调节和协调等功能。小脑让我们能够完成直立、行走、骑车等一系列动作。

大脑。在脑干和小脑忙于控制身体的自发行为的同时，大脑则负责了"思考"的功能。大脑决定了我们对自我身份的定义。它是人脑中最大的结构，或许也是其中最有辨识度的部分。

大脑正中的一道深沟将其划分成了左右半球，两个半球通过名为胼胝体的致密神经纤维束相交通。

每个大脑半球由4个脑叶组成（图1-1），不同脑叶各自负责不同的功能（图1-3）。例如，额叶与制订计划、解决问题、注意力和个体行为密切相关。

顶叶位于额叶后方，负责处理痛觉、味觉、触觉等感觉信息。此外，顶叶还负责构建视觉空间感，让我们能够自如地在身处的环境之中穿行而不会碰到障碍物，或是找出相互匹配的两块拼图。

颞叶位于我们额头的两侧，大致位于太阳穴的位置。它对听觉、语言理解以及认知记忆都有着重要的意义。

大脑半球的后部是枕叶，也被叫作视觉皮层，这是因为其主要负责视觉信息的

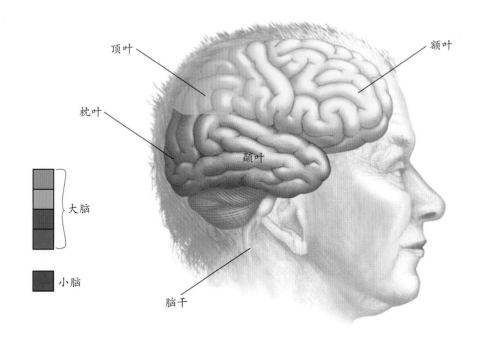

图1-1　脑的结构　大脑分为左右半球，根据大脑表面的沟壑、大脑结缔组织以及宏观形态，每个半球又被划分为4个区域（又称脑叶）

处理。

　　大脑的外表面是一层不到一公分厚的组织，由于有着灰棕色的、皱褶的外形，它被叫作大脑皮质或灰质。大脑皮质是绝大多数智能行为——思考、推断、分析、组织、创造、决策、计划——发生的部位。

　　这一层结构所具有的沟壑和褶皱，让存在于颅腔内部的皮质有了更大的表面积，进而增加了大脑对信息处理的承载能力。在皮质深部，是充满神经细胞的白质组织，负责调控脑内不同结构之间的信息交流。

　　边缘系统。边缘系统由一些位于深部的较小的脑结构组成（图1-2），与我们对外界刺激的情绪反应，以及对行为动机的感知有关。它负责集成处理在脑中奔涌的、来自于机体内部和外界环境的数以百万计的信息。边缘系统包括：

　　下丘脑。下丘脑控制着诸如进食、睡眠、性活动等行为。它调控机体的激素水平，并维持着体内化学物质的动态平衡。此外，通过控制出汗和寒战等行为，下丘脑还能够对体温进行调节。

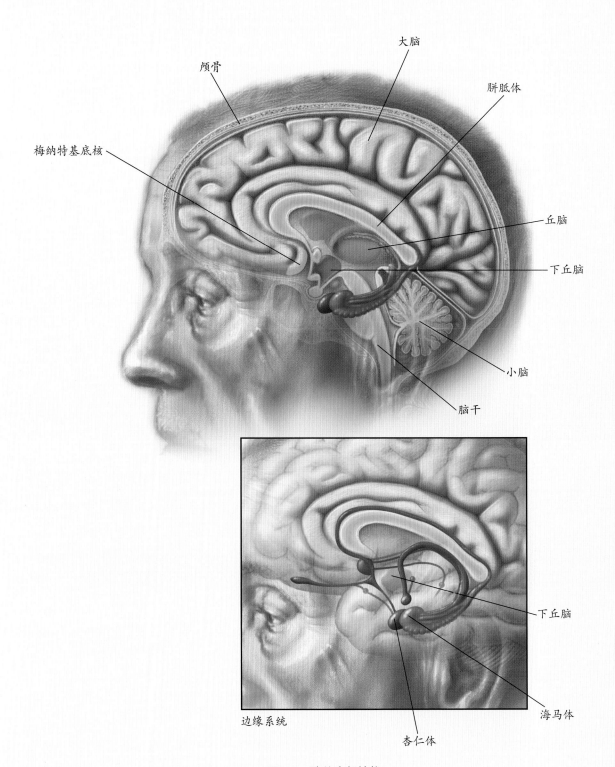

颅骨

梅纳特基底核

大脑

胼胝体

丘脑

下丘脑

小脑

脑干

下丘脑

边缘系统

海马体

杏仁体

图1-2　脑的内部结构

杏仁体。杏仁体控制着诸如愤怒、恐惧等情绪，让我们对危险产生相应的反应：直面这一处境，或是从中逃离（这也被称为"战斗或逃跑反应"）。举例来说，如果遇到了一条野狗，杏仁体会帮助我们决定是逃跑还是和它打招呼，再或者是否需要开始呼救。

海马体。海马体是记忆系统的中央控制台，它负责对碎片式的信息进行分拣，储存在脑内的不同部位，并在需要的时候重新调取回忆。海马体还负责在短期记忆和长期记忆之间进行调度，帮助我们回忆起每一件事情：比如今早我们把车钥匙放在了哪里，或者20年前我们曾在哪里度假。

丘脑。在大脑的下部，边缘系统附近还有一个单独的结构，叫作丘脑。丘脑负责处理我们的感觉信息，并将这些信息转送至脑的其他部分。

在健康的脑中，上述各个结构能够相互协调，高效运转。头骨给脑提供了保护，并且在脑和头骨之间还有若干膜性的结构作为缓冲。充足的血管网为大脑输送氧气和养分，保障了脑组织正常的存活和功能。

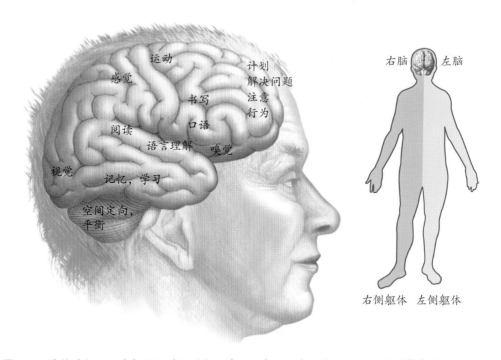

图1-3　脑的功能区　高级认知功能（如思考、分析、记忆、言语，以及对感觉信息的处理）分别与特定的脑叶密切相关。一侧的大脑（半球）分别与对侧的躯体相互关联：大脑的右半球连接着左侧的躯体，而左半球连接着右侧躯体

脑和躯体的信息交流

脑和脊髓组成了中枢神经系统，后者是我们身体各部分间相互交流的主要通路。脊髓本质上是一束神经纤维，受到骨性的椎管保护。

脊髓发出错综复杂的神经网络，它的分支穿行在我们身体的组织之间，遍布到我们的足尖和指尖。这一神经网络被称为外周神经系统。这些神经不断地从我们身体内外收集感觉信息——例如疼痛、压力、温度变化，或是肌肉疲劳——并上传至脑。

脑每时每刻从身体的其他部位收到成百上千的信息。在脑处理信息的过程中，相关的内容可能会被存入记忆里；而在完成处理后——这一过程往往只是转瞬之间——大脑会向肢体、五官和全身脏器下达相应的指令进行回应。

通过对源源不断的信息快速地解读、处理和响应，大脑让我们能够认识周围的世界。在完成这些行为的过程中，我们的大脑所采用的方式和方法可能各不相同——从而塑造了独一无二的自我。

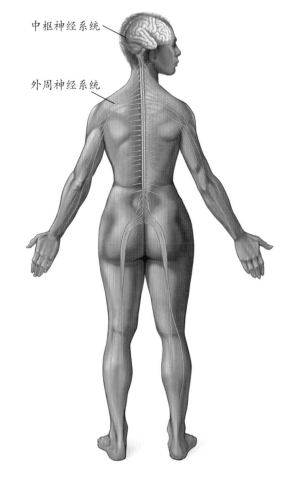

图1-4　人类神经系统

正常老化的一些相关改变，是大脑信息交流能力下降所致的结果。为了理解这一点，我们有必要关注一下神经系统信息交流所依赖的"信使"。

神经系统的信使——神经元

神经细胞（神经元）是神经系统的基本单位，人脑中大约有1000亿个神经元。神经元能够产生信号（电冲动），后者让大脑与身体的其他部位的交流成为了可能。

每个神经元都有着收集、处理信号，并将信息传递至下一级神经元的功能。从细胞胞体发出的分支叫作树突，负责从相邻的神经元接收信号。

轴突是从胞体发出的一根单独的分支，比起树突要更为粗大，其功能也与树突不同——轴突负责向外传递信号，而非接收信号。在大多数轴突的表面，都包绕着名为髓鞘的脂类物质。髓鞘让轴突和周围绝缘，并提高了信号在轴突上的传导速度。

通过树突和轴突的联系，成千上万的神经元构成了遍布全身的信息网络。单个神经元发出神经信号，必须由相应的刺激来诱发，这样的刺激可以是从上一级神经

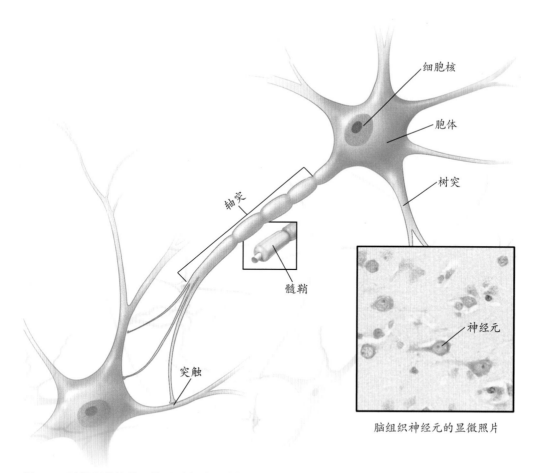

脑组织神经元的显微照片

图1-5　神经元的结构　数以千亿计的神经元是我们机体内信息传递的载体。神经元通过树突，从相邻的神经细胞中接收冲动，并通过轴突对冲动信号进行传导

元传来的冲动，也可以是来自外部的刺激信号：比如被刺伤的手指的疼痛，或是清早咖啡的味道。

电冲动被树突接收，并像波浪一样传遍神经元的胞体，直到轴突的末梢。由神经轴突传导的冲动信号，将介导储存在轴突内部的特定化学物质（神经递质）的释放。神经递质被释放到突触中，突触是位于轴突和下游细胞之间的一段狭小间隙。

释放后的神经递质穿过突触，并与受体细胞上的突触受体结合，这一过程会改变受体细胞膜的性质，以产生新的冲动——进而产生新一轮的神经信号传导。如此一来，冲动得以从一个神经元传递到下一个神经元，其中的信息也将被送到相应的目的地——比如我们的大脑、心脏、肌肉，或是其他器官。

我们不妨把这一形式的信息交流看作小孩子玩的一种传话筒游戏：小朋友和坐在自己旁边的另一个小朋友耳语一小段话，后者再把这段内容耳语给旁边的另一个小朋友，如此往复，直到一整排小朋友都听到这一段消息，并能一起对这句话做出反应。

只有在健全的大脑和神经系统中，信息传递的这一过程才能够高速精确地运转。

记忆的产生

记忆力减退是衰老的典型表现之一。但由于记忆丧失也是阿尔茨海默病所引起的痴呆的早期临床表现之一，记忆力下降往往会给老年人带来焦虑、紧张，甚或是极度恐慌的情绪。

记忆是我们储存、回忆并重新处理信息的能力。我们不妨将大脑看作一座图书馆，摆满了书——也就是我们的记忆——的书架充满了里面的每一间屋子，等待着我们的查阅。

不过，这个比喻只对了一半。与图书馆的书架不同，大脑并不会把我们所有的记忆整体储存在某个特定的区域。相反，我们脑中名为海马体的结构会将记忆碎片化——例如某件东西看起来是什么样子，闻起来、听起来、摸上去分别是什么样子——再把这些碎片分别存储在脑内不同的部位。

例如，当我们喜欢一首歌曲的旋律，可能将它存储在颞叶中，后者让我们能够解读声音；与此同时，有关其中歌词的内容，或许被储存在了额叶和枕叶。除此之外，我们对这首歌所持的特定的情感，或者有关那位歌手的信息，可能储存在了脑的其他部位。

当我们再次从收音机中听到这一段旋律时，大脑就开始工作了，从不同部位调动并重新组建起一条相关的记忆——我们一下子就能够辨认出这首歌，并跟着一起唱出来。

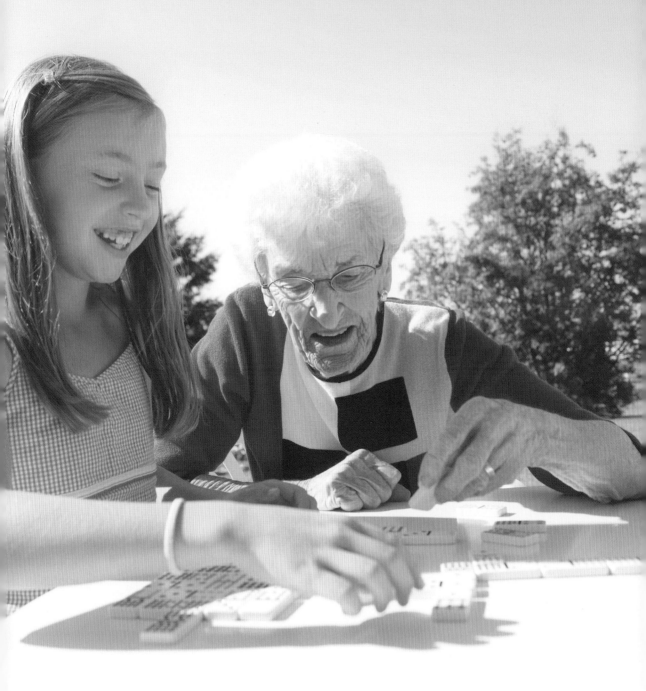

大脑在工作的时候会用到两种不同类型的记忆：短期记忆和长期记忆。短期记忆存储的是我们需要在很短的时间之内回忆起的信息。例如，从查找电话号码到完成拨号的这段时间，用到的就是短期记忆。

短期记忆有着很高的"周转率"，这意味着存储在短期记忆里的信息会不断地被新的信息取代。短期记忆的这一特性让我们的大脑能够免受凌乱信息的干扰，让我们能够快速忘记那些不再有用的数字和事情。

长期记忆则会在我们的脑中存储很长时间，以便我们在需要的时候——可能是10个小时以后，也可能是10年以后——重新获取。长期记忆存储着账户密码、朋友家的地址，以及12岁那年自己是如何在膝盖上留下了一处伤疤的经过。

长期记忆的形成需要经历一个我们称为"巩固"的过程。举例来说，当我们知道某个人的名字之后，这一条信息会在脑中形成一条神经通路，为了形成长期记忆，这一条通路必须加以强化。这一过程可以有许多种形式：在第一次接触到这个名字的时候集中注意力去关注它，并在随后反复地重复和演练，或者把这个名字同我们更为熟悉的东西联系起来。这些步骤都能够帮助强化记忆。

再比如说，假如我们要学习弹钢琴，当敲下键盘上一个窄窄的黑键，音符的声音传到了我们的耳朵里，正常运转的感觉功能让人能够在一瞬间分辨出这个音符。

同时我们注意到了这个键在所有黑键之中的位置。钢琴老师指了指乐谱上的一处标记，告诉我们这个音叫作"降E"。我们再次敲响了这个音，音符的声音和我们刚刚接收的信息一起存储在了短期记忆中。

如果我们就此停住，从此再不弹琴，刚刚学到的信息很可能就会被忘掉。我们可能会没法记得哪个黑键能弹出降E的音来。

不过，如果我们有规律地练习，把乐谱上降E的记号和弹奏的黑键联系起来，这一信息将会写进长期记忆里。

情绪化记忆往往不需要巩固的过程就能被存入长期记忆中，比如第一次约会、结婚、假期、晋升、分手、意外，甚或是诸如自然灾害一类的、自己并未身处其中的事件：许多人都能够清楚地记起很久以前的某场灾难发生的时候，自己身处何地、在做什么事情。

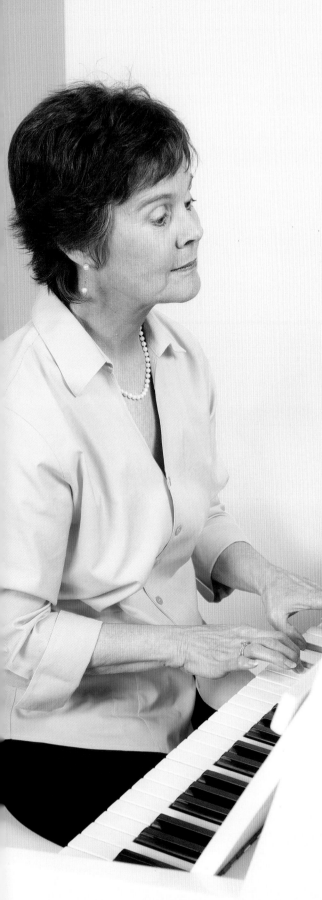

正常老化中的认知功能改变

许多人从50岁前后开始，会逐渐注意到自己的认知功能——比如记忆、学习、决策等能力——发生的细微变化。他们可能会觉得自己的头脑不再像之前那样的敏锐和清晰。尽管得知这些变化可能会带来一些不安，但实际情况并不像看上去那样悲观。

不可否认，随着年龄增长，脑内神经元的数目会不断下降，这意味着神经元之间的连接以及相应的信息交流也会减少，大脑本身也会萎缩。

但事实是，大脑所具有的数千亿神经元以及数以万亿计的神经连接，让大脑的承载量远远超过了我们一生中所需要的水平。更令人欣慰的是，存活的神经元会不断地形成新的连接，以期至少在一定程度上弥补丢失的神经连接。

尽管如此，衰老所致的神经元的损失确实会在一定程度上影响我们的认知功能。

认知功能发生的这些变化意味着什么？对大多数人来说，这意味着变得更加健忘——常因注意力不足或被分散而导致短暂的记忆缺失。健忘是衰老的一种典型表现，具体体现在以下两个方面：

细节记忆困难。有些本该轻易记

起的信息变得很难回忆，例如最好的朋友的生日，或者最近看完的那本书的书名。发现自己很难"当场"回忆起这些信息，无疑会让人产生挫败感。

容易心不在焉。这往往是找不到钱包或错过预约的根源所在。当我们过度关注自己的某个想法，就会忽略掉所有其他的事情。这种事情也可以发生在同时进行多项工作，但实际上对其中的任何一项都没能足够关注的时候。

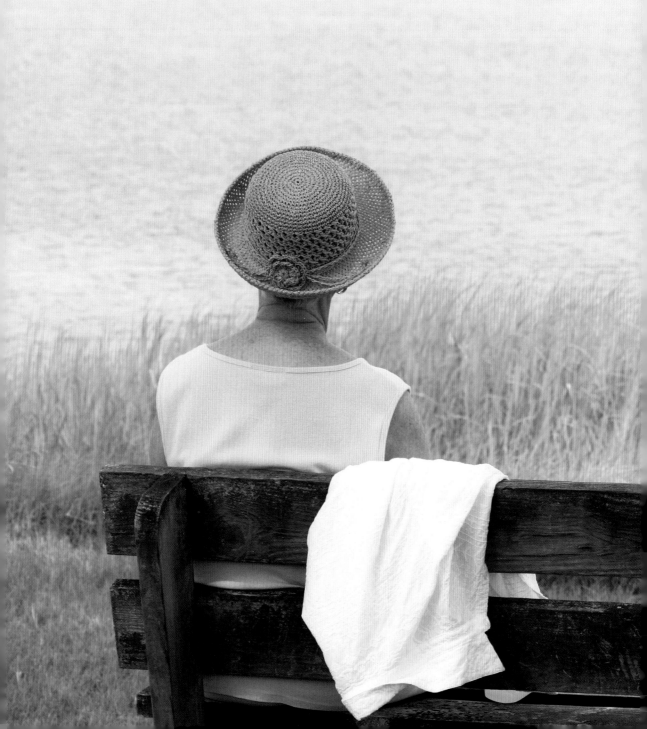

什么是认知

"认知"的概念来源于拉丁语，意为"认识、知道"，是人脑所有的思考、行为、感知和情绪的总和。这其中的精神活动包括知觉、感觉、判断、推理、学习、记忆等等。因此，认知活动和我们机体各种各样的无意识活动（如呼吸、心跳，这些活动的进行完全不需要我们进行专门思考）完全不同。

记忆减退。不经常用到的长期记忆会随着时间推移逐渐消退——我们都会记住自己反复运用的事情，而很少想起的事情慢慢就忘记了，这是一种常见现象。

记忆断片。您是否经历过，脑子里想着说些什么，可就是找不到那个合适的词语？当我们感觉想说的话"就在嘴边上"的时候，记忆断片或许就是其罪魁祸首。这一问题可能发生在我们过度关注某个话题，或者某个持久的、根深蒂固的记忆干扰到了我们的想法时。

在记忆（以及遗忘）之外，其他认知功能也容易受到衰老的影响。和三四十岁的人比起来，我们的大脑可能需要更长的时间来解决复杂的问题。在处理视觉负担较重或者步骤复杂烦琐的任务时，这种情况将变得更为常见。

在时间充裕的前提下，老年人能够同年轻人一样，针对特定的问题给出正确有效的解决方案。因此一个十分喜爱解谜游戏的人，在进入老年后依旧可以很好地完成那些解谜任务——不过他可能会发现所用的时间要比以往稍长一些。

伴随着衰老，理解新的或不熟悉的信息也可能会变得更加困难。假设您在将近60岁的时候才开始学习开车，交通法规课上的内容对一起学习的青少年来说可能"一点就通"，但是您可能就需要更多的时间或者更多的指导来学会这些技能。

不过，这并不意味着您出现了智力的衰退或者失去了独立思考的能力。恰恰相反，大多数人在老年时期生活依旧能够自理——对他们来说，可能仅仅是理解新的或非常规的信息变得困难了一些而已。

正常衰老的过程中，有些重要的认知功能几乎不会受到影响。我们的注意力和创造力是不随衰老而衰退的。随着年龄的增长，运用丰富的词汇以及准确表述自我的能力其实是在逐年提高的。

或许最为关键的一点是，年龄带来了智慧——通过从一生的经历中获得的知识和见地，给他人带来深刻的启发。

注意！请放宽心

在继续阅读本书之前，请务必明白：几乎每个人在衰老的过程中，都会出现轻微的记忆障碍，而出现这些小问题，并不意味着我们将会患上痴呆。尽管每个老年人都有出现各种形式的痴呆（例如阿尔茨海默病）的可能，但阿尔茨海默病并非正常老化进程的一部分。

事实上，阿尔茨海默病不仅仅涉及记忆的丧失。以在本章开头提到的玛丽为例，尽管她会找不到自己的钱包，还会忘记自己泊车的地点，但至少目前来看，她还没有表现出其他与痴呆相关的症状和体征，比如意识紊乱、焦虑、异常行为等。而对约翰来说，遣词造句时感到的困难可能是由于衰老造成的精神活动的减慢，而非痴呆的早期表现。

另外，玛丽和约翰都意识到了自己的健忘，而这恰恰提示着他们很可能并未患有阿尔茨海默病。

如果您有家人或者朋友表现出了记忆的减退，请不要轻易认为他们患有痴呆。外在的表现往往是具有欺骗性的——仅仅我们觉得一些迹象看上去像、听起来像，或者感觉起来像是痴呆，并不意味着那就是痴呆。痴呆的确诊需要医疗专业人员对个体的临床表现、症状、家族史进行细致的分析与评估。

当老年人感到孤独、担忧或落寞的时候，他们可能会表现出一些与痴呆相关的症状和体征。举例来说，在面对重大的情感创伤，或配偶的死亡时，个体的性格和行为可能会出现巨大的变化。因此，不要急于做出任何结论，希望大家能尽量多了解一些相关的信息，并和信任的医生交流自己的困惑。

第二章

异常老化和痴呆

弗兰克今年75岁了，在自己亲手建起来的房子里生活了40多年，令他感到十分自豪。尽管他的妻子已经去世多年，但他仍然觉得自己能够自食其力，并不过多麻烦家人和朋友。

多年以来，弗兰克总喜欢在自己的工作间里修东补西：汽车、割草机、小家电——基本上凡是需要修理的，带发动机的物件，他都能修上几手。每天他都到邻居家串门，一边喝咖啡一边和大家聊天；在周末的时候，他总期待着孙子孙女的探望。

几个月以前，人们发现弗兰克的行为有了些变化。现在他经常会弄丢钥匙、工具、眼镜、食物——甚至任何拿在手里的东西。有好几次，他在外出串门的路上，忽然忘了自己想要去哪，因而又想要回家——可是找到回家的路对他来说又成了一个难题。

弗兰克的脾气也变得古怪了起来。有时候他会翻来覆去地问同一个问题。清点零钱对他来说也变得很困难，现在看来他再也无法完成工作间里的那些工作了。据弗兰克的一位晚辈讲，弗兰克坚定地认为自己刚刚跟妻子有过一次交谈。

弗兰克的家人对他的这些改变深感担忧，这些改变可能主要影响着弗兰克的认知功能——例如推理、选择、记忆的能力。家人们同样受到弗兰克性格变化的烦扰。他们担心不论导致弗兰克现在这些症状的原因是什么，这些问题在将来只可能越变越糟。

异常老化

随着年龄的增长，个体所能保持的认知能力水平是有着明显差异的。有些人在50多岁的时候就开始受到记忆减退的困扰，也有些人到了90多岁依然有着很好的记忆力，并且他们的推理和判断能力依旧不减当年。尽管程度不同，但这些变化似乎并不会对日常生活造成显著影响，并且个体的认知功能也相对完整。

但并非所有在老年时期出现的变化都是正常的现象。一部分人——特别是在65岁以后——会出现多种认知功能持续而显著地下降。他们在处理信息，尤其是面对新事物的时候会遇到极大的困难。记忆障碍和意识紊乱可能会频繁地出现。集中注意力、清晰地表达自己、进行抽象思维以及算数对他们来说都变得极为困难。此

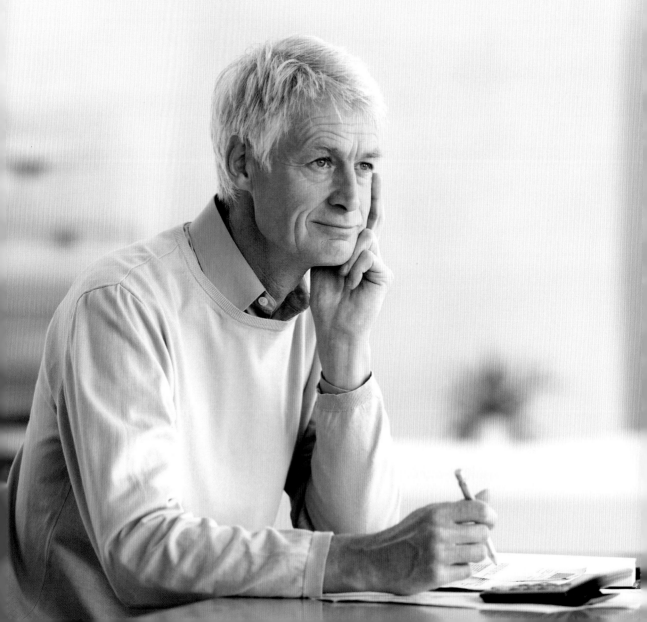

外，他们还会出现性格改变、情绪失控、谵妄多疑、抑郁自闭等一系列问题。

尽管这些症状和体征常被认为与衰老有关，但它们不应被当作老化的典型表现。相反，它们应该被归入异常老化的症状。

弗兰克所表现出的一些变化是异常的，是很难单纯用年龄增长来解释的。并非所有老年人都会出现相似类型或相似程度的认知功能减退。

弗兰克所表现出的认知功能的异常，很有可能是由于其大脑中所发生的病理性改变造成的。脑组织的改变可能在个体出现性格和行为变化之前很长时间就已经开始了，随着疾病的进展，其表现也会逐渐恶化，弗兰克的认知功能会进一步减退。

由于认知能力的缺失，弗兰克目前并没有意识到自己的问题，因为他已无法认识到自己记忆的衰退和行为的异常。此外，他似乎也还未表现出抑郁自闭的症状，但现有的症状已经影响到了他独立完成日常活动的能力。

弗兰克的家人开始担心他的健康是否会出现一系列的问题，以及是否应该让他继续一个人生活。弗兰克的家人现有的最佳选择，是为他安排由家庭医生或神经内科专业人员进行的病情评估。

认知能力谱

在不久以前，相关专家们依旧相信正常和异常的认知功能改变之间存在明确的界限。如果个体的大脑中不存在病理性的改变，那么他的认知功能就是正常的；而如果具有病理性的脑改变，这些改变将导致严重的认知功能障碍。

衰老与认知改变

本图显示认知功能随年龄增长可能出现的不同变化。纵轴代表认知能力谱，位于顶端提示认知能力良好，而位于底部则表示认知能力低下或严重受损。横轴代表年龄。位于能力谱不同位置的认知能力水平各不相同。

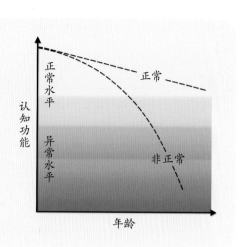

通过先进的影像学技术以及其他形式的检验检查，科学家们对认知功能下降有了更新的认识。目前我们能够检测出大脑的结构和化学物质稳态的细微变化，这些变化可能会增加我们患神经退行性疾病（如阿尔茨海默病）的风险。

同样重要的一点是，科学家们还发现大脑的结构和化学成分的变化可能远早于症状的出现——其时间跨度往往长达数年。这些发现让相关专家们开始重新审视他们的研究手段。认知状态并不是非黑即白的，"要么正常，要么不正常"的观点并不一定正确。

利用"谱"的概念——一种宽泛的、连续的范围尺度来描述个体的认知状态可能会更为准确。认知能力谱的一端代表正常功能，各项认知能力全部完好；而另一端代表痴呆，其认知能力受疾病的影响显著减退。在这两极之间可以进一步划分出多重的认知功能水平，个体的认知状态可以在不同水平之间波动。

如前图所示，年龄在认知能力谱中发挥着主要作用，这是由于随着年龄的增长，神经退行性疾病的患病风险也随之升高。本章随后会具体讨论导致痴呆的多种疾病。

图像上部的线条代表老化的正常进程，相应地，人们往往会随着年龄的增长，出现一定程度的认知功能障碍。包括疾病、创伤、遗传背景、药物滥用、劳损等多种因素都可能导致认知功能的下降或受损。在部分情况下，导致认知功能障碍的病因是可以纠正的，例如严重的感染性疾病（如脑膜炎）能够通过抗生素加以控制。

认知功能障碍的程度是因人而异的。一些人可能除了轻度的健忘之外并没有其他症状，而另一些人在出现记忆力问题的同时，还会出现学习能力下降，或难以完成日常对话交谈的情况。对"正常"高龄个体来说，尽管存在认知功能下降，他们仍然能够正常地完成日常生活。

一小部分个体——他们中的大多数往往有着良好的健康状况和遗传背景——则表现出所谓"最佳老化"的特征。随着年龄的增长，他们在记忆、推理、判断、注意、分析、决策、语言等众多认知能力上依旧能够保持理想的水准。

示意图下部的曲线则代表异常的老化进程，随着年龄的增长，认知功能快速衰退。举例来说，阿尔茨海默病的症状多在发病个体60多岁的时候出现，导致认知功能快速下降至正常水平以下。随着病变脑区的逐渐扩大，更多的认知功能将受到影响。这一退行性改变的最终结局就是痴呆，痴呆患者的认知功能已经受到了严重的损伤。

痴呆

如果弗兰克的症状是由神经退行性疾病导致的，那么在他脑内不断进展的病变最终会严重地损伤其认知功能，那时神经病学家或其他领域的专家将会对其做出痴呆的诊断。如果医生认为阿尔茨海默病是导致认知损伤的病因，那么他将被诊断患有阿尔茨海默病痴呆。

痴呆的患者可能无法独立完成日常起居活动，如进食、洗浴、更衣、如厕等。他们还可能丧失诸如读写等正常理解和运用语言的能力。他们可能无法和他人进行交流，或者无法独立生活。这其中的一部分认知功能可能衰减得相对较慢。

许多人把痴呆看作一种疾病，而事实上痴呆是一种综合征，这意味着痴呆代表了由疾病所导致的一系列症状和体征。随病因的不同，所表现出的症状和症候群也不尽相同。在本章后续我们会就多种能够导致痴呆的疾病或病症进行更为深入的讨论。但不管表现形式如何，痴呆意味着特定认知功能已经受到了严重的损伤。

什么是"综合征"

综合征是指相互关联而同时出现的一组症状或症候群，这些成组出现的症候群通常能够提示特定的疾病病因。举例来说，在查体过程中，如果医生发现患者存在严重记忆障碍、意识紊乱、性格改变，医生可能会高度怀疑阿尔茨海默病痴呆。如果患者表现出另一组症状，医生则可能会考虑其他的病因，如血管性认知功能障碍所致的痴呆。

在痴呆之外，大家或许还了解一些其他类型的综合征。例如许多女性会伴随月经周期出现反复的头痛、乏力、乳房疼痛、易激惹，这一组症状被称为经前综合征（premenstrual syndrome）。其他广为人知的综合征包括腕管综合征、获得性免疫缺陷综合征（acquired immune deficiency syndrome，AIDS）等。

痴呆的表现可以包括多种多样的症状和体征，其中最为常见的有：

· 记忆减退。

· 交流障碍。

· 学习障碍。

· 推理能力障碍。

· 计划与组织能力减退。

· 协调与运动能力减退。

· 性格改变。

· 不当行为。

· 偏执表现。

· 焦虑状态。

· 幻觉。

记忆减退是痴呆的常见症状，它是阿尔茨海默病痴呆的特征性症状。但是，记忆减退本身并不意味着患有痴呆。

患有痴呆意味着个体至少在两项认知功能上存在严重障碍，且其中一项认知功能为记忆力。举例而言，痴呆可以通过记忆减退伴语言运用障碍或显著的性格改变（或同时伴有上述两种情况）来确诊。临床症状和体征相结合综合地判断是诊断的关键。

科学家希望能够识别出早期认知改变的不同模式，以期能够甄别痴呆的病因。多数人相信痴呆的最佳治疗时机是在疾病的早期、脑内出现显著的病理性改变之前。

科学家们还希望能够发现临床症状和体征与患者认知能力谱向痴呆发展的速度和幅度之间的关系。比如说，为何有些人的记忆力在出现轻度到中度的减退后能够维持稳定，而另一些人则会进一步发展为重度衰退。考虑到大脑的复杂性，类似的问题可能很难得到明确解答。

痴呆的常见病因

认知能力是指我们进行思考、推理并和外界交流过程中的所有思维活动。如果这些思维活动受到了严重的影响，则会导致某种形式的痴呆。多数认知功能严重损伤的病例是由神经退行性疾病（中枢神经系统）、血管源性疾病（循环系统）或二者共同导致的。

现有可供选择的治疗方案只能缓解痴呆的症状，但无法针对其诸多的病因进行治疗。只有少数情况例外，痴呆可能是由可以治疗的情况引起的，例如药物副作用或感染。

神经退行性疾病。神经退行性疾病的病因是脑内神经细胞（神经元）的进行性丢失或损伤，能够最终导致痴呆的神经退行性疾病主要有以下4种：

阿尔茨海默病。阿尔茨海默病是重度认知功能障碍和痴呆的最常见病因。在阿尔茨海默病患者的大脑内部，与记忆和情绪相关的脑区最先出现功能性神经元的丢失，进而出现记忆力下降和性格改变。随着病情的进展，受累的认知功能也随之增多，受损程度也逐步加深。日常生活中的简单工作也会变得更加困难。

阿尔茨海默病的患者会逐渐出现定向障碍、妄想，并可能表现出脾气暴躁或攻击性行为。他们可能无法辨认出自己的亲人。最终，言语、咀嚼、吞咽等基本功能可能出现严重的障碍，甚至完全丧失。

额颞叶变性。额颞叶变性指代了一组疾病，这组疾病均表现有大脑额叶和颞叶内神经元的重度丢失。在早期阶段，额颞叶变性患者即可有行为和性格的异常。他们可能存在强迫行为、运动障碍以及构音和语言功能障碍。记忆力下降通常在疾病晚期才会出现。

路易体痴呆。路易体痴呆因患者脑内出现的异常蛋白沉积（称为"路易体"）而得名，这种异常沉积多位于大脑皮层。与阿尔茨海默病类似，路易体相关的认知功能障碍可能表现为意识紊乱，记忆力、判断力下降以及幻觉。路易体痴呆也可能出现拖步、步态不稳、驼背姿态等，与帕金森病症状类似。

帕金森病痴呆。帕金森病是累及运动功能的进行性神经退行性疾病，能够导致肌肉震颤（发抖）和动作僵硬。部分帕金森病晚期的患者可能出现痴呆。

血管源性疾病。心血管系统由心脏和全身的血管网组成，负责输送血液，使其在全身各个部位循环。

高胆固醇血症、高血压和动脉粥样硬化等可能会增加心血管疾病、心脏病和脑卒中的风险。脑组织供血不良也可能会导致痴呆，称为血管性认知功能障碍。

最常见的一类血管性认知功能障碍是由多次小范围的卒中所导致的。卒中导致局部大脑供血缺失，进而损伤相应部位的脑组织，导致局部坏死组织（或称梗死灶）的形成。梗死灶表现为脑白质内部的病变。

如果出现严重的卒中，血管性认知功能障碍可表现为急性起病。血管性认知功能障碍亦可以表现为伴随各次新发卒中而逐步进展的病程。其临床表现可包括认知功能障碍、运动功能受损，以及妄想或抑郁。因梗死所累及的部位不同，症状可能局限于一侧躯体或仅累及少数几种认知功能。

尽管卒中所导致的脑组织损伤是不可逆转的，但卒中再发的高危因素，例如高血压，是可以控制的，从而可预防进一步的损伤。

确诊痴呆的病因并非单纯地从临床症状列表中比对条目那样简单。此处提到的多种神经退行性疾病和血管源性疾病有着许多共同的症状和体征。此外，这两种病因常常同时发生在同一个患者身上，使得针对二者的鉴别诊断十分困难。

痴呆的其他病因

非神经退行性疾病或血管源性的病变也可导致认知功能障碍。这其中的一些病因大家或许有所了解，甚至可能亲身经历过，但也许并不知道其可能会导致类似痴呆的症状。

大多数病因的特点在于，其造成的认知功能障碍能够通过治疗进行逆转，或防止进一步的恶化。这也解释了为何在记忆力和注意力出现明显问题时，及时就医是至关重要的。

导致认知功能障碍的其他病因包括：

感染。如脑膜炎或脑炎等脑组织感染性疾病，在机体应对其炎症反应的过程中，脑细胞会受到损伤，并导致痴呆样的临床表现。脑膜炎可导致精神错乱、判断力及记忆力下降，但如果能够在早期进行干预，感染和继发的神经系统损伤均能够治愈。

药物反应。部分药物的副作用可导致记忆力和注意力的暂时性损伤。

代谢或内分泌紊乱。甲状腺、肾脏、胰腺和肝脏疾病可能破坏血液中化学成分的平衡，导致谵妄或痴呆。

正常颅压脑积水。蓄积的脑脊液会挤压脑组织，尽管颅内压可能保持正常。

脑肿瘤。某些肿瘤可能导致痴呆的症状，例如压迫到调控机体激素水平的脑区的肿瘤。

硬膜下血肿。位于大脑外表面和包裹于其外的薄层脑膜之间的血肿亦可导致痴呆样症状。

心肺疾病。心脏病、肺气肿、肺炎等疾病可能会影响血液氧合，致使细胞死亡，进而可能导致痴呆样症状。

营养不良。营养物质缺乏，如维生素B缺乏可导致痴呆样症状。

慢性酒精中毒。慢性酒精中毒的并发症，如肝病和营养不良，可导致痴呆。

药物滥用。处方药（如安眠药及镇静类药物）使用不当，可导致痴呆症状。非法流通的毒品，尤其在大剂量滥用的情况下，亦可产生类似的效应。

中毒。无保护措施下暴露于毒性溶剂或粉尘中可致脑细胞损伤，最终导致痴呆。

痴呆的危险因素

哪些因素会让罹患痴呆的风险增加呢？其中有些因素如年龄、家族史等，是我们无法改变的，而另一些因素则与我们的生活习惯相关，这意味着我们或许可以努力让它们的效应最小化，抑或干脆避免与之相关的风险。

在我们进一步讨论这些因素之前，请记住如果自己符合其中的某些因素，并不意味着在未来一定就会患上痴呆。计算患病风险——在特定的时间段内患病的概率，并不能做到非常精确定量，因此最终预测的结果也不会绝对准确。

年龄。在65岁以后，痴呆的患病风险大约每5年增长一倍。在85岁以后痴呆的患病风险大约为50%。

家族史。临床观察发现，家庭成员中有阿尔茨海默病患者的个体其患痴呆的风险高于家族史阴性的个体。

基因。研究者已经发现某些特定的基因和突变会增加患痴呆的风险。当然也有例外——一部分高危基因的携带者最终并未出现阿尔茨海默病的表现。至少在目前，尚不能够单纯通过遗传信息来预测个体患痴呆的风险。

心血管疾病。大脑的健康情况似乎与心脏的健康存在一定的关联。脑卒中和血管性认知功能障碍的风险与动脉粥样硬化、低密度脂蛋白胆固醇水平过高以及高血压的进展呈正相关。

糖尿病。糖尿病会损伤脑血管，增加血管性认知功能障碍的风险。此外，当前研究正在逐步证实糖尿病与阿尔茨海默病之间的可能联系。

吸烟。尽管尚具争议性，但部分研究指出吸烟者患痴呆的风险更高。原因之一可能在于吸烟者有着较高的心血管疾病风险，进而增加了痴呆的发病风险。

尽管尚未得出确凿的结论，越来越多的证据表明特定的生活方式——如体育活动、社交活动以及不断地学习并锻炼思维——或许对大脑具有保护性效应，能够降低痴呆的风险。

痴呆样症状的病因

有时我们可能会怀疑自己的家人表现出了痴呆症状，但实际上这些症状与痴呆并无关系。例如有人会担心轻微的记忆力下降是痴呆的早期表现，但其实这更可能是思维活动生理性减慢的正常表现。在适应这种程度的健忘后，并不需要过多地焦虑。

更为明显的记忆力下降可能与轻度认知功能障碍有关，后者指受累个体出现了正常的、与年龄相关的认知功能改变不能解释的症状——但这种异常尚未显著影响正常生活。尽管轻度认知功能障碍并非痴呆，但患有轻度认知功能障碍的个体在未来进展为痴呆的风险显著增加。

另两种状态——抑郁和谵妄，可能在症状上与痴呆相似，但二者均可治疗。

抑郁

人们常常使用抑郁这个词来形容在负面经历或负面感觉之后的暂时性的情绪低落。但作为医学术语，抑郁症指代的是一种影响个体思维、情绪、感觉、行为、机体健康的严重疾病。

人们常常认为抑郁症不过是"心魔作祟"，只要努力尝试，一定能够让自己从这种情绪中脱离出来。但医生们现在明白，抑郁症并不是软弱的表现，并且受累的个体往往无法进行自我治疗——它是一种有着客观的生物学或化学基础的临床病症。

有时压力性事件，如退休或丧偶，可能会导致抑郁症。而其他情况下抑郁症似乎是自发性的，没有特定的诱因。但无论如何，抑郁症相关的负性情绪，其程度远甚于一般的悲伤和忧愁。

与痴呆患者相似，抑郁症患者可表现为意识障碍、健忘、反应迟缓。疾病会影响个体感受、思考、饮食、睡眠、行为等诸多方面。

抑郁症的两个标志性症状，是持续性的悲伤与绝望感，以及对曾经感兴趣的生活事物失去兴趣。受累的个体常常存在注意力方面的障碍，使其具有类似于痴呆的表现。

抑郁症的其他症状和体征包括：

·难以解释的体重下降或上升，以及相应食欲的异常减退或亢进。

·睡眠障碍，失眠或睡眠过多。

·易激惹或爆发性的愤怒情绪。

·烦躁、不安或焦虑。

·疲劳，体力下降。

·注意力集中困难、优柔寡断或意识涣散。

·自我认同感低下。

·死亡或自杀相关的思维。

抑郁症对每个个体的影响各不相同，因此其症状也不相同。有的人的抑郁症状十分严重，能够明显感到自己的病症；但有的人可能仅仅感到内心痛苦或不快，并不知道具体原因。

如果对自身发生的改变心存顾虑，请务必向医生寻求咨询和帮助。这些症状不会自行缓解——如果没有适当的治疗，抑郁症只会逐渐恶化。即便症状与抑郁症无关，明确痛苦情绪背后的潜在原因也十分

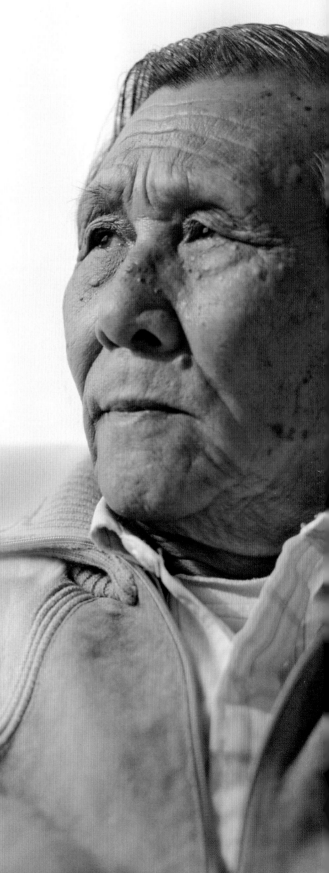

重要。

抑郁是痴呆最常见的合并症。尽管在面对阿尔茨海默病的诊断时，个体很可能在短期内表现出沮丧或冷漠，但持续时间过长的低落情绪切不可放任不管。在伴发痴呆的情况下，抑郁对情绪和心智造成的负性冲击将更为显著。

谵妄

谵妄是指个体精神错乱、意识模糊的状态。谵妄的个体会经历一系列极端的情绪活动。

谵妄的症状包括：

· 注意力游走或无法集中。

· 记忆困难，以近期事物回忆困难为主。

· 言语混乱或无意义。

· 定向力障碍。

· 焦躁不安、易激惹或好斗行为。

· 幻觉。

· 睡眠障碍。

尽管谵妄的表现可能容易与痴呆相混淆，但二者之间存在着重要的差别。其一在于谵妄的症状表现往往均在短期例如几个小时或几天内出现，并且症状的严重程度在此期间可能存在波动。

其二在于，谵妄的病因往往都是可干预和治疗的。因此，谵妄的急性期处理是至关重要的，重度感染如细菌性脑膜炎等皆可成为其诱因。

谵妄可能发生于老年心肺疾病、长期感染、营养不良或内分泌失调的患者，亦可继发于药物相互作用、酒精或药物滥用，以及精神情绪打击。痴呆患者亦可出现谵妄，这种情况多继发于其他医学合并症，比如尿路感染。

不论抑郁和谵妄是单独发作还是与痴呆并发，这二者均可进行干预和治疗，这也解释了为何在亲人出现认知功能障碍的症状时，需要积极地就医。越早确诊这些病症，病情就能越早得到缓解和改善。

第三章

诊断异常症状和体征

萨拉今年68岁，最近几个月一直自我感觉不太对劲。除了感觉健忘越发严重外，萨拉还经常感到意识紊乱和焦虑。她的日常起居比以往需要更多的帮助，但她的戒备心明显重了很多，还会对向她提供帮助的朋友和邻居大发雷霆——这是她从前绝不会做的事情。

萨拉的女儿一直在劝她去看医生，但萨拉自己并不情愿。她坚持认为如果家人们能稍微多一点耐心，她完全能够自己解决这些问题，"甩掉"所有这些异常的表现。但实际上，萨拉是对接受医疗检查心存恐惧。

和许多人一样，萨拉情愿相信自己没病也不愿去看医生。她的女儿则坚持认为去看医生绝对是一件正确的事情。事实上不管医生的检查会得出怎样的结论——不管是好消息还是坏消息——医生都能提供一些让萨拉的生活相对改观并让大家的担忧有所缓解的方法。萨拉越早约见医生，她得到有效帮助的希望就越大。

在最初的症状和体征出现的时候，人们往往无法意识到其背后存在的严重病症，而仅仅把这当作"变老的迹象"。或许他们会把健忘、意识紊乱、情绪不稳定等表现看作相互独立的问题，没能关注到其中的联系。而有些人尽管能够感觉到一些异常，但并不愿意进一步深究。和萨拉一样，他们对可能得到的阳性结果心存恐惧——他们情愿选择不去发现自己是否患有严重的疾病。

如果萨拉表现出记忆力下降、意识紊乱以及明显的情绪波动，医生确实有可能将痴呆纳入诊断的考虑之中。但神经退行性疾病并非这些症状的唯一可能诱因。她的病因也可能是可逆的，比如甲状腺功能异常、抑郁或药物相互作用。从改善症状和提高生活质量的角度出发，萨拉越早接受检查和评估，明确诊断，她所拥有的治疗空间可能也会越大。

神经认知功能障碍诊断新指南

《精神疾病诊断和统计手册》（*Diagnostic and Statistical Manual of Mental Disorders, DSM*）为专科医生提供了超过300种精神疾病（包括神经认知功能障碍）的诊断指南，其所提供的诊断标准被广泛用于治疗决策，以及医疗保险赔付、补助、报销的审核。2013年，这本由美国精神医学协会出版的权威的手册更新至第五版（DSM-5）。

DSM-5将神经认知功能障碍划分为三大类：轻度神经认知功能障碍、重度神经认知功能障碍和谵妄。在完整的诊断中，某一类型的神经认知功能障碍对应有当前考虑造成神经认知功能障碍的病因——例如"阿尔茨海默病所致的轻度神经认知功能障碍"。这一形式反映了诊断的两个主要步骤：首先明确认知功能障碍的程度及其对患者日常生活产生的影响；其次进一步明确认知功能障碍的病因。

尽管DSM-5中的分类与之前的版本有所不同，这些差异并不会给临床诊断阿尔茨海默病带来显著的影响。精神病学家所用的"轻度神经认知功能障碍""重度神经认知功能障碍"等新术语，与本书中"阿尔茨海默病所致的轻度认知功能障碍""阿尔茨海默病痴呆"有着密切的对应关系。

举例而言，医生在评估后可能会认为，萨拉在记忆力和日常家务方面的问题可能与衰老有关。那她的意识紊乱和喜怒无常该如何解释呢？它们可能来源于她从上个月开始服用的药物所造成的药物相互作用，在调整用药之后，萨拉很快就会感到自己的生活恢复了正常。

然而，医生也可能通过一系列的检查排除了可逆的病因，最终做出了痴呆的诊断。尽管这样的结果可能令人很难接受，但在早期得到诊断也有其积极的一面。萨拉能够利用这段时间安排自己未来的照护工作，安顿自己的个人事务以及后事。早期诊断痴呆可以让患者在以下几个方面拥有更多的主动权：

为疾病的进展做好准备。患者有更多的时间来了解自己的疾病，从而缓解自己的焦虑和恐惧。同时家人也能够为日后的生活起居和日常照护做更为充分的准备。

尝试所有的治疗手段。尽管目前还没有药物能够阻断或逆转疾病的进程，但一些药物能够帮助控制痴呆的早期症状，显著提高生活质量。或许某些正在进行临床试验的新药能够减缓疾病的进展。

治疗合并症。在痴呆的同时，患者可能还会伴有抑郁、焦虑或睡眠障碍。在多数情况下，治疗这些合并症有助于提高整体健康水平，并可能改善认知功能。

安排医疗照护、法律及经济事务。早期诊断让患者能够以更为积极的姿态和家人一起进行个人及家庭长期事务的决策，特别是涉及疾病晚期医疗照护方面的决策。

常规检查及评估

我们的首诊大夫很可能是一名内科医生，但神经退行性疾病的诊断，需要一个专业医疗团队的参与，其中包括神经病学家和精神病学家。基础评估包括病史采集、体格检查、神经系统检查、精神状况评估，以及神经心理学检查。

部分检查用于评估个体当前认知功能水平（记忆、逻辑、判断、注意），以及大脑功能是否存在异常。其他检查则旨在明确或排除痴呆之外的其他病因。

如果临床症状提示痴呆的诊断，某些检查能够协助明确痴呆的具体分型。医疗团队会结合各项检查结果，制订减轻症状并改善生活质量的治疗方案。

下文列举了诊断评估过程中可能会涉及的检查和操作。

病史采集

在收集病史的过程中，医生通常会首先和具有异常症状表现的患者进行交流，同时参考和患者共同生活的人所提供的信息。

与患者的配偶、家庭成员或朋友的交流同样重要，因为个体通常很难记住所有的细节。个人对实际发生的事情的看法是主观的，容易受到情绪和偏见的影响，通过切换交流的对象，医生能够获得不同的认识。

病史采集的目的在于确定临床症状出现的时间关系，明确可能与痴呆相关的症状和体征及其对患者日常生活造成了怎样的影响。医生会记录患者性格和情绪的改变，并纵向评估患者完成特定任务的能力——如家务劳动、心算，以及社交活动。

病史采集过程中可能会涉及以下问题：

· 您平时在一天里都会做些什么？

· 最早出现的症状是什么？您是怎么发现的？

· 这些症状是在逐渐加重，还是相对稳定不变？

· 这些症状是否严重到影响日常生活？

医生可能还会询问既往或当前的健康情况，是否有处方药或非处方药用药史，家族成员中有没有痴呆或其他疾病的病史，以及家庭的社会文化背景。

就医前的准备工作

病史采集是临床诊断评估过程的重要一环。在就医之前，准备好如下材料将会有很大帮助：

· 促使您来就医的最主要问题是什么？

· 您在日常生活或一般活动的过程中留意到了哪些变化？

· 您认为哪些症状和体征需要特别关注？它们是何时出现的？多久出现一次？对日常生活有怎样的影响？

· 对生活的整体看法怎样？

· 现患或既往的临床病症，包括它们的确诊时间以及治疗情况。

· 家族疾病史，包括与受累亲属的亲缘关系，以及亲属确诊相应疾病的时间。

· 当前用药情况，包括处方药和非处方药的服用情况，以及草药和营养补充剂。

体格检查

评估患者当前机体的健康情况是诊断过程的另一个重要步骤。包括充血性心衰、甲状腺功能减低、视觉或听觉障碍在内的诸多因素都会影响认知功能。这一步骤包括：

一般查体。发现可能导致认知功能障碍或其他症状的机体异常。

心电图。记录心跳情况，辅助评估心脏功能。

胸部X光。通过胸部脏器的透射像评估整体健康情况，同时发现可能导致临床症状的异常。

营养状况评估。记录营养情况及体重，二者可反映个体的整体健康状况。

神经系统检查

本组检查重点关注大脑、脊髓以及外周神经系统的功能，评估平衡、感觉、反射及其他神经活动。相应的检查能够测试肌肉力量、神经功能以及多种感知觉功能。神经系统检查能够提示帕金森病、脑卒中、肿瘤或其他能够影响认知及机体功能的异常迹象。

精神状况评估

本组检查用于明确哪些认知功能存在损伤，检查可能包括沟通交流，以及书写测试，用以评估：

· 短期记忆。

· 长期记忆。

· 注意力范围。

· 时间和地点的定向力。

· 语言理解，尤其在读、写方面。

· 日常活动的完成情况。

额外的评估可能包括简单计算、语言练习（例如按倒序拼写某个单词）以及简单的绘画。

神经心理学检查

本组检查有助于明确认知功能障碍的类型和程度，评估内容包括记忆、语言能力、判断力、推断能力以及解决问题的执行能力，也能够评估个体视觉和肢体动作的协调情况。

检查的结果反映了个体完成一系列常见的复杂行为（如按照食谱做菜，或管理财务）的能力。此外这些检查还有助于评估个体是否有能力独立生活，以及需要何种程度的家庭照护。

这些检查在痴呆与伴发的其他病症（如抑郁症）的鉴别诊断上有重要意义，在痴呆的早期阶段尤其如此。相关检查还能够对阿尔茨海默病、路易体痴呆、额颞叶变性等临床症状相近的疾病进行鉴别。

常用神经心理学检查

评估内容	医生可能会让您……
短期记忆	记住一组词语，并复述一遍，几分钟后再复述一遍，之后从一大组词语中挑出记住的词语
长期记忆	回忆个人经历，如童年经历，过去居住、工作、学习的地点，或结婚的时间
语言能力	说出房间内常见物品的名字，如桌子、开关、窗帘；执行命令，如重复简单短语或依次指出不同的物品
运动能力	堆叠积木，按照特定的顺序给铅笔排序，或演示自己如何刷牙
执行能力	从1数到10，指出相关联的词语之间的异同点，或说出由相同字母开头的单词

其他诊断步骤

如果医生在完成了常规检查之后，依然未能得到明确的诊断，则需要进行其他类型的诊断检查。这些检查可能会排除与痴呆无关的潜在病因，或从某一症状中发掘出更多的信息。

实验室血液和尿液化验有助于明确一些可治疗的病因，如甲状腺功能异常、贫血、感染、药物中毒或维生素缺乏等。例如生化常规检查能够检测血液中维生素B水平，同时反映肝脏和甲状腺功能情况。尿检能够检出体内的某些药物，或发现尿路感染，这些情况在老年人中都可能导致意识紊乱或认知功能障碍。

此外，还可考虑对个体进行心理学评估，有助于明确个体是否因患有抑郁或其他精神疾病而出现类似痴呆的症状。此类评估能够提示特定的认知功能状态，为潜在病因的诊断提供线索。

医生同样可能会推荐进行影像学检查，通过精细的、无创的检查技术，明确大脑内部发生的变化。大脑的影像学评估不能取代标准的诊断流程，但能够提供相应的诊断证据或证实临床诊断的猜想，帮助明确症状的诱因。

大脑的影像学检查方法可以分为结构性成像和功能性成像两大类。检查方法的选择取决于何种检查信息对诊断有更大的帮助。

结构性成像

结构性成像能够提供大脑内部结构的大小、性状、位置等信息，可用于发现脑卒中、肿瘤、创伤、脑积水或其他结构性异常，还能够发现脑组织的萎缩性改变。

计算机断层扫描成像（Computerized tomography，CT）。计算机断层扫描成像是大脑的诊断学评估过程中十分常用的手段。检查过程中我们需要在平躺下通过一个面包圈形状的机器，机器内部的扫描探头会围绕着我们进行旋转，同时发射X射线。计算机会收集并处理X射线的透视信息，将其转化为精细的断层图像。CT扫描能够显示在传统X光下无法清楚成像的内部结构。

核磁共振成像（Magnetic resonance imaging，MRI）。与X光成像不同，核磁共振成像利用磁场和电磁波来进行成像。检查过程中我们需要平躺在一个管状的装置内，装置内部能够产生磁场。磁场能够让机体细胞内的原子按照一定的方向排列，当电磁波沿着其排列的方向射入时，不同组织内部的原子会响应出不同强度的信号。核磁共振成像能够区别显示不同的组织类型，对比CT成像能够提供更多的细节。

功能性成像

与结构性成像不同的是，功能性成像能够反映大脑的生命活动情况。这一过程是通过检测脑组织中化学成分（如葡萄糖、氧气）或血流量的变化来实现的。这一成像技术有助于将语言、记忆等神经功能与不同脑区之间建立对应关系。基于功能性成像的结果，医生或许能够通过大脑活动的特征鉴别阿尔茨海默病和额颞叶变性。

功能性成像包括以下几类：

正电子发射断层成像（Positron emission tomography，PET）。通过检测注射入人体的小剂量放射性物质（示踪剂）所发射的射线进行成像。正电子发射断层成像能够显示大脑各类组织能量代谢的情况。

单光子发射计算机断层成像（Single-photon emission computerized tomography，SPECT）。与正电子发射断层成像类似，单光子发射计算机断层成像也使用放射性示踪剂。检测射线的摄像机围绕受试者头部旋转，以获得三维的图像。

功能性核磁共振成像（Functional magnetic resonance imaging，fMRI）。与核磁共振成像类似，功能性核磁共振成像通过磁场——具体来说是利用血液的磁响应特性——来记录不同脑区的生命活动，以及检测短时间内生命活动的变化情况。功能性核磁共振成像目前主要用于研究，尚未广泛用作临床诊断。

分子通路成像。利用放射性示踪剂和正电子发射断层成像或核磁共振成像技术，能够在分子层面上检测脑内生命活动。在进入脑组织后，这些放射性标记的生物标志物能够诱导相应的化学反应，后者能够通过影像学检查被记录下来。

分子成像技术的一项突出进步，是在活体中检测脑内淀粉样斑块的存在。在这一重大突破之前，尸检是唯一明确脑内淀粉样斑块沉积的手段。

淀粉样蛋白成像目前已被用于科学研究，现阶段该项技术尚不能预测阿尔茨海默病痴呆的发生，也不能替代其他的诊断性检查手段。但淀粉样蛋白成像技术可能在监测疾病进展和评估治疗效果上具有较高的价值。

2012年，美国食品药品监督管理局批准了生物标志物florbetapir F 18正电子发射断层成像用于检测淀粉样斑块。另一种生物标志物Pittsburgh compound B（PiB）与其具有相同的用途。

结构性成像

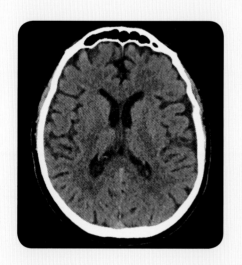

结构性成像能够反映大脑内部结构的大小和形态。左图是正常大脑的计算机断层扫描成像，可见大脑皮质的形态。左图显示的是轴位成像，即从受试者的正上或正下方视角所见。

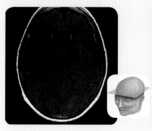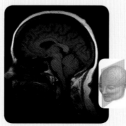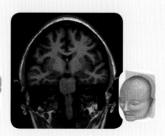

上方图示核磁共振成像结果，其能够提供的形态学信息较CT成像略多。左图为轴位成像；中图为矢状位，即从受试者左侧或右侧视角所见；右图为冠状位，即从受试者前方或后方视角所见。不同透视方向可能提供不同的细节信息，为诸如阿尔茨海默病的诊断提供影像学证据。

正常　　　　　重度阿尔茨海默病

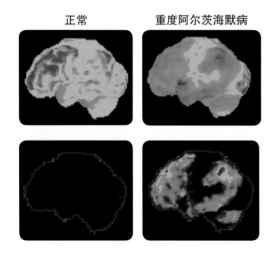

图3-1　正电子发射断层成像通过放射性示踪剂显示葡萄糖转化（代谢）为能量的情况（FDG-PET）。左上图示正常大脑的葡萄糖代谢情况，右上图示重度阿尔茨海默病患者大脑代谢。暖色提示高代谢水平，冷色提示低代谢水平。下方图片为上两幅图分别与统计学得出的正常标准进行比对的结果，此处色温的提示意义与上方图片相反：冷色提示正常代谢水平，正常脑区接近黑色，而暖色提示代谢水平偏低

当临床症状提示痴呆

目前最为常用的痴呆诊断标准由美国精神医学协会制定，并收录于《精神疾病诊断和统计手册》，其第五版出版于2013年。

通常来讲，确诊阿尔茨海默病痴呆必须满足以下几点：

至少两种认知功能受累。经过全面评估后，明确其学习及记忆功能严重受损，伴其他一项认知功能（如语言能力、基本运动能力、事物再认、概括推理的能力）的严重受损。

影响日常生活。认知功能障碍严重至影响日常活动或人际交往。认知功能及生活自主性较前出现明显下降。

症状与抑郁症或谵妄无关。患者的认知功能改变无法由常见的精神心理学疾病（如抑郁）解释，并且症状的发作不严格局限于谵妄发作期，后者是一种精神错乱、注意力涣散的精神状态，常被误诊为痴呆。

医生可能会同时寻找一些非特征性的行为症状，如冷漠、焦虑、易激惹，以及不当的行为或言语。尽管这些行为或许不会被认为是认知能力下降的表现，但它们是痴呆的常见表现——同时往往也是患者的家人和朋友最先察觉到异样的方面。

患有痴呆的个体会不断重复同样的问题或对话，把生活用品乱丢乱放，错过重

要的事情或日程，或在原本熟悉的路上迷路。他们有时会忽然忘记某个词语，或者出现言语困难或书写错误。痴呆患者常常会忘记熟悉的人或事物，并且无法正确使用诸如剪子或刀叉这样的简单工具。

对生活的洞察力——明白身边发生的事情的能力的下降是早期痴呆的常见表现。痴呆患者可能并不会意识到自己的记忆力下降或认知功能存在问题。他们可能会做出一些不切实际的计划，例如固执地想要对一个自己从未涉足的领域进行投资。此外，一些平衡能力严重受损的患者可能会声称自己正在进行一场高强度的野外徒步旅行。

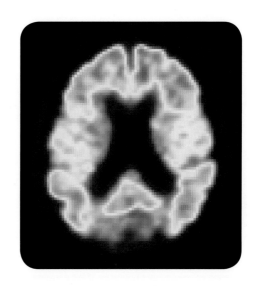

图3-2　正电子发射断层成像可与放射性示踪剂PiB相结合，用于评估脑内β-淀粉样蛋白的沉积情况。亮黄色及橘黄色提示示踪剂聚集，表明存在淀粉样斑块

痴呆的患者可能会无视社会文化的传统和习俗，他们可能会在公共场合开一些不合时宜或低俗的玩笑，全然无视诸如讲究礼节、尊重私人空间、讲话轻声细语等社交规则。他们可能会对陌生人表现出异常的热情。另外，痴呆的患者还可能会忘记洗澡、刷牙、更换衣物等卫生习惯。

不过，所有的这些症状和体征同样也可能是痴呆以外的其他疾病所导致的。因此，在亲人出现这些症状——尤其是刚刚出现一种症状的时候，不要轻易做出患有痴呆的结论。请记住，痴呆是一种综合征，是一系列的症状组合；另外，一定不要尝试"自我诊断"，如对照症状清单或用网络上或药店里分发的试题进行自测——这些测试的结果并不准确，并且有着很高的被错误解读的风险，可能会给得了低分的个体带来不必要的担忧，同时给得了高分的个体传递错误的安全信号。再次强调，没有任何一项单独的测试能够完全明确阿尔茨海默病痴呆的诊断。

更为重要的是，我们需要配合医生和其他医疗专业人员。他们的医学技能、临床经验以及医疗资源能够为我们提供完善的症状评估，明确诊断，并帮我们制订适宜的治疗计划。

排除其他病因

在排除痴呆的其他可以治疗的病因（如代谢失衡、药物滥用）后，医生还需要排除症状是由能够产生类似痴呆表现的其他疾病所导致的。这些因素或病症包括：

谵妄。谵妄影响个体的注意力和专注力，可能造成意识状态的不稳定，导致类似痴呆的表现。但其症状的发作通常都较为突然，这一点与痴呆的渐进性隐匿性发病的特征相反。但需要注意的是谵妄和痴呆可能相互伴发，有时二者的鉴别也会比较复杂。

衰老相关的损伤。随着年事渐高，个体学习和接受新知识的能力也会有所下降，处理信息的速度也会相对变慢。但整体而言，个体的认知功能仍然相对完好，日常生活中出现的问题也相对较轻。

轻度认知功能障碍。有些人虽然存在记忆力下降的问题，但其严重程度尚不至于影响日常生活。神经功能评估可能会提示存在认知功能的损伤，但尚未达到痴呆的诊断条件。这些个体可能具有轻度认知功能障碍，这一状态虽然严重程度不如痴呆，但与正常老化相关的记忆力减退相比更要予以重视。

轻度认知功能障碍的状态会增加个体在未来进展为痴呆的风险。因此医生可能会对患者进行定期检查，以监测认知功能的动态变化。

抑郁。抑郁症能够产生类似于痴呆的表现，如对外界缺少应答、注意力不集中、意识紊乱等。抑郁症的患者通常会比痴呆患者更清楚自身认知功能方面的问题，而痴呆患者所表现出的异常往往由家人或朋友最先发现。

发现病因

本章描述的各种检查和操作能够帮助医生完成痴呆的诊断，但这并不是这一系列检查的终点。医生必须同时考虑一个更为复杂的问题：患者痴呆的症状和体征是由何种病变或病症造成的呢？

诸多因素——从维生素缺乏到阿尔茨海默病——都能够导致痴呆。尽管不同类型的痴呆在症状和体征上存在相似之处，但痴呆各个亚型的发病方式各有其特征性，彼此间存在着细微的差异。

举例来说，记忆力下降是阿尔茨海默病和额颞叶变性的主要表现，但在阿尔茨海默病患者中，记忆减退往往是其首发症状，并且减退程度十分显著；而额颞叶变性的患者则多以情绪异常为首发症状，记忆力方面的问题多发生于疾病后期。

那么医生具体是如何确定痴呆的病因的呢？所用的办法其实和最初的诊断过程一样，即进行系统性评估、检查、分析及比较。

因此，医生需要重新整体性地审视患者的各种症状和体征，以缩小潜在病因的备选范畴。假如一位患者目前尚未表现出情绪异常，并且影像学检查并没有提示额叶和颞叶受累，那么额颞叶变性的可能性则相对较小，可以考虑将其从可疑病因中初步排除。

有时候明确痴呆的亚型相对比较容易。举例来说，如果患者具有脑卒中病史，并且认知功能的下降开始于卒中之后很短的时间，这对血管性认知功能障碍的诊断有着很强的提示意义。

另一些情况下，则需要额外的检查和实验室检验来帮助确定痴呆的病因。例如，记忆力减退和认知功能下降对痴呆有很强的提示意义，但只有在排除帕金森病、HIV感染、脑肿瘤等众多其他病因，并完善大脑的影像学检查后，才能将阿尔茨海默病确诊为痴呆的病因。

有时即便完成了所有的检查，依然无法明确痴呆的具体类型。例如路易体痴呆的若干特征性表现与阿尔茨海默病相同，血管性认知功能障碍的常见认知功能异常症状也与阿尔茨海默病类似。

更为复杂的是，不同的病因可能会同时存在，即个体可能同时患有不同类型的痴呆。

即便医疗团队无法明确痴呆的具体类型，这并不会影响患者接受医疗照护的情况——患者依然能够得到良好的照看和护理，能与医生共同制订长期的规划，并且在条件允许的情况下接受治疗改善症状，提高生活质量。

确诊之后

确诊患有进行性加重的痴呆，或亲人确诊患有痴呆可能会是一段十分煎熬的经历。需要给自己充足的时间充分调和各种复杂的情绪，并在心理上做好应对的准备。

认知功能减退的具体类型

痴呆是涉及多种认知功能减退的综合征。部分认知功能减退的类型有着看上去十分相似、容易混淆的名称，例如失语、失认、失用等。下面列出了常见痴呆症状的简要说明：

记忆力下降

有时又称健忘——尽管这一术语现在听上去有些过时，记忆力下降是诊断痴呆的关键症状之一。这一认知功能障碍表现为无法整体或细节性地回忆过去发生的事情。短期记忆力的下降通常作为首发症状，并且是记忆力下降最为显著的表现。

语言运用障碍

失语是指语言的运用和理解能力障碍。举例来说，患失语症的个体可能无法叫出熟悉的人名、地名或者物件的名称，他们的言语通常语意不明，词句重复，并且经常出现诸如"它""东西"之类非特指性的代词。患失语症的个体可能还会无法理解他人的言语或书面的文字。

空间位置关系理解障碍

"视觉空间感"这个术语包含"视觉"和"空间"两个词汇，因而视觉空间感减弱的患者很容易迷路，并且日常活动也会受到影响——比如会难以判断台阶的高低，或自己距离面前障碍物的距离。即使在他们已经生活了几十年的家中，也可能会找不到卫生间在哪里。

时间与工作管理障碍

个体的执行力体现在工作决策以及实施上，执行能力障碍的个体可能无法顺畅地组织统筹，并根据任务优先级安排工作，因此他们往往会刻意避免应对和处理新的信息。对他们来说，管理财务、起草报告、规划家庭出游或筹备聚餐都会变得十分困难。

无法辨认熟悉的事物

失认症是指个体能够正常地看到、听到，或感知事物，却无法认出或辨别它们。例如某人走进一间教室，却无法认出其中摆放的桌椅；又或者无法辨认桌子上不同餐具的形状。随着痴呆逐渐进展，患有失认症的个体可能会不再认得自己的儿女或伴侣，甚至可能认不出镜子里的自己。

日常行为完成障碍

失用症是指无法完成一系列习得的动作——尽管个体可能十分清醒，并且感觉和运动的意识也十分健全。举例来说，患有失用症的个体看到邻居在和自己打招呼，尽管他们知道应当对邻居做出怎样的回应，可自己却无法完成挥手的动作。患失用症的个体可能无法自行进食或穿衣。特定类型的失用也会影响到语言能力。

注意力障碍

患有此种认知功能障碍的患者在与人交谈或执行工作时无法集中注意力。他们会感觉自己思维混乱，极易受到干扰，并且注意力只能在某一事情上停留很短的时间。

肌肉协调功能减退

共济失调是指在自主运动（我们有意识进行的活动）的过程中无法协调自己的动作。共济失调的患者在行走、爬楼梯或捡东西的时候，会由于动作唐突脱节而表现得十分笨拙和挣扎。

未来趋势

目前用于诊断痴呆的检查，多数都是以排除潜在病因为目的，最终将最为可能的病因限制在一种到两种可能性。通过尸检明确脑组织特征性的病理改变，是能够确切诊断阿尔茨海默病的唯一方法。

理想的检查评估方法是能够在活体上检测出特定的疾病进程，而无须依赖尸检报告。

研究者们正在向着这一目标努力。举例来说，临床试验显示，脑脊液中含有某些生物标志物，能够特异性地提示某种疾病引起的异常。在不久的将来，类似的检查能够大大提高诊断的确定性。

不要害怕向家人、朋友和同事寻求帮助。医生、护士和心理咨询师能够同您和家人一起规划出针对逐渐进展的病情的应对策略。医疗专业人员会协助您选择一个合适的时机，用适当的形式将这一诊断告知他人。

如果您的疾病有了明确的诊断，请利用这一段时间详细了解这一疾病。在本书随后的章节中，我们会就多种神经退行性疾病分别进行深入讨论，其中包括阿尔茨海默病、额颞叶变性、路易体痴呆，以及血管性认知功能障碍。

如果您的亲人已经被诊断患有阿尔茨海默病，并且您希望对这一疾病有更多的了解，本书也可以成为您的选择。熟悉您的亲人所患痴呆的类型，将有助于您为未来的变化和经历做好准备。

第二部分

阿尔茨海默病

第四章

阿尔茨海默病的基本知识

阿尔茨海默病是65岁以上的老年痴呆患者最常见的病因。亲属和朋友们能够明显感受到疾病对患者造成的影响——智力和记忆力水平的进行性减退，判断力的丧失，性格的改变，甚至完成基本的日常活动都有着巨大的困难。

阿尔茨海默病是一种神经退行性疾病，患者的认知功能会随着大脑神经元细胞的死亡和神经通路的破坏而逐步减退。阿尔茨海默病的患者最终会部分或完全丧失交流、辨认、行为控制以及满足基本生理需求（如进食和排便）的能力。在阿尔茨海默病的终末期，患者大多无法自主行动，需要完全依赖他人的照护。

阿尔茨海默病的病程有着很高的个体差异性，从最早出现症状进展到疾病终末期所需的时间从两年到20年不等。终末期患者大多死于长期卧床以及进食饮水障碍的并发症——其中包括肺炎及其他感染性疾病、营养不良、脱水，以及循环系统疾病。

本书的第二部分将聚焦于阿尔茨海默病，本章（第四章）介绍了阿尔茨海默病的生物学原理及其最为显著的两大特征性病理改变：淀粉样斑块和神经原纤维缠结。

第二部分随后的章节会按照从晚期到早期的顺序，逐一介绍疾病病程的各个阶段；接下来的第五章描述了完全进展的疾病终末期的情况——这也是目前研究最为深入，并且最受人们关注的阶段。

第六章介绍了轻度认知功能障碍，其中，遗忘型轻度认知功能障碍被认为是阿尔茨海默病的前驱阶段。第七章则介绍了新近发现的疾病阶段，即阿尔茨海默病的临床前期——在这一阶段里，脑组织中开始出现最早的病理性改变，个体虽然尚未表现出任何临床症状（无症状性），但已经具有了较高的发病风险。

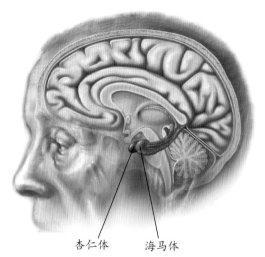

杏仁体　　海马体

图4-1　阿尔茨海默病早期便会累及海马体（记忆功能的重要中枢），而后累及杏仁体，并逐渐蔓延至大脑皮层

神经退行性改变的模式

阿尔茨海默病通过破坏脑组织的基本单位——负责身体与大脑内部及外部进行信息交换的神经元——来干扰大脑的正常功能。这一神经退行性改变同时还会破坏神经元之间的接头（突触），进一步阻碍信息交流。

阿尔茨海默病所导致的神经元损伤最早发生于海马体，后者位于大脑内部，是边缘系统的一部分。海马体是大脑记忆功能的总开关，这也解释了为什么记忆力下降与阿尔茨海默病痴呆之间有着如此密切的联系。患者可能同时伴有定向力障碍，以及视觉空间感（物体或地点之间的相对位置感）减退。

在海马体之外，阿尔茨海默病同样会累及边缘系统的其他部分，其中也包括杏仁体。随后疾病由此出发，逐渐累及额叶、顶叶、颞叶脑皮质。随着这些脑区的神经通路遭到破坏，语言能力、决策能力等认知功能也随之受到损伤。

疾病会逐渐让个体失去照顾自己的能力，熟稔的日常起居可能也无法独立完成。边缘系统影响着个体的情绪和本能行为，该脑区的神经元损伤也能够解释阿尔茨海默病患者所表现出的攻击性以及偏执行为。

此外，阿尔茨海默病还会累及位于大脑深部的名为梅纳特基底核的结构。这一脑区富含一种名为乙酰胆碱的化学物质，该区域的损伤会使乙酰胆碱水平显著降低。乙酰胆碱是一种神经递质，在记忆的形成和回忆的过程中有重要的作用。这一机制也加重了海马体受累所导致的记忆力减退。

阿尔茨海默病也会使大脑中的其他神经递质（多巴胺、谷氨酸、去甲肾上腺素、5-羟色胺等）水平降低。下表列出了与相应神经递质缺乏相关的其他类型的认知功能障碍。随着阿尔茨海默病累及整个大脑，越来越多的神经细胞死亡，大脑的体积也会下降（萎缩），进而体现在神经影像学检查中。

阿尔茨海默病影响的多种神经递质

神经递质	主要功能
乙酰胆碱	注意力、学习与记忆
多巴胺	运动
谷氨酸	学习与长期记忆
去甲肾上腺素	情感反应
5-羟色胺	情绪与焦虑

误入歧途的蛋白质

脑内的两种异常结构——淀粉样斑块和神经原纤维缠结——是阿尔茨海默病的特征性改变。1907年，阿洛伊斯·阿尔茨海默博士发表了一篇病例报道，记录了一名严重记忆力减退伴偏执行为的女性患者，并且通过尸检，在其脑组织中发现了上述两种结构的大量聚集。

斑块和缠结并不是阿尔茨海默病特有的病理改变，它们同样存在于其他类型的痴呆患者中——事实上，它们也可能出现在没有痴呆症状的个体中。但在阿尔茨海默病的患者里，斑块和缠结的数目增加更为显著。

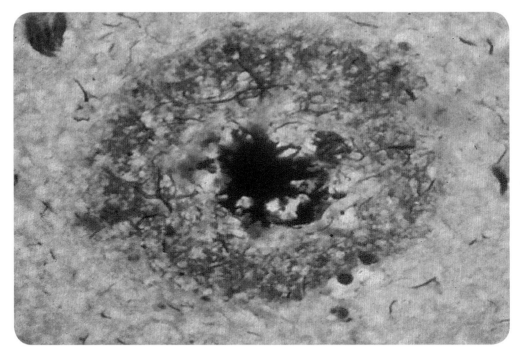

图4-2 脑组织显微照片所示的黑色不规则团块为淀粉样斑块的致密核心，核心区域周边的浅着色区提示炎症反应的存在

斑块

斑块是位于有活性的神经细胞之间或周边的大片不溶性的组织团块。这些斑块的主要成分是一种名为β-淀粉样蛋白的蛋白质，同时还混有少量的细胞成分和其他蛋白片段。

β-淀粉样蛋白本质上是淀粉样前体蛋白（amyloid precursor protein，APP）被蛋白酶切割后所得的蛋白片段。淀粉样前体蛋白的生理功能目前尚不清楚，但有研究认为其与神经元的生长和维持有关。

淀粉样前体蛋白通常锚定在细胞表面，如同扎在垫子上的一根大头针，一部分位于细胞膜内部，另一部分位于细胞膜外部。蛋白酶能够剪切位于细胞膜外部的片段。

在蛋白酶的作用下，淀粉样前体蛋白能够被剪切成多种类型的蛋白片段，但β-淀粉样蛋白与其他片段相比要更长，其黏性也更为显著。此处"黏性"是指蛋白片段具有自发聚集形成团块，并硬化成为斑块的倾向。而其他蛋白片段大多都有良好的溶解性，从而以废物的形式从大脑中清除。

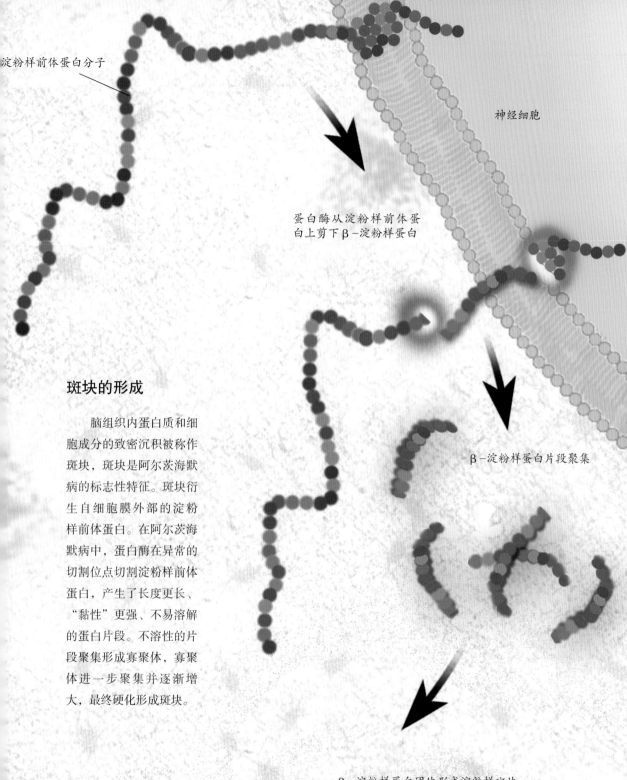

淀粉样前体蛋白分子

神经细胞

蛋白酶从淀粉样前体蛋
白上剪下β-淀粉样蛋白

斑块的形成

　　脑组织内蛋白质和细
胞成分的致密沉积被称作
斑块，斑块是阿尔茨海默
病的标志性特征。斑块衍
生自细胞膜外部的淀粉
样前体蛋白。在阿尔茨海
默病中，蛋白酶在异常的
切割位点切割淀粉样前体
蛋白，产生了长度更长、
"黏性"更强、不易溶解
的蛋白片段。不溶性的片
段聚集形成寡聚体，寡聚
体进一步聚集并逐渐增
大，最终硬化形成斑块。

β-淀粉样蛋白片段聚集

β-淀粉样蛋白团块形成淀粉样斑块

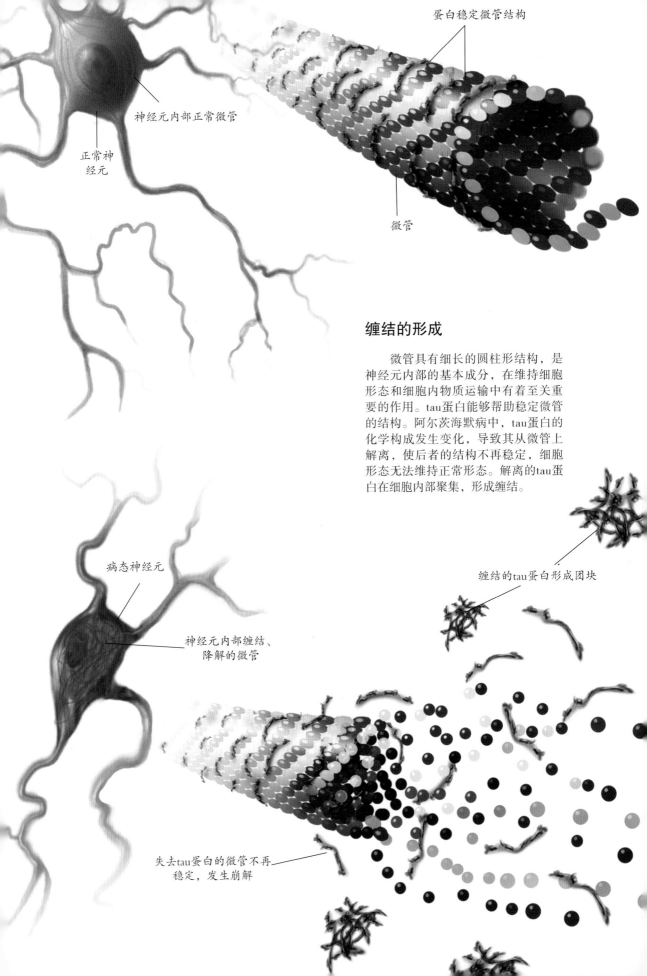

蛋白稳定微管结构

神经元内部正常微管

正常神经元

微管

缠结的形成

　　微管具有细长的圆柱形结构，是神经元内部的基本成分，在维持细胞形态和细胞内物质运输中有着至关重要的作用。tau蛋白能够帮助稳定微管的结构。阿尔茨海默病中，tau蛋白的化学构成发生变化，导致其从微管上解离，使后者的结构不再稳定，细胞形态无法维持正常形态。解离的tau蛋白在细胞内部聚集，形成缠结。

缠结的tau蛋白形成团块

病态神经元

神经元内部缠结、降解的微管

失去tau蛋白的微管不再稳定，发生崩解

目前科学界主流观点认为，β-淀粉样蛋白在阿尔茨海默病所涉及的神经元损伤过程中起着催化剂的作用。其证据之一在于，罕见的遗传性阿尔茨海默病患者的脑中几乎全部存在β-淀粉样蛋白水平的异常升高。

β-淀粉样蛋白的异常剪切和聚集似乎在疾病的早期便开始发生。利用能够观察活体大脑深部结构和功能的影像学技术，科学家们发现淀粉样蛋白的沉积可能比认知功能减退的临床症状提前许多年出现。

阿尔茨海默病在这一早期阶段已经可以检出其他类型的病理标志物，但个体尚没有任何临床症状。科学家将这一阶段称为阿尔茨海默病的临床前期。

毒性的不同阶段。β-淀粉样蛋白片段在形成斑块之前需要经历若干的阶段，越来越多的研究提示在其中的特定阶段，这些蛋白片段有着更强的细胞毒性。

在早期阶段，少量β-淀粉样蛋白片段聚集在一起，但仍然相对可溶，较易从大脑中清除。这一阶段它们被称为寡聚体。而当若干的寡聚体集中到一起，会得到一个体积更大、黏性更高的团块，淀粉样片段进而会形成细长的链状结构。这些长链不断积聚增长，同时变得更为致密，最终形成阿尔茨海默病标志性的不溶性实性斑块。

在相当长的时间里，科学家们一直认为完全成形的淀粉样斑块是神经元死亡的罪魁祸首。但随着对斑块形成过程的了解的深入，有些科学家开始对这一观点产生怀疑。他们猜想β-淀粉样蛋白的神经元毒性在形成斑块之前的寡聚体的形态下最为显著。

相关研究者认为寡聚体会攻击并破坏大脑的突触（神经元接头部位的狭窄间隙，是信息传递的必经之路），从而导致记忆力减退和认知功能障碍。

根据这一理论，在形成斑块之后，β-淀粉样蛋白可能已经失去了神经元毒性，那些不溶性的团块可能不过是疾病进展所留下的无活性的"废物"。

似乎β-淀粉样蛋白并非唯一罪魁祸首？尽管随着研究的进展，对阿尔茨海默病致病机制的了解也逐渐深入，目前依然无法为疾病的发病机制总结出一个合理并自洽的理论。

尽管有些人的大脑中检查发现存在大量的β-淀粉样蛋白沉积，但他们并未表现出严重的神经元损伤的迹象，并且直到去世其认知功能依然保持完好。然而另一部分人虽然脑内β-淀粉样蛋白含量正常，但仍然出现了显著的神经元损伤。

这一现象催生了一系列的问题：在正常的β-淀粉样蛋白水平下，是否依旧会出现神经元的损伤？斑块形成和神经元损伤，以及随后出现的痴呆症状之间，是否还存在其他的关键步骤？个体对β-淀粉样蛋白所致的神经元损伤的抗性是否存在差异性，使得抗性较强的人能够在较长的时间中保持完好的认知功能？

也有研究者怀疑，存在认知功能障碍，但不伴异常β-淀粉样蛋白沉积的个体，其根本的发病机制可能与阿尔茨海默病无关。

在明确疾病的发病机制之前，这些问题还有待进一步地解决。

缠结

神经原纤维缠结是阿尔茨海默病的另一标志性特征。缠结存在于细胞胞体的内部，是通过一种名为tau的蛋白降解产生的。tau蛋白能够帮助细胞维持其正常形态。但随着阿尔茨海默病的进展，tau蛋白的化学构成改变，导致其功能异常，使其失去稳定细胞结构的功能，并脱落聚集在一起，在细胞内部形成缠结。

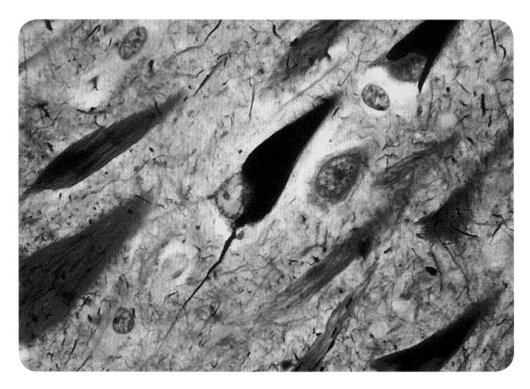

图4-3 上方脑组织显微照相的中央显示正在崩解的神经元细胞，细胞内的tau蛋白变得扭曲、松解，并形成缠结，破坏细胞的正常结构

缠结的形成会对神经元造成灾难性的后果。细胞内部的微管发生崩解，细胞内部的营养运输和电冲动传导因此受到影响，导致细胞的基本生命功能出现异常。

在疾病进程中，缠结和斑块之间似乎有着十分密切的关联，但科学家们仍在努力阐明其各自的具体作用。举例来说，与斑块相比，脑内神经原纤维缠结的数目似乎与痴呆症状出现的时间和严重程度更具相关性。

另有研究认为，tau蛋白是决定β-淀粉样蛋白神经元毒性的关键因素。特别是一种特殊类型的tau蛋白会放大β-淀粉样蛋白的毒性。正常情况下，tau蛋白上会结合一定数目的磷酸分子，然而在阿尔茨海默病患者中，某些tau蛋白上的磷酸数目异常增多，因而被称为超磷酸化tau蛋白（hyperphosphorylated tau，p-tau）。有研究表明在p-tau蛋白水平正常的情况下，β-淀粉样蛋白对认知功能的影响十分有限。

其他影响因素

尽管斑块和缠结是阿尔茨海默病最为显著的特点——同时也是研究最为深入的方面——多数科学家认为我们对这一疾病的研究仍然处于起步阶段。截至目前，以清除脑中β-淀粉样蛋白为目的的临床试验并未证实能够改善患者的认知症状。这说明β-淀粉样蛋白并不是疾病的唯一影响因素。

越来越多的证据表明，阿尔茨海默病和其他多种疾病一样，是多种因素共同作用的结果，基因、生活方式、机体对衰老和其他疾病的耐受性等都参与其中。下面列出了阿尔茨海默病可能的危险因素和相关因素。

遗传背景

目前发现少数遗传性阿尔茨海默病是由某些基因突变或基因缺陷导致的。已发现的相关基因包括淀粉样前体蛋白（APP）基因、早老素1（PSEN1）和早老素2（PSEN2）基因。携带这些罕见致病突变的个体，往往在65岁之前就会出现症状，因此被称为早发型阿尔茨海默病。

遗传性阿尔茨海默病的症状通常与非遗传性相同，只是发病年龄较为提前。携带已知的致病突变的个体有较高的概率（50%）将这一突变遗传给自己的后代并致其患病。

所有已知的阿尔茨海默病致病突变所具有的共同特点，是它们都能够导致淀粉样前体蛋白的异常剪切以及β-淀粉样蛋白片段的过量生成。多数科学家也是以此为基础，提出了β-淀粉样蛋白在疾病发病机制中具有核心地位的假说，甚至将这一理论推广到了更为常见的晚发型阿尔茨海默病中。然而，尽管早发型和晚发型阿尔茨海默病在症状上十分接近，但二者的发病机制也可能并不相同。

载脂蛋白E

在基因突变之外，科学家们还发现有一个正常基因——载脂蛋白E(apolipoprotein E, ApoE)，能够增加65岁以上个体晚发型阿尔茨海默病的发病风险。在发现其与阿尔茨海默病的相关性之前，载脂蛋白E基因被认为负责运输血液中的胆固醇类物质。

载脂蛋白E有三种形式，或者说三个等位基因，分别叫作e2、e3和e4。和早发型痴呆相关的致病突变不同，载脂蛋白E的一个自然变异——e4等位基因，在晚发型发病机制中发挥了一定的作用。携带有APP、PSEN1或PSEN2致病突变的个体确定会患有早发型阿尔茨海默病，但携带载脂蛋白E e4等位基因并不意味着个体一定会患上晚发型阿尔茨海默病。

携带载脂蛋白E e4等位基因会增加患病的风险，这一风险在70岁前后达到顶峰，并在之后趋于平稳。带有载脂蛋白E e4等位基因还会降低疾病的发病年龄——通常要比不携带该等位基因的患者提早几年。

研究发现载脂蛋白E e4等位基因与脑内β-淀粉样蛋白升高有关，但其具体机制尚存争议。有些研究者认为与其他等位基因相比，载脂蛋白E e4清除β-淀粉样蛋白的能力较差。

有趣的是，载脂蛋白E的另一个等位基因e2可能对阿尔茨海默病具有一定的保护性。人们发现同时携带APP基因突变——一种已知的早发型阿尔茨海默病致病突变——和载脂蛋白E e2等位基因的个体并未如期出现痴呆，因而提出了这一观点。

基因筛查可行吗

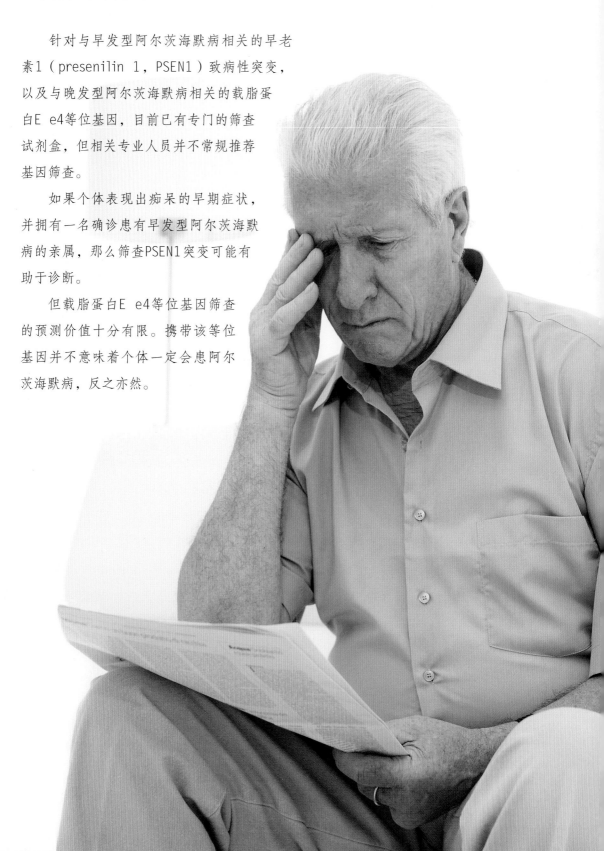

　　针对与早发型阿尔茨海默病相关的早老素1（presenilin 1，PSEN1）致病性突变，以及与晚发型阿尔茨海默病相关的载脂蛋白E e4等位基因，目前已有专门的筛查试剂盒，但相关专业人员并不常规推荐基因筛查。

　　如果个体表现出痴呆的早期症状，并拥有一名确诊患有早发型阿尔茨海默病的亲属，那么筛查PSEN1突变可能有助于诊断。

　　但载脂蛋白E e4等位基因筛查的预测价值十分有限。携带该等位基因并不意味着个体一定会患阿尔茨海默病，反之亦然。

氧化应激

氧化应激源自细胞内的线粒体受损，线粒体是细胞内的能量工厂。受损的线粒体会过量产生具有高反应活性的分子，后者被称为"自由基"。

正常水平的自由基有着一系列重要的功能，但过量的自由基也会带来很多问题。它们会给细胞的代谢带来过重的负荷，对细胞造成损伤，造成组织的降解和DNA的损伤。

哪些因素可以造成氧化应激呢？正常的老化以及多种疾病相关因素都可能会导致自由基蓄积，此外还有证据表明淀粉样斑块的形成以及炎症反应也能够诱导氧化应激的出现。

在阿尔茨海默病患者的脑中能够观察到氧化应激的迹象，在疾病晚期存在大量斑块和缠结的个体中表现得尤为显著。

在疾病的初期也有着氧化应激的证据，因而有些研究者提出应激反应是否能够导致斑块和缠结的形成。有的人甚至怀疑斑块和缠结是针对应激而出现的保护性反应。

另一些研究者认为，长期低水平的氧化应激状态，结合其他相关因素，可能共同造成了大脑神经元的损伤。

不论氧化应激究竟是神经元损伤的诱因，还是损伤所导致的结果，多数研究者都认为其在疾病的发病机制中发挥了一定作用。

炎症反应

炎症反应是机体应对损伤的自发保护机制。发炎的部位可能会出现疼痛、肿胀、发热、发红。多项研究发现阿尔茨海默病患者的脑中存在炎症反应。

是什么造成了这一现象呢？在淀粉样蛋白在神经元之间沉积形成斑块的同时，免疫细胞（小胶质细胞）主要负责清除脑组织中的坏死细胞以及其他代谢废物。科学家们推测小胶质细胞将淀粉样斑块识别为异物，并尝试将其破坏并清除，从而产生了炎症反应。

小胶质细胞同样会试图清除受损的神经元。它们也可能通过激活炎症因子来完成这项工作——例如白细胞介素-1、酶类物质COX-2，以及其他一系列能够作用于被小胶质细胞标记过的细胞的蛋白质，并对其进行清除。

尽管科学家相信炎症反应在斑块完全成形之前就已经存在，但他们并不确定其与发病的机制究竟有怎样的联系。关于炎症反应是对神经元造成了损伤，还是有助于斑块的清除，同样存在着争论。

血管源性脑损伤

作为人体最大、最繁忙的器官之一，大脑依靠巨大的血管网络为其供应必需的氧气和养料。为了满足大脑的这一需求，机体还需要强大的心功能以保证对大脑的供血。

随着年龄的增长，脑血管中的血流会和其他主要的血管分支一样，流速逐渐下降。脑内的动脉会逐渐变细，并失去弹性，有的血管会被脂质的沉积物堵塞，同时形成新生毛细血管。心功能也可能出现退化，大脑因此无法获得充足的血液供应，输送至大脑的血液也无法像之前一样顺畅地流通。

年龄对脑血管系统造成的损耗可能会导致微血管损伤、出血、出现炎症反应和氧化应激。此外，合并高血压、动脉粥样硬化或头部外伤等疾病会使上述损伤进一步加重。

脑血管系统的老化受损可能会诱发神经元损伤的发生。多项研究都发现中年阶段心血管高危因素如高血压、高胆固醇血症、肥胖，与晚年认知功能障碍

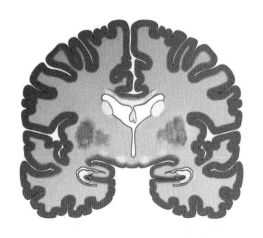
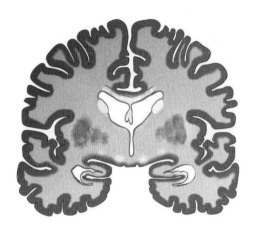
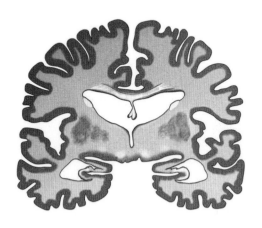

图4-4　上面3幅图描绘了阿尔茨海默病的另一特征。上为正常大脑，中为轻度认知功能障碍患者的大脑，下为阿尔茨海默病患者的大脑。随着疾病的进展，大量神经元细胞损伤死亡，大脑的体积逐渐萎缩

和痴呆之间存在关联。

阿尔茨海默病和脑血管病（如脑卒中或小范围梗死，其本身就可以造成脑损伤并导致痴呆）常常互为合并症。几乎所有的严重脑血管疾病患者的脑组织中都同时存在大量的β-淀粉样蛋白沉积。许多阿尔茨海默病患者也同时患有严重的脑血管病。

目前尚不明确这两种病症之间具体有何种联系。新兴的理论认为早期β-淀粉样蛋白的形成是一种保护机制，而非毒性机制。这一理论认为，脑内形成致密的不溶性斑块是为了修补那些存在渗漏的血管。

然而，当慢性的血管损伤——不管是心血管疾病还是外伤性疾病所致——导致淀粉样蛋白沉积过多，阻塞小血管的血流，并出现了游离的淀粉样斑块碎片，这一保护性机制便随之成为了问题。一些科学家认为，正是从这一阶段开始，淀粉样蛋白沉积才真正成为有害的成分。

如果这一观点是正确的，这或许能够解释为何以清除β-淀粉样蛋白为目的的免疫疗法在临床试验中会导致部分受试者出现脑内微小出血灶：因为免疫疗法可能同时清除了受损血管上的淀粉样"止血栓"。

血管疾病和痴呆之间的关系目前仍然有待阐明。举例来说，目前降血压和降胆固醇药物对于痴呆的保护性效应尚缺乏足够的临床证据。针对特定年龄段的临床试验可能有助于揭示其中的真正联系。

胰岛素抵抗

糖尿病和阿尔茨海默病的关系目前尚未完全明确，但一系列研究均指出糖尿病（尤其是2型糖尿病）患者罹患阿尔茨海默病的风险更高。

由于糖尿病会损伤血管，所以它一直被认为是血管性痴呆的危险因素，并且可能与高血压、高胆固醇血症一样，也是阿尔茨海默病的高危因素。

但由于2型糖尿病会影响包括脑组织在内的机体组织的糖代谢和对胰岛素的反应性，胰岛素和痴呆之间可能也存在着关联。

胰岛素是胰腺分泌的一种激素，能够调控机体对葡萄糖的代谢。2型糖尿病患者的胰腺可能无法分泌足够的胰岛素，同时其自身组织也会对胰岛素的作用产生抵抗，导致过量的葡萄糖在血液中积聚。

葡萄糖是脑组织主要的能量来源，胰岛素调节糖代谢的功能遭到破坏后，大脑会受到多种形式的影响，总的来说，大脑的代谢水平将会下降，同时炎症反应和氧化应激则会加重。

长期高血糖同样能够导致脑组织内毒性物质（晚期糖基化终末产物）的生成。综合起来，上述机制会对神经元的再生和修复造成负面影响。

在阿尔茨海默病中，胰岛素水平的失衡会影响 β–淀粉样蛋白的清除，增加异常磷酸化（超磷酸化）的tau蛋白数量。

和其他的影响因素一样，科学家们仍在探索胰岛素调节障碍是否是阿尔茨海默病的致病因素，抑或阿尔茨海默病是否导致了胰岛素功能的异常。

保护性因素

越来越多的研究发现，尽管许多因素似乎会增加阿尔茨海默病的患病风险，还有很多因素对阿尔茨海默病具有一定的保护性。

多项研究指出，多种生活习惯——如锻炼、蔬果丰富的饮食、积极参与脑力活动，以及积极融入社会生活——可能会降低阿尔茨海默病的患病风险。

这些日常习惯是否能从机制层面抑制阿尔茨海默病的发生，抑或其是否通过拓展大脑的储备功能，从而使大脑在受损后依然保持代偿的能力，仍有待进一步的研究。

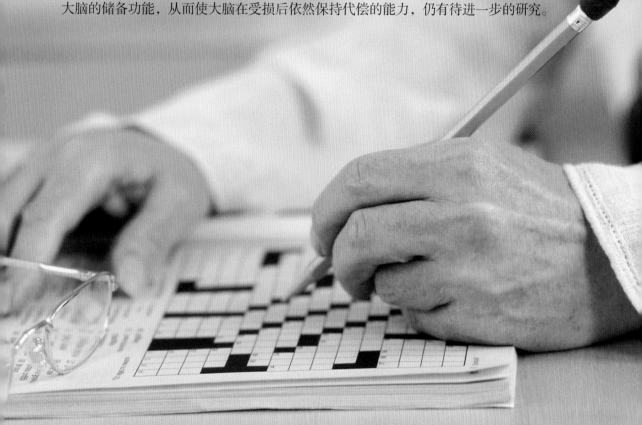

第五章

阿尔茨海默病痴呆

正如前文所述，痴呆不是单纯的疾病，而是一种综合征，即成组出现的，通常提示特定病因的症状和症候群。确诊患有阿尔茨海默病痴呆的患者，其临床症状符合阿尔茨海默病的相关表现，并且能够排除其他类型的痴呆病因。

此类痴呆患者阿尔茨海默病的受累情况可能各不相同，例如在发病年龄和严重程度上存在明显的差异。这些差异可能受多种因素影响，其中包括年龄、整体健康状况、家族史，以及种族和文化背景。

尽管如此，阿尔茨海默病痴呆的发病进程依然遵循着一定的共同模式。以这一模式作为参照，临床医生能够将阿尔茨海默病按从轻到重划分为不同的阶段。多种评估指标的变化情况共同决定了各个阶段的划分，涉及认知、行为、日常生活功能等各个方面。

在本书中，阿尔茨海默病痴呆被分为三个阶段：轻度、中度和重度。需要注意的是，这种阶段的划分本质上是相对宽泛的，可能无法准确对应到每个个体的具体情况。某些症状和体征可能会存在于疾病的整个进程，而非仅仅局限于某一个阶段；而另一些症状在部分患者中可能一生都不会出现。

从最早出现症状开始，痴呆的疾病进程可以表现出高度的个体差异性。如果个体在确诊阿尔茨海默病时年龄已经超过80岁，疾病可能在短短几年之内就出现明显的进展。然而如果确诊时相对年轻，个体仍然可能带病生存10年甚至更久。

死于阿尔茨海默病痴呆的患者，其直接死因多为免疫系统功能障碍，以及与长期卧床、无法自主饮食相关的并发症，如肺炎、营养不良、脱水。

阿尔茨海默病痴呆

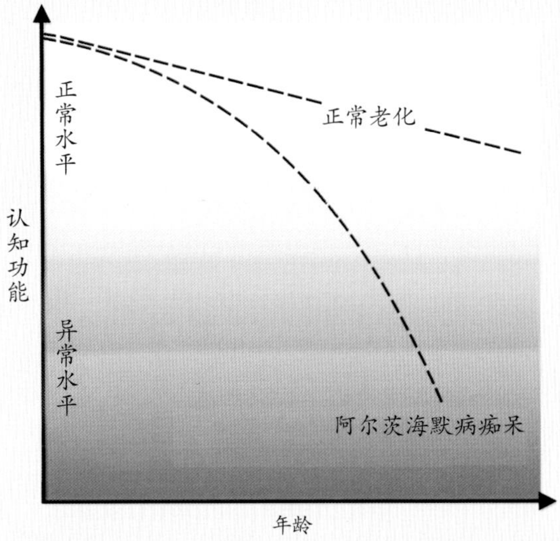

本图显示确诊阿尔茨海默病痴呆的患者认知功能的快速减退，并将其与正常老化的进程中认知功能的变化进行对比。阿尔茨海默病可能会在60岁前后发病，尽管此时或许还没有任何明确的症状。随着时间的推移，以记忆力减退为主的症状和体征会逐渐影响到个体的日常活动。最终患者会进展至认知功能障碍的阶段，并被诊断为痴呆。

（图中文字：认知功能、正常水平、异常水平、正常老化、阿尔茨海默病痴呆、年龄）

诊断阿尔茨海默病

为了明确某一症状或表现是否由阿尔茨海默病导致，临床医生需要判断该患者的病情是否满足现有阿尔茨海默病的诊断标准。来自不同专业领域和不同政府机构——其中包括美国精神医学会、美国国立衰老研究所，以及阿尔茨海默病协会——的专家共同制定了阿尔茨海默病的诊断规范。

从本质上讲，确定诊断标准的目的在于明确阿尔茨海默病典型的、特征性的临床表现，并以此排除其他可能的痴呆病因。

阿尔茨海默病的临床诊断并不能保证绝对的准确性——目前只有尸检能够绝对明确地做出诊断。但研究表明大多数阿尔茨海默病的临床诊断在事后都得到了尸检的证实。因此，现有的诊断标准被认为能够相对可靠地诊断"高度可疑的"阿尔茨海默病。

一般来说，临床医生所关注的阿尔茨海默病痴呆的诊断标准包括：

· 是否存在痴呆的特定症状和体征。

· 逐渐、依次出现的临床症状和体征。

· 临床症状进行性加重的证据。

阿尔茨海默病最为典型的表现——通常也是最早出现，最为显著的症状，包括记忆力减退，语言功能障碍，事物、人物、地点的再认困难，以及推理、判断及执行能力的减退。

检查需要明确排除其他可能的痴呆病因，如脑卒中、其他类型的神经退行性疾病、药物作用，或其他可能影响认知功能的疾病。

在个别情况下，尽管尚存一定的不确定性，医生可能会做出"疑似"阿尔茨海默病的诊断。这种情况可能会发生在患者的临床症状符合阿尔茨海默病的诊断标准，但发病过程很短，或者同时具有类似脑卒中的表现，而后者也能够解释患者的一部分症状。

尽管尸检依然是阿尔茨海默病确诊的金标准，但在不久的将来医生们或许能够利用影像学和实验室检验手段帮助明确疾病的诊断。目前这些检查手段已经被用于科学研究之中。

举例来说，利用放射性示踪剂的正电子发射断层成像扫描或脑脊液分析能够检测脑内淀粉样斑块和神经原纤维缠结的存在。有条件的医生可能会将这些检查技术应用于临床实践，但目前由于这些技术还没有大规模普及，因此并未常规推荐给公众使用。

轻度阿尔茨海默病

在阿尔茨海默病痴呆的早期阶段，逐渐加重的记忆力减退是最常见的症状。近期记忆——如人名或日程安排等新的信息的异常可能会最先出现，而远期记忆依旧相对完好。和衰老相关的生理性健忘相比，痴呆所致的记忆力减退往往是新近出现的，并且程度更为严重。

不过，阿尔茨海默病痴呆的早期症状通常也十分隐匿，这些异常表现也相对难以发现。患者可能表现出轻度的交流障碍，或者性格发生非特异性改变，患者在日常生活中也可能更加容易感到迷茫或头绪不清。

然而即便人们发现了这些异常，他们可能也不会将其与疾病联系起来。许多患者在疾病早期对自身异常的认识往往不如自己的亲人和朋友——而对自身异常症状缺乏认识本身也可以算作本病的早期征象之一。

阿尔茨海默病的危险信号

阿尔茨海默病痴呆的早期症状和体征包括：

· 影响日常生活的记忆力减退，常以近期记忆减退为主。

· 难以完成熟悉的日常工作，如烹饪或操作家用电器。

· 语言功能障碍，如错认日常事物或在交谈中无法想出合适的词句。

· 失去时间和空间的概念，如迷失在熟悉的地方或无法找到回家的路线。

· 判断力下降，如不理智的消费行为或与季节天气不相符的穿着。

· 抽象思维障碍，如在解决问题或算数方面出现困难。

· 随意摆放个人用品，常将其放于非常规的位置。

· 情绪及行为改变，如出现无明显诱因的情绪大幅波动。

· 性格改变，如出现多疑、易激惹、偏执等表现。

· 主动性减退，表现出消极、回避等行为特点。

阿尔茨海默病的所有可能症状并不局限于上述条目，并且大多数患者也不会同时出现上述的全部症状。

出现上述的一种或几种症状，并不意味着个体患有阿尔茨海默病——它们也可能是由其他可治疗的疾病导致的，还可能仅仅是衰老的正常表现。不过，当发现新近出现的症状，或原有症状发生变化的时候，则应当向医生咨询并寻求帮助。

轻度阿尔茨海默病的部分症状和体征包括：

· 近期事件记忆困难。

· 重复提问相同的问题。

· 在交谈中突然感到迷茫，无法想出合适的词句。

- 无法完成熟悉的日常工作，如爱好烹饪的人发现做饭变得很难。

- 抽象思维障碍，如无法顺利使用信用卡转账。

- 将日常物品错放在不当的位置，如将手表、钱包、手提袋等物件放入冰箱。

- 情绪或行为出现突然的、显著的变化。

- 无法较长时间集中注意力，或无法按照指示完成一系列完整的操作。

- 对周围事物缺乏兴趣。

- 对自己的容貌仪表缺乏关注，如不再规律进行洗漱、剃须，穿着不得体。

- 对他人没有礼貌，如无视他人的问候或提问。

- 时间和空间概念退化，比如说不清楚自己常去的杂货店的方位。

- 在熟悉的街道上行驶时迷路。

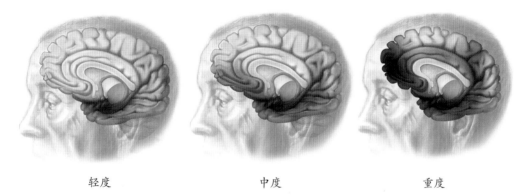

　　　　　轻度　　　　　　　　　　中度　　　　　　　　　　重度

图5-1　阿尔茨海默病的分期　阿尔茨海默病会破坏大脑的基本功能单位——神经元。轻度的阿尔茨海默病涉及的神经元损伤发生于海马体，并向杏仁体扩散（见紫色阴影标注）；中度阿尔茨海默病的累及范围则进一步扩大至大脑皮层；发展至重度时，除位于大脑后部的枕叶外，绝大部分脑区都已受累

　　尽管患有轻度的阿尔茨海默病，受累的个体可能依旧能继续工作，并努力和往常一样处理公务。工作上遇到的困难可能会被归因于压力、失眠、劳累，或是单纯的年龄增长，而不予重视。

　　为了回避记忆力减退的问题，受累的个体可能会有意识地在固定的场所，按固定的流程处理日常事务，避免接触新的或陌生的事情。记忆力减退愈发的明显，会催生出愤怒、沮丧、无助的情绪。

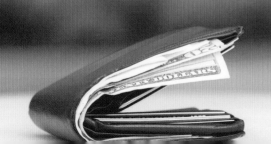

患者对别人表现出强烈的情绪是较为普遍的。在疾病的轻度受累阶段，抑郁状态也十分普遍。出现抑郁症状是极为重要的病情变化，需要尽快进行评估和治疗。

患有阿尔茨海默病是怎样的感受

妙佑医疗国际阿尔茨海默病研究中心向确诊患有轻度阿尔茨海默病的患者提出了这一问题。患者们所给出的答复很能反映其自身的想法，其中一些人的回答比较冷静和宽泛，但另一些人的反应则更为现实：

"失去了独立生活的能力。越来越依赖别人，让他们替自己做主，而自己什么都干不了，这种感觉很不好。我已经妥协了，我把所有的事情都交给别人去处理了。当你让其他人接管你的生活的时候，你完全失去了自己的主动权。他们只有放慢自己的速度才能让我也参与进来。"

"害怕。听说这个病会让你一天比一天衰弱，最终把你拖垮。"

"别人听到'阿尔茨海默'这个词的时候，都会想离你远一点，就好像你得了什么'绝症'一样，你甚至觉得自己该为此感到耻辱。就好像，他们担心你的病会不会传染，以及你是不是很快就要死了。"

"别人对我的期望不是太高了，就是太低了。我已经跟不上我爱人的思维了，让他替我做主可以让事情简单很多。"

"我需要有人不断提醒我有哪些该做的工作。"

"我们开车出去玩的时候，我认不出我们去的是什么地方。这让我很害怕。"

"我现在需要花很长的时间才能想起来我为什么来到这间屋子里。"

"我现在只能在一个很慢的节奏上工作。我周围的人好像都坐着旋转木马，在我身边越转越快，越转越快——我跟不上他们。我想保持积极主动，但我现在做同样的事情要比原来花更多的时间。"

中度阿尔茨海默病

在阿尔茨海默病痴呆的中度阶段，原本似乎只是偶然出现的患病的危险信号，现在已经进展成为了显著的问题。患者在记忆力减退之外，还可能已经无法清楚地思考或做出可靠的判断。日常生活的各个方面——包括个人护理——很可能都需要别人的帮助。情绪在很短的时间里可能出现剧烈的波动。

一般来说，此时疾病的进展已经让家人、朋友和邻居明显感觉到问题的存在。如果在此前患者一直拒绝看病，那么新近出现的这些问题终会让其做出就医的决定。中度阿尔茨海默病的症状和体征包括：

· 忘记及时关闭熨斗、电炉等电器。
· 虽然不断提醒，但患者仍然经常忘记服药。
· 无法完成涉及计算和规划的工作，如清算银行账户、支付账单、找零、外出

阿尔茨海默病痴呆病例一则

一位男士带着67岁的妻子前来就医，并表达了对妻子记忆力减退的担忧。他的妻子受过良好的教育，是一名成功的企业家，过去几十年一直经营着自己的公司。可是现在她逐渐无法记住自己的日程安排，很容易把自己下达的命令搞混，并且需要帮助才能解决财务方面的问题。由于害怕搞错行程，迷失方向，或者忘记完成计划的订单，她现在已经无法亲自出差办公了。在工作之外，她开始刻意回避日常的社交活动——在此之前她一直是个开朗的人。就在最近，她由于忘记了放在火炉上的食物，还引起了一起小型火灾。

这位女性没有严重的内科疾病，没有日常用药，并且基本的体格检查均提示正常。然而，精神功能相关的检查发现其在常见事物命名和日期辨认方面存在轻度的异常。进一步检查提示短期记忆受损，并且语言和计算能力也存在问题。患者随后被确诊为阿尔茨海默病。

购物、准备晚餐，以及安排会面等。

· 无法完成需要一定技巧的工作，如系鞋带、使用简单工具。

· 失去与他人交流互动的能力，包括读写的能力。

· 表现出极端行为，如攻击性、社交回避和突然暴发的愤怒情绪。

· 开始难以辨认家庭成员，有时会错认熟识的朋友。

· 在公共场合做出不当的行为，如大声喧哗、打断谈话，或是和陌生人打招呼。

· 情绪过度激动、烦躁，在夜间更为明显。

· 睡眠时间过长或几乎没有睡眠，有的患者一天睡眠10~12个小时，但在白天仍然需要打盹，而另一些患者在晚上可能只睡2~4个小时，却在白天一直保持清醒。

· 出现错误的认识（妄想）或看到、听到并不存在的事物（幻觉）。

自己的亲属逐渐进展至中度阿尔茨海默病的过程，也是其被迫转变为被照护者的过程。护理人员和病人都会因疾病的进展而内心充满挣扎，他们都需要时间来适应这一新的关系。

重度阿尔茨海默病

当阿尔茨海默病进展至重度，患者已经无法自行思考和推理，他们可能已经完全丧失了自我意识。

患者基本的日常活动，如清洗、穿衣、饮食、排便，都需要护理人员的全程帮助。患者的性格也会发生明显的变化。

运动机能严重受损，患者无法自主行走、坐起或与人交谈。事实上，若没有他人的帮助，患者可能不会进行任何自主行为。

重度阿尔茨海默病的症状和体征包括：

· 近期和远期记忆几乎完全丧失。

· 表达和语言理解困难。

· 几乎不表现出任何情绪。

· 抓住东西或他人后不会放手。

· 难以辨认家庭成员和朋友，包括伴侣——在照镜子时甚至可能无法认出自己。

· 各方面个人护理均需要协助，包括排便、洗浴、更衣、进食，以及行走。

我的妻子去哪儿了

丈夫的这个问题一直萦绕在妻子的耳边，而她此前一直照顾着患有阿尔茨海默病的丈夫。对于他们之间的关系所发生的变化，她是这样描述的：

"你的伴侣不再认得你了，这真让人心碎。但是我现在已经学会怎样不让自己过于难过了。我告诉我的丈夫他的妻子马上就要回来了，或者——如果他还纠缠这个问题的话——告诉他她去看望亲戚了。有的时候他会跟我说，自己的妻子去探亲了，而我应该睡在客房里。我会跟他说，这张床和我的床是一样的，而且我在这张床上睡得更好。之后他也会上床，但坚持睡在离我最远的床边上。但在他安定睡下之前，他会过来抓住我的手，亲吻我，和我道晚安。"

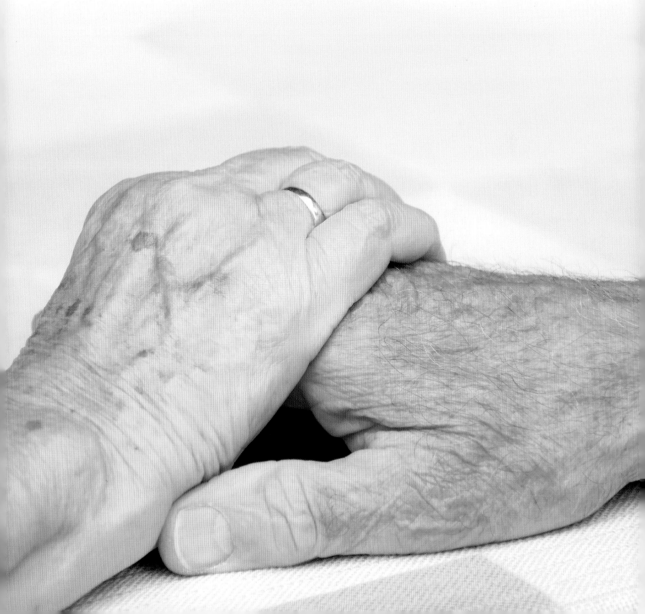

· 因失去排尿排便控制，经常性出现失禁。

· 逐渐变得衰弱，睡眠时间变长。

· 由于免疫系统功能减退，极易出现感染。

· 咀嚼和吞咽困难，进而出现体重下降。

阿尔茨海默病终末期的患者只能长期卧床，机体的各个系统功能严重减退，导致其他健康问题的风险明显增加。同时也因为机体功能的减退，并发症在阿尔茨海默病患者中会表现得更为严重。

吸入性肺炎是阿尔茨海默病痴呆患者最常见的直接死因。吸入性肺炎容易发生于丧失正常吞咽功能的个体，食物或饮品可能被误吸入肺部，导致致命性的感染。

并发的其他疾病

某些特定的病症会和阿尔茨海默病一同出现。这些合并症的症状和体征可能会混淆或干扰疾病的诊断，同时还会加剧认知功能的下降。然而合并症大多是可以治疗的，因此对其进行早期诊断是十分重要的。常与阿尔茨海默病合并存在的疾病包括抑郁、焦虑以及睡眠障碍。

抑郁

根据阿尔茨海默病协会提供的数据，高达40%的阿尔茨海默病患者在病程中出现过明显的抑郁。在疾病早期出现的社会隔离、精神与机体机能减退，以及生活自主能力下降的共同作用下，抑郁的症状会尤为普遍。在上述情形下，一过性的挫败感以及情感淡漠可能是正常的反应，但持续时间过长的心情沮丧则是异常的表现。

尽管抑郁和阿尔茨海默病痴呆经常伴发，但科学家目前尚不清楚二者之间的具体联系。研究指出，长期持续地感到悲伤与无用，可能会让个体更易关注到自身精神功能的减退——然而在阿尔茨海默病的早期，多数患者并不会意识到自身行为的异常。

另有研究发现，阿尔茨海默病所导致的生物学改变可能会增加个体对于抑郁的遗传易感性。有些研究指出，抑郁症的某些症状，如情感淡漠、缺乏动力，同样是阿尔茨海默病的早期表现。还有研究表明抑郁状态可能增加患阿尔茨海默病的风险。

目前明确的一点是，抑郁会给阿尔茨海默病的患者及其护理人员都带来巨大的影响。在情绪问题之外，抑郁还会导致体重降低和机体虚弱。

具有抑郁症状的个体，可能会更早进入疗养院或照护中心，日常生活的能力可能受到更为显著的影响，并且可能对护理人员有着更多攻击性的倾向。此外，阿尔茨海默病患者中出现的抑郁症状，会增加护理人员患抑郁的风险。

为患有阿尔茨海默病的个体确诊抑郁症尤为困难，这其中一部分原因在于患者会逐渐丧失描述自己感受的能力。相关专家鼓励患者的护理人员或与患者共同生活的人一同前来就诊，进而能够为医生提供有关患者情绪的更为完整的信息。

心理疏导和非药物治疗可以对抑郁个体尤其是轻度抑郁者产生一定的疗效。专业治疗室能够帮助阿尔茨海默病患者安排日常的生活，并在其中的活动中发掘具有乐趣性的体验。治疗室还能够帮助护理人员学习解决问题和应对困难的技巧。有时候老年人照看服务能够给生活中的照护和被照护双方提供珍贵的休息调养的机会。抗抑郁药物有助于缓解更为严重的抑郁症状。

焦虑

焦虑的症状——恐惧、激动、不安、坐卧不安或来回踱步、过度担忧，甚至愤怒情绪——在阿尔茨海默病患者中也十分常见。此外，焦虑和抑郁也经常同时出现。我们也不难理解为何记忆功能——对过去的记忆、对生活技能的记忆，以及对熟悉的人和事物的记忆——减退的患者会感到焦虑和没有安全感。

焦虑与阿尔茨海默病中的一些特殊行为存在一定的相关性，其中包括精神激动、踱步、异常行为、幻觉、言语威胁和肢体暴力。而这些行为也常常是家属将患者送入疗养院的原因。针对焦虑进行治疗可能会改善这些症状，同时也可缓解护理人员的压力和疲惫。

焦虑的治疗通常会从行为管理的策略入手。应对过度担忧、易激惹或烦躁不安的常用方法，是首先明确病态的行为，进而寻找这些行为的具体诱因，之后积极改变患者所处的周边环境，尽量减少这一诱因给患者带来的不适感。

如果焦虑症状十分严重，医生可能会使用一些短期的药物，来缓解其中的部分症状。这些药物包括抗焦虑药物、选择性5-羟色胺再摄取抑制剂，以及抗精神病药物。

这些药物最主要的副作用是镇静效应，但有些药物会加重记忆和认知功能的损伤，并造成其他副作用。因此治疗药物的选择需要慎重。

此外，在患有痴呆的老年人中使用抗精神病药物会增加死亡的风险，死亡的直接病因通常为心脏相关事件（如心力衰竭）以及感染（如肺炎）。

睡眠障碍

在阿尔茨海默病患者——尤其是晚期阿尔茨海默病患者中，睡眠模式异常十分常见，并且其异常有着多种形式。有的患者可能睡眠时间会显著延长，每天睡眠最长可达16个小时；而有的患者则可能会睡得很少，可能每晚只睡2~4个小时。此外，昼夜中睡眠和觉醒的周期也可能出现反转；心神不宁、夜间徘徊等行为也十分普遍。

可能导致睡眠时间过多的因素包括药物副作用、代谢异常和厌烦心理。另外，焦虑和抑郁也可能导致失眠，日间体力活动不足、瞌睡过多、特定药物作用，以及过量摄入咖啡因等中枢兴奋性物质也会产生类似的效应。

让阿尔茨海默病患者在日间有充实的活动安排，并严格监控其日间瞌睡和兴奋剂摄入等行为，增强机体活力，保持适宜的就寝时间（不能过早）可能有助于改善睡眠模式。

影响阿尔茨海默病患者的其他睡眠障碍包括睡眠呼吸暂停综合征、不安腿综合征，以及睡眠期周期性肢体运动障碍。部分患者可能会"表演"自己的梦境。阿尔茨海默病患者可能会有明显的打鼾，并出现发作性急促呼吸、下肢蚁走感（尤其在夜间），以及梦魇。

这些症状和体征需要及时向医生反映。多数睡眠障碍是可以治疗的，成功的治疗能够提高认知功能，改善情绪和生活质量。

患者的睡眠异常经常会影响护理人员的睡眠情况。这种情况下护理人员则需要通过其他途径获得足够的休息，以避免缺乏足够的睡眠。

同时存在的其他痴呆病因

阿尔茨海默病有时会和其他能够导致痴呆的疾病并发，这会给临床医生的诊断带来不小的挑战。由于不同病因的痴呆治疗方案不同，医生会仔细研究患者的所有症状和体征，进行各种检查，以期能够鉴别阿尔茨海默病和其他病因。

血管性认知功能障碍

根据尸检的结果，超过半数的阿尔茨海默病患者同时存在血管性认知功能障碍（血管性痴呆）的症状和体征。血管性认知功能障碍通常是脑血流灌注受阻的结果，其原因可能是动脉闭塞，也有可能是一系列的卒中事件。随着每一次新发的卒中，个体的认知功能水平也逐步减退。

血管性认知功能障碍的主要危险因素是脑卒中病史。其他危险因素包括高血压、高胆固醇血症。瘫痪、视野缺损，以及言语和语言应用障碍也常见于血管性认知功能障碍的患者。多数情况下其发病都是突然而紧急的，但个别情况下疾病进展相对缓慢，使其难以与阿尔茨海默病进行鉴别。

阿尔茨海默病和血管性认知功能障碍之间的联系，可能比我们想象的还要复杂。有研究认为，具有脑卒中病史的个体，其阿尔茨海默病痴呆的发病风险更高。

血管源性损伤和阿尔茨海默病的特征性改变如斑块和缠结的共同作用，可能更易导致神经元的损伤。

路易体痴呆与帕金森病

阿尔茨海默病痴呆的特征性改变——淀粉样斑块和神经原纤维缠结——也可出现在其他类型的脑病中，其中包括路易体痴呆和帕金森病。

路易体是脑内沉积的异常蛋白，会进行性地损伤神经元，影响细胞间的信息传递。如果异常蛋白在脑内广泛沉积，路易体痴呆的患者会出现以注意力障碍为首发症状的一系列认知功能障碍。

在疾病的后期，会出现运动的僵硬和迟缓，患者还可能出现幻视。在同时患有阿尔茨海默病和路易体痴呆的患者中，记忆力减退和上述症状同时出现。

部分阿尔茨海默病患者同时患有帕金森病。帕金森病是一种致残性疾病，累及大脑中控制肌肉运动的神经元，其特征性临床表现为肢体僵硬、颤抖、行走及言语困难。

在帕金森病患者和阿尔茨海默病患者的脑组织中，也常常能够发现路易体的存在。这一现象表明这三者之间可能存在着密切的关联，但还有待进一步的研究。

加深我们的认识

根据疾病在脑内蔓延的过程中患者症状和体征的变化，科学家们给阿尔茨海默病痴呆划分了不同的阶段。科学家们也发现了一系列能够与阿尔茨海默病并发的病症，其中包括其他能够导致痴呆的疾病。

目前对疾病的认识能够帮助明确阿尔茨海默病所致的不同类型的认知和行为异常的治疗方案，显著改善痴呆患者的生活质量，减轻护理人员的工作负担。

第六章

轻度认知功能障碍

经科医生特别强调，像阿尔茨海默病这样的神经退行性疾病的起病通常不会像危重的急性病那样——就比如这个月我们的认知功能还十分完好，到了下个月就出现严重的记忆力减退和极端的情绪波动。

正相反，神经退行性疾病的起病通常是渐进性的，随着疾病的发展，从较轻的症状逐渐进展为较重的症状。正如前面的章节中所讲到的，研究者利用认知能力谱来具体描述这一转变的过程。

谱这个概念表示"一个连续变化的范围"——在此处，它表示个体的认知功能随年龄和疾病史逐渐变化的过程；这一过程包括了一系列的症状和体征，以及它们从发病初期到痴呆末期发生的变化。

由于痴呆患者急切地需要密切的照护，因此在很长的时间里，科学家们一直关注着能力谱中症状严重的一极。直到最近，不少研究才开始转而关注症状较轻的一极。研究者们对"痴呆前期"这一概念抱有极大的兴趣，在这一阶段里，受累个体的症状明显严重于正常老化的表现，但还未达到痴呆的诊断标准。

目前这一疾病阶段常被称作轻度认知功能障碍（MCI）。按照病因的不同，个体可能被诊断为阿尔茨海默病所致的轻度认知功能障碍或其他神经退行性疾病所致的轻度认知功能障碍。

什么是轻度认知功能障碍

轻度认知功能障碍的特征为，患者在特定认知功能方面存在轻微的障碍，但其

阿尔茨海默病所致的轻度认知功能障碍

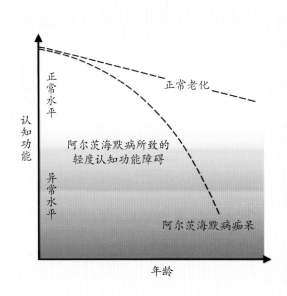

左图标注了轻度认知功能障碍是认知功能下降至阿尔茨海默病痴呆的进程中的中间状态。需要明确的一点是，单纯确诊阿尔茨海默病所致的轻度认知功能障碍并不意味着患者在未来会不可避免地进展为痴呆。一些轻度认知功能障碍的患者在确诊后症状并没有继续恶化，其中一部分人甚至还能够有所好转。科学家们正在努力阐明促进或逆转这一进程的具体机制。

他类型的认知功能则大都相对正常。

患有轻度认知功能障碍的个体可能存在新近出现的、轻度的记忆力减退，但尚能自己独立地生活，处理自己的财务问题，正常地进行家务劳动，开车可能也没有太大的问题。其在记忆力方面的问题可能比正常衰老的表现更为严重，但还没有严重到能够确诊痴呆的程度。

很重要的一点在于，并非所有轻度认知功能障碍的个体会继续进展为痴呆。虽然在轻度认知功能障碍的状态下痴呆的患病风险确实较高，但部分个体的认知功能能够维持相对稳定，另有少部分个体的认知功能甚至能够恢复正常。换句话说，确诊轻度认知功能障碍并不意味着最终一定会进展为痴呆。

此外，随着对认知功能下降过程认识的逐渐深入，对轻度认知功能障碍更深刻的理解无疑能够为明确痴呆发生发展的机制提供更多的线索，同时为阿尔茨海默病等痴呆病因的治疗带来更多的选择。

轻度认知功能障碍的各种亚型

轻度认知功能障碍包含了多种类型的临床表现。目前，根据主要的症状和体征，轻度认知功能障碍被大致划分为两类：遗忘型轻度认知功能障碍和非遗忘型轻度认知功能障碍。

遗忘型轻度认知功能障碍。 遗忘型轻度认知功能障碍以记忆力下降为主要特征，其他认知功能，如注意力、语言运用等方面也可能出现异常，但程度一般较轻。个体通常能够独立生活，并进行正常的社交活动。他们通常会因为新出现的记忆力减退，或记忆力方面的问题进一步加重前来就诊。

在有关记忆力的检查中，这些个体的表现往往不如同龄并且教育水平相当的正常人，但记忆力减退的程度尚未达到痴呆的诊断标准。

遗忘型轻度认知功能障碍被进一步划分为多种亚类。如果记忆力减退是唯一的症状，则被划分为单纯遗忘型轻度认知功能障碍；而如果同时存在其他认知功能的异常，则被称作复合遗忘型轻度认知功能障碍，如个体在记忆力减退之外还存在注意力集中障碍，并且无法顺利完成家务劳动，则可被划分为复合遗忘型轻度认知功能障碍。

遗忘型轻度认知功能障碍是轻度认知功能障碍最常见，也是当前研究最多的亚型。部分研究认为这一亚型在男性中更为常见。一般来说，遗忘型轻度认知功能障碍被看作阿尔茨海默病的前驱阶段。

非遗忘型轻度认知功能障碍。 该亚型的个体在记忆力之外的其他认知功能上（如推理、判断、语言和交流功能，或视觉空间感）存在异常。

研究者提出，执行能力（如决策、优先级判断等）的持续性轻度异常可能是非阿尔茨海默病性痴呆（如额颞叶变性）的早期表现。他们还认为，轻度语言障碍可能和若干种不同类型的痴呆有关。执行力和视觉空间感的轻度异常常常提示路易体痴呆的风险。

和遗忘型轻度认知功能障碍相同，非遗忘型轻度认知功能障碍可以只累及一种认知功能（单纯非遗忘型轻度认知功能障碍），也可累及若干种不同的认知功能（复合非遗忘型轻度认知功能障碍）。

病因

对于遗忘型和非遗忘型轻度认知功能障碍来说，其潜在的病因可能不止一种。已知的病因可以分为以下几类：

神经退行性。脑内神经元的进行性损伤（如阿尔茨海默病、路易体痴呆，或额颞叶变性）。

血管源性。病变累及脑血管，影响血液供应，导致细胞损伤和死亡（血管性认知功能障碍）。

精神病性。影响记忆、注意力和情绪的特定精神疾病（如抑郁症）。

药物性。特定药物的副作用影响大脑功能。

睡眠障碍。失眠症导致的睡眠不足，睡眠呼吸暂停综合征，以及其他睡眠障碍可能影响认知功能，产生轻度认知功能障碍的特征性症状。

代谢异常。机体代谢异常，如维生素B_{12}缺乏或甲状腺功能降低，会导致轻度认知功能的异常。

如果发现自己出现了轻度的认知功能改变，全面的医学评估将有助于明确这些改变的潜在病因是否可以治疗。

诊断

轻度认知障碍的诊断标准包括：

·认知功能中度减退的证据——通常会存在记忆力减退，但也可累及注意力、决策、语言、视觉空间感、运动或社交能力等；相关证据常能得到家人或朋友的印证，或由神经心理学检查结果证实。

·能够大致正常地完成日常活动，如家务劳动、工作任务，以及社交活动。

·不能被谵妄或其他精神疾病（如抑郁症、精神分裂症）解释的症状。

·症状严重程度尚未达到阿尔茨海默病的诊断标准。

在实际情况下，轻度认知功能障碍的诊断可能十分困难。记忆力减退的主诉通常都是十分主观的，取决于个体认为记忆力的变化对自己的生活产生了多大的影响，记忆力评估的结果也可能存在相当大的差异。此外，只有意识到自身记忆力减退的个体才会前来就诊，但存在记忆力障碍的个体通常意识不到自己的问题。因此，从十分熟悉患者的第三方获得有关记忆力减退情况的描述，能够提供很大的帮助。

新近出现的健忘表现是患者的常见主诉，例如反复提问同样的问题，或是无法像原来一样轻松记住别人的名字和自己的时间安排。偶尔忘记一项日程是很正常的事情，但经常性地偏离惯常的生活轨迹则可能提示了某些严重的问题。

临床医生可能会针对相关的症状和患者的个人史进行详细的询问，以充分收集信息，同时还会进行精神功能评估，明确认知功能下降的迹象。如果认知功能减退的程度超过了同一年龄、同等教育水平的正常幅度，但还没有达到痴呆的程度，则可能考虑轻度认知障碍的诊断。

神经心理学检查通过将受试者和同年龄水平的人进行比较，能帮助明确其是否存在记忆及其他认知功能障碍。在不同的时间点重复评估是最理想的，因为这样最能够反映出相关认知水平的下降趋势。

然而，轻度认知功能障碍的诊断仍然在一定程度上取决于医生对于患者具体情况的主观判断。一般来说，有经验的临床医生会结合问诊情况、患者病史以及各项检查结果，对认知功能进行综合评估，最终做出诊断。

根据患者的症状和体征，可能会进一步诊断为遗忘型轻度认知功能障碍和非遗忘型轻度认知功能障碍，并根据认知功能的受累情况进一步划分为单纯型和复合型。

脑影像学检查

复杂先进的影像学技术可以用于进一步明确和完善轻度认知功能障碍的诊断。例如头颅核磁共振成像常用于排除可能导致认知功能损伤的结构性异常，如肿瘤或物理创伤。核磁共振成像还可用于评估脑血管健康情况，以及脑血管病在脑内的累及范围。

另外，检测大脑体积（脑体量）的微小改变能够为轻度认知功能障碍的诊断提供线索。影像学检查能够为科学家提供海马体（与记忆功能密切相关的结构）的相关信息。

研究发现，最终进展至痴呆的轻度认知功能障碍患者，其大脑海马体体积通常小于没有进展至痴呆的轻度认知功能障碍个体。由此来看，对海马体的详细评估在某些条件下可用于轻度认知功能障碍患者痴呆风险的预测。

其他影像学检查技术也处在研究的进程之中，以明确其是否有助于轻度认知功能障碍的诊断，以及筛选痴呆的高危群体。举例而言，功能性成像（评估大脑的生命活动，而非结构特征）的研究发现，轻度认知功能障碍的发病过程伴随着特定形式的脑活动改变。这些改变或许可以被当作阿尔茨海默病的高风险信号。

分子成像技术可能成为另一种有力的诊断工具。例如正电子发射断层成像技术能够利用可以特异性结合 β-淀粉样蛋白的示踪剂完成活体淀粉样蛋白的检测。示踪剂所反映的成像特征能够帮助医生检测淀粉样斑块的产生和进展，可能有助于轻度认知功能障碍的确诊。

在发现了阿尔茨海默病的预防性干预手段之后，在轻度认知功能障碍群体中明确痴呆的高危人群有着十分重要的意义，因为他们最有可能从预防性干预手段中获益。

疾病结局

长期随访研究发现，轻度认知功能障碍尤其是遗忘型轻度认知功能障碍的个体患阿尔茨海默病的风险更高：他们之中痴呆的发病率明显高于非轻度认知功能障碍群体。轻度认知功能障碍群体中究竟有多少人会发展成痴呆，其概率具体为何，是目前研究的重点。不同研究所得到的结果各不相同，这一定程度上是由轻度认知功能障碍诊断标准存在的差异所致的。

一项为期四年半的长期随访研究为轻度认知功能病程和疾病结局提供了宝贵资料。参与研究的受试者同意每年定期接受认知功能评估，并在死后捐献大脑用于科学研究。

在近800名参与者中，有超过200人在研究起始就被诊断为轻度认知功能障碍。研究发现轻度认知功能障碍个体患阿尔茨海默病的风险比非轻度认知功能障碍个体高出3倍。

不过，研究结果内部存在着显著的差异性，部分参与者的认知功能异常水平在随访期间保持稳定，而另一些人的认知功能甚至恢复了正常，但其中的一部分在认知功能恢复正常后又再次回到轻度认知功能障碍的水平。认知功能异常的症状越严重，个体越有可能在之后进展为痴呆。

在一项入组了1200名未患痴呆的老年人的研究中，在随访期间有3%~4%进展为遗忘型轻度认知功能障碍。所有参与者每两年接受一次评估，共随访10年。在出现遗忘型轻度认知功能障碍的受试者中：

·每两年间有10%~17%进展为阿尔茨海默病。这一研究发现轻度认知功能障碍的个体患阿尔茨海默病的风险是非轻度认知功能障碍个体的4倍。

·大约有5%进展为非阿尔茨海默病性的痴呆。

·有10%~20%轻度认知功能障碍症状保持稳定——认知功能没有变差，也没有好转。

·有1/3~1/2的受试者，其认知功能或出现好转甚至恢复正常，抑或进一步加重但未成为痴呆，又或者其认知功能存在反复的波动。

其他研究所报道的结果在数值上与上述研究存在差异，但在整体上均证实了轻度认知功能障碍是痴呆的高危状态，但轻度认知功能障碍并不一定会最终进展为痴呆。痴呆多在确诊轻度认知功能障碍后的2~3年内出现。

从轻度认知功能障碍进展为痴呆

研究者们在努力寻找导致轻度认知功能障碍进展为痴呆的高危因素，受到关注的因素包括基因（如载脂蛋白E e4等位基因）和血管因素（如高血压、糖尿病）等。有关这些因素的内容详见第四章。

科学家们还在寻找相关生物标志物，如脑脊液或血液中异常升高的特定蛋白水平，以及脑体量的轻微减少，来辅助轻度认知功能障碍的诊断，并筛选痴呆的高危人群。

举例来说，一些研究认为测定脑脊液中特定亚型的β-淀粉样蛋白和tau蛋白水平有助于在轻度认知功能障碍人群中筛选最有可能出现神经退行性疾病（如阿尔茨海默病）相关病理学改变的个体。

同时考虑多种危险因素来预测痴呆的风险应该比单个因素具有更高的预测价值。在发现能够提示早期神经退行性改变的指标后，临床医生能够据此筛选出最有可能通过定期监测和参与临床试验受益的个体。

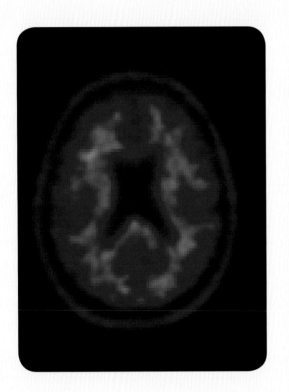

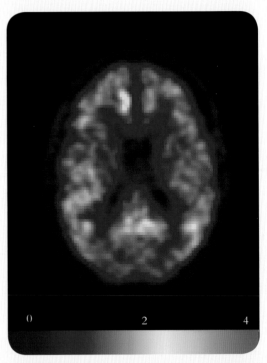

图6-1　如图示使用放射性示踪剂
Pittsburgh Compound B（PiB）的正
电子发射断层成像所见，反映活体
脑内β-淀粉样蛋白的进行性沉积情
况。如下方色带表示，蓝色及绿色等
冷色提示淀粉样蛋白水平较低，而黄
色和橘红色等暖色则提示高水平的
淀粉样蛋白。左上图为认知功能正常的
大脑，其β-淀粉样蛋白的水平亦正
常。右上图为患有轻度认知功能障碍
的大脑，可见广泛的β-淀粉样蛋白
沉积。右下图为阿尔茨海默病患者的
大脑，可见脑中异常高水平的β-淀
粉样蛋白沉积

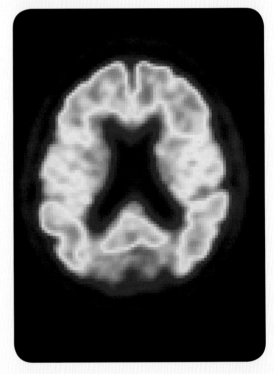

探索轻度认知功能障碍的大脑

科学家们正在针对轻度认知功能障碍个体脑中可能出现的病理性改变进行一系列研究。这些病理改变对大脑功能会造成怎样的影响？这一问题的答案能够让我们进一步理解阿尔茨海默病的早期阶段，并为开发新的治疗手段创造新的机会和可能。

研究者们已经发现，轻度认知功能障碍个体脑中淀粉样斑块和神经原纤维缠结的含量明显低于阿尔茨海默病患者的大脑。不过，某些特定的疾病相关的改变已经有了早期的迹象，在负责记忆和学习的关键脑区——颞叶内部尤其严重。

部分研究为这一问题提供了一些有趣的思路，但它们所得出的结论如何与当前阿尔茨海默病的知识体系相整合，目前尚无定论。

·轻度认知功能障碍个体的尸检结果提示神经原纤维缠结与认知功能损伤之间存在显著的相关性——缠结分布特点与认知损伤的情况有着很好的对应关系。

·在针对淀粉样斑块的研究中，与阿尔茨海默病患者的大脑相比，轻度认知功能障碍个体的大脑更接近于正常人的形态，即淀粉样斑块数目明显较少。

·在轻度认知功能障碍个体大脑中还可发现非阿尔茨海默病性神经退行性疾病的证据，其中血管源性病变十分普遍。

这些研究发现表明在轻度认知功能障碍的阶段，从病理学的角度上来说，阿尔茨海默病或其他类型的神经退行性疾病尚未完全成形。这一观点使得对疾病进行早期干预，以期控制疾病的进一步进展在理论上成为了可能。

治疗

大多数研究认为，个体被确诊为阿尔茨海默病的时候，已经错过了干预其至逆转疾病进程的时机。针对轻度认知功能障碍的研究可能会为预防和推迟阿尔茨海默病的进展带来新的策略和方法。已有研究分别评估了在轻度认知功能障碍进展为阿尔茨海默病的过程中，不同的物质对个体大脑所产生的作用。

在研究的早期，研究者们研究了已被证实对阿尔茨海默病具有一定疗效的药物在轻度认知功能障碍中的作用。乙酰胆碱酯酶抑制剂是主要的研究对象之一，这一类药物通过增加脑内神经递质乙酰胆碱的水平，能够在阿尔茨海默病早期维持认知功能水平。在阿尔茨海默病的疾病进程中，乙酰胆碱的水平通常会明显降低。

乙酰胆碱酯酶抑制剂类药物包括多奈哌齐（安理申）、利凡斯的明（艾斯能）和加兰他敏。有关此类药物及其作用机制详见第八章。

其他被用于轻度认知功能障碍相关研究的阿尔茨海默病治疗手段包括：

抗氧化剂。如维生素E、银杏提取物、司来吉兰等，能够保护神经细胞免受氧化应激的损伤，后者与阿尔茨海默病的发生发展有关。

抗炎药物。抗炎药物如非甾体类抗炎药（NSAID）可能帮助减轻脑组织炎症反应。

脑内化学成分调节类药物。多巴胺激动剂和谷氨酸受体拮抗剂可能有助于维持疾病累及的其他神经递质的水平。

动脉粥样硬化的治疗。由于血管源性疾病能够损伤脑血管，并且经常伴发于痴呆，临床医生认为控制高血压、糖尿病和其他血管疾病的危险因素可能有助于痴呆的预防。

睡眠障碍的管理。尽管仍然需要进一步的研究证据，目前已有早期研究表明通过治疗睡眠呼吸暂停和失眠症，以及减少日间睡眠时间能够降低痴呆的发生概率。

健康的生活方式。越来越多的证据表明健康的饮食习惯、规律锻炼可能有助于降低认知功能退化的风险。

遗憾的是，目前还没有研究能够得出可靠的证据，证明某种治疗手段能够推迟或防止从轻度认知功能障碍向痴呆的进展。但医学研究者相信随着对疾病发病机制理解的深入，以及更为有效的高危人群筛查手段的应用，能够帮助我们完成更为科学合理的研究设计，进而推动更为有效的治疗手段——尤其是预防手段——的发现。

维生素E和多奈哌齐

多年以前，在一项为期3年的大规模队列研究中，研究者比较了维生素E、乙酰胆碱酯酶抑制剂类药物（多奈哌齐）和安慰剂在遗忘型轻度认知功能障碍个体中的作用。研究入组了超过700名受试者，在随访期间有200余名受试者被确诊为阿尔茨海默病。

这项研究的结果表明，维生素E对减缓疾病向阿尔茨海默病进展没有明确的积极作用；但接受多奈哌齐治疗的个体在最初12个月内的疾病进展要慢于其他两组受试者。然而在试验结束时，这一效应却消失了，各组受试者中患阿尔茨海默病的人数没有显著的差异。

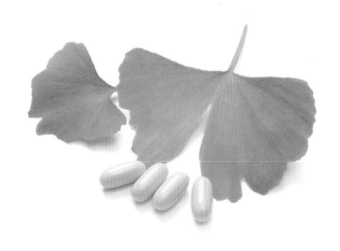

研究者们至今也不清楚为何多奈哌齐的疗效仅持续了很短的时间。他们推测药物的疗效可能在一定时间后会自然消退，抑或疾病进展的程度逐渐超过了有限的药物治疗效应。尽管如此，多奈哌齐能够暂时性地延缓疾病向阿尔茨海默病的进展，这一发现无疑推动了针对轻度认知功能障碍治疗手段的进一步研究。

这一研究所得出的其他结论，直到今天科学家们也没能找到合理的解释。举例来说，这一研究证实了此前有关载脂蛋白E e4等位基因是阿尔茨海默病的遗传易感因素的观点——从轻度认知功能障碍进展为阿尔茨海默病的个体中，有3/4携带有载脂蛋白E e4等位基因。此外，在该等位基因携带者群体中，多奈哌齐药效的持续时间却是最长的，其在整体上将阿尔茨海默病患病风险大约降低了1/3。

我们还缺乏足够的证据，以支持推荐筛查载脂蛋白E e4等位基因，但这一发现确实为进一步的研究提供了新的基础资料。在治疗手段的选择上，可能和其他存在基因易感性的疾病（如乳腺癌和BRCA基因）一样，需要结合个体的遗传背景进行考虑。

阶段性展望

多数科学家相信在接下来的几十年里，我们能够研究出阿尔茨海默病的治疗手段。我们有理由相信，发现疾病的高危人群——存在轻度认知功能障碍，甚至是处在更早期的前轻度认知功能障碍的个体——将有助于实现最大限度的治疗获益。

而研究轻度认知功能障碍的科学家们正面临着双重的挑战：一方面在于进一步完善这一异常状态的诊断标准，以及筛选其中痴呆高风险的人群；另一方面则在于寻找并开发相应的治疗手段，预防轻度认知功能障碍向痴呆的进展。

第七章

阿尔茨海默病临床前期

不知大家是否想过，痴呆的症状和体征或许只能提示晚期的阿尔茨海默病，而无法反映早期的疾病发展。科学家们逐渐意识到，脑组织最初期病理改变的出现要远远早于任何形式的临床表现。而当人们注意到痴呆的症状和体征时，阿尔茨海默病则已经处在了完全进展的状态。

在患有阿尔茨海默病痴呆的个体中，科学家发现在他们出现可观测的临床表现之前，疾病的早期状态已经存在了很长的时间。他们将这一阶段称为阿尔茨海默病临床前期。

在此期间，脑组织和脑内化学物质的组成已经开始出现轻微的改变，逐渐形成阿尔茨海默病的病理基础，增加患病的风险。但目前常用的认知和智能水平评估中并未涉及这些病理改变的检测。

我们可以把阿尔茨海默病临床前期与心脏病的早期阶段相对应，在此期间由于脂质和胆固醇在血管壁的堆积（粥样硬化），血管管腔逐渐出现狭窄。尽管个体可能无法察觉到任何形式的异样，但血管壁的病理性物质沉积逐渐加重，最终会阻断心肌的血流供应。心肌供血受阻会导致突发心脏病，出现明显的症状和体征。在多数情况下，心血管事件都是突然发作的。

类似地，脑内病理改变的发生速率通常都是难以察觉的。但在异常改变累积到一定程度后，则会对大脑造成无法修复的损伤，导致认知功能的下降和自主行为能力的丧失。

阿尔茨海默病以及其他神经退行性疾病与动脉粥样硬化等心血管疾病的一项重要差异在于，动脉中脂质和胆固醇的堆积是可以监测和测量的。在定期随诊的过程中，医生能够通过相应的检查来明确动脉的功能和健康状况。如果存在动脉粥样硬化的迹象，医生能够提供相应的治疗建议，治疗动脉的病变，降低心血管事件的风险。

可能提示较高阿尔茨海默病患病风险的脑内病理性改变直到最近才受到人们的关注和探索。研究者们正在寻找能够准确检测并测定这些改变的可靠手段，并确定最佳的干预时机。

目前人们期待能够发现针对阿尔茨海默病临床前期的治疗策略——比如类似于动脉粥样硬化的药物治疗和行为干预手段——从而大幅降低个体最终患上痴呆的风险。

阿尔茨海默病所致的轻度认知功能障碍

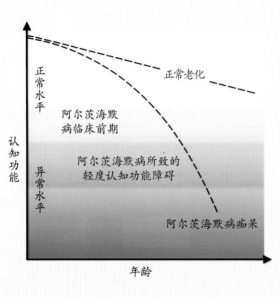

左图标注了阿尔茨海默病临床前期在认知功能下降至阿尔茨海默病痴呆的进程中所处的位置。在这一阶段，个体不表现出任何症状和体征，其脑内仅仅存在一些轻微的改变，并且尚不能被定性为异常。处于临床前期并不意味着个体在随后一定会发展为轻度认知功能障碍，并在最终进展为阿尔茨海默病痴呆——个体仅仅是有着较高的出现痴呆的风险。

大脑的早期改变

在阿尔茨海默病临床前期究竟发生了什么呢？脑内发生的"隐匿性"的变化要到何时才能检测出呢？以脑影像学和脑脊液分析为基础的研究为这些问题提供了一些答案。

根据这些结果，科学家们建立起了在临床前期出现的系列事件的假设模型。这一系列事件发生在出现阿尔茨海默病所致的轻度认知功能障碍之前，其中包括脑内β-淀粉样蛋白沉积、神经元损伤、脑体量减少，以及轻微的认知功能改变。

β-淀粉样蛋白沉积

多数科学家相信脑内β-淀粉样蛋白的沉积可能是阿尔茨海默病最早的可观测的病理特征，这一改变的出现早于其他已知的大脑生理改变。但科学家们并不清楚的是，从开始沉积到出现临床症状和体征究竟需要多长的时间。目前的研究证据认为这一过程可能需要10年以上。

目前有两种方法可用于评估脑内β-淀粉样蛋白的沉积情况。其一是在脑脊液中测定特定类型的β-淀粉样蛋白（β-淀粉样蛋白42）含量。脑脊液中目标蛋白水平较低说明淀粉样蛋白废物未能被有效地从脑中清除，从而提示在脑内的蓄积。

测定β-淀粉样蛋白的另一种手段是利用放射性示踪剂识别并结合斑块，再通过正电子发射断层成像扫描技术进行检测。正电子发射断层成像能够检测出脑内示踪剂的分布情况，提示斑块分布的部位和含量。

脑脊液中β-淀粉样蛋白42水平降低或正电子发射断层成像提示大量β-淀粉样蛋白沉积与阿尔茨海默病的发生发展有着密切的对应关系。

这些检查方法的局限性在于其特异性相对较低。举例来说，这些检查或许能够提示以致密斑块形式存在的β-淀粉样蛋白的含量，但无法同样有效地反映以寡聚体、可溶性蛋白片段形式存在的蛋白水平，后者的神经元毒性可能比斑块更强。

此外，脑内存在β-淀粉样蛋白蓄积证据的个体并不一定会在神经心理学检查中有较差的表现。因此，具有阿尔茨海默病临床前期的特征性表现并不意味着个体在随后一定会出现认知功能的异常改变。

仅仅存在淀粉样斑块可能并不足以导致认知功能下降的症状和体征。痴呆更可能是由淀粉样蛋白沉积和其他病理机制（如神经原纤维缠结的形成，以及神经元损伤）协同导致的。

阿尔茨海默病相关的疾病标志物

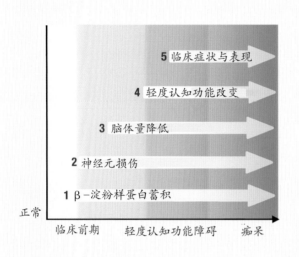

目前认为脑中β-淀粉样蛋白的蓄积会比痴呆的症状提前数年出现。神经原纤维缠结诱发的神经元损伤发生于淀粉样蛋白蓄积之后。脑体量的减低和轻度认知功能改变直到临床前期的较晚阶段才较为显著。而只有在轻度认知功能障碍的进程中，才会出现明显的认知功能异常。

神经元损伤

随着淀粉样斑块在脑内逐渐形成，神经元损伤的迹象也开始出现。研究者们可以通过测定脑脊液中tau蛋白的水平来评估神经元损伤的情况。tau蛋白能够帮助维持神经元的正常形态，但在阿尔茨海默病中，tau蛋白从原本的结合位点脱落，导致神经元结构的崩解。游离的tau蛋白在细胞内部聚集，形成缠结，干扰细胞的正常生命活动。部分游离的tau蛋白会被释放到脑脊液中。

在阿尔茨海默病患者中测定的脑脊液tau蛋白水平，与其去世后尸检所发现的神经原纤维缠结数量有着良好的相关性，说明脑脊液tau蛋白检查可以动态评估缠结的形成，并间接反映脑内存在功能或结构异常的神经元数目。

[18]F-氟代脱氧葡萄糖（18-F fluorodeoxyglucose，FDG）正电子发射断层成像是检测神经元损伤的脑成像技术，将FDG作为示踪剂，利用正电子发射断层成像来检测突触的活性（神经元接头部位信息传递的情况）。在神经传递受限的部位，正电子发射断

层成像会提示脑活动减弱（葡萄糖代谢水平低于预计值）。在阿尔茨海默病中，葡萄糖摄入水平的降低具有其特定的模式。

这种影像学检查是神经元功能的一种间接评估方法，其检测到的神经功能损伤并不具有阿尔茨海默病的特异性。但研究者认为它所提供的结果有助于识别疾病的临床前期，即FDG-PET发现突触活性下降，但个体尚未表现出认知功能的减退。科学家指出，在对认知功能正常的老年个体的研究中，FDG-PET的结果与另外两种阿尔茨海默病的脑脊液生物标志物特征——β-淀粉样蛋白42水平降低以及tau蛋白水平升高有着较好的一致性。

脑体量减少

β-淀粉样蛋白的沉积和逐渐加重的神经元损伤会进而导致神经元的大量缺失，这一过程会导致特定脑区发生萎缩。在阿尔茨海默病痴呆中，核磁共振成像常能发现海马体明显萎缩，但研究者相信脑体量的减低可能最早出现在疾病的早期，是临床前期的特征之一。

核磁共振成像影像学研究还在携带有早发型阿尔茨海默病致病基因，但还未出现痴呆症状的个体中发现了脑萎缩的证据。研究者们总结了疾病进展过程中脑萎缩的变化特点，即阿尔茨海默病的"特征性"变化，并决定将脑萎缩作为阿尔茨海默病的生物标记指标，在认知功能正常同时未携带致病基因的个体中评估其效用。

根据核磁共振成像的结果，研究者们根据试验对象具有的阿尔茨海默病特征性形态学改变进行风险分级，并猜想特征性形态学改变越显著，处于阿尔茨海默病临床前期的风险就越高，在随访期间出现的认知功能减退可能会比中低风险群体更为显著。随后的研究证实了他们的猜想。此外，在超过半数的高风险个体中，脑脊液β-淀粉样蛋白42含量低于正常水平。

这些研究表明影像学检测脑体量的轻度减低能够与其他用于提示阿尔茨海默病临床前期的指标相互支持。

轻度认知功能改变

尽管阿尔茨海默病临床前期的证据多以生理层面上的改变为主，同样有证据表

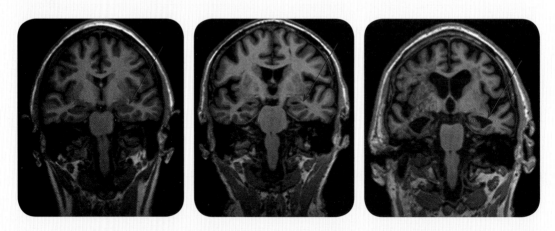

图7-1　上图为3位70岁老年个体的冠状位核磁共振成像,其中所示大脑的萎缩性变化被称为阿尔茨海默病的"特征性形态学改变"。左图所示的个体认知功能依然完好,中图为轻度认知功能障碍个体的大脑形态,而右图所示个体已被确诊患有阿尔茨海默病。在整体脑体量减低(例如可见大脑中央空腔的扩大)之外,红箭头所指示部位还可见海马体的显著萎缩。海马体与记忆加工和提取密切相关,是阿尔茨海默病最先累及的脑区

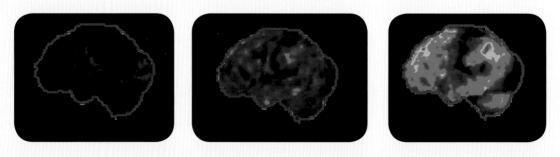

图7-2　上图分别为认知功能正常个体(左)、轻度认知功能障碍个体(中)和阿尔茨海默病患者(右)的矢状位正电子发射断层成像,可见脑内低代谢水平的进行性加重。代谢水平减低说明脑组织化学物质代谢速率减慢——该项检查检测的是葡萄糖的代谢速率,葡萄糖摄取的减低反映了脑活动的减慢。代谢水平相对正常的大脑其扫描结果以蓝色和黑色为主,而从绿色到黄色,再到橙色和红色则说明代谢水平发生了逐步的下降。代谢水平的改变只有在临床前期的终末阶段才会表现得较为显著,而此时机体可能刚刚表现出轻度的认知功能改变

明认知功能的轻度改变可能会提前于痴呆的发生发展。

在痴呆患者出现相应的症状和体征之前所进行的评估和随访，能够观测到其记忆和非记忆功能的缓慢减退——功能减退的出现可能比痴呆的发病提前多达10年。部分研究还发现在出现轻度认知功能障碍之前的几年中，认知功能的下降还会出现加速的倾向。

科学家们正在尝试开发出更为复杂精细的神经心理学检查手段，以求能够更为敏感地检出认知功能的变化。神经心理学检查和阿尔茨海默病的其他生物标志物检查相结合，将有助于阿尔茨海默病临床前期的诊断。

诊断指南

利用新近发现的一系列生物标志物，研究者们为阿尔茨海默病临床前期的诊断制定了一系列的操作指南。目前，这些指南的应用还仅仅局限在科学研究领域——主要用于筛选阿尔茨海默病的高危人群，以及可能从临床试验中受益的人群。

科学家们也意识到，并非所有临床前期标志物阳性——脑内β-淀粉样蛋白大量蓄积、脑脊液中tau蛋白增多、脑萎缩证据以及轻度认知功能改变的个体最终都会进展为轻度认知功能障碍或痴呆。在特定的个体从临床前期发展为轻度认知功能障碍，最终进展至痴呆的过程中起到推动作用的具体因素，还有待研究者的进一步明确。

这些生物标志物从本质上来讲，仅仅是疾病实际进程的间接评估指标。阿尔茨海默病的关键发病机制，依旧有待进一步发现和阐明。

疾病的进展可能同时受到其他因素，如心血管疾病以及阿尔茨海默病之外其他累及大脑的疾病的影响。头外伤、抑郁、情感淡漠以及慢性应激状态被认为和轻度认知功能障碍与痴呆之间存在相关性。另外，某些因素如较为充足的认知功能储备、遗传或环境因素等，可能对疾病有保护作用。

根据目前对疾病的认识，科学家将阿尔茨海默病临床前期进一步划分为三个阶段。

第一阶段：β-淀粉样蛋白沉积

在最初期，尽管个体没有任何认知功能损伤的症状和体征，β-淀粉样蛋白就已经开始在脑内积聚了。β-淀粉样蛋白沉积的状态被称作淀粉样变性。通过正电子发射断层成像和脑脊液β-淀粉样蛋白42含量分析能够检测这一蓄积的情况。而当出现痴呆的临床症状时，脑内β-淀粉样蛋白沉积的数量已经趋于稳定，不会再出现明显的变化。

第二阶段：淀粉样变性伴神经元损伤

在临床前期的下一阶段，神经元损伤会伴随淀粉样变性的进程逐步出现。这一阶段的特征为脑脊液中异常升高的tau蛋白含量。FDG-PET可提示大脑代谢水平减低，表明神经元的功能受损。核磁共振成像能够检测大脑的神经退行性表现以及阿尔茨海默病的特征性脑萎缩改变。

第三阶段：淀粉样变性，神经元损伤，伴认知功能减退

在临床前期的终末阶段，将会出现认知功能轻度减退的迹象。相关的症状可能仅仅能够提示个体的认知功能和此前的基础水平相比存在轻微下降，而检查结果本身可能依然处在"正常"范围内。高难度的记忆力评估可能会发现认知功能的轻度下降。处在第三阶段的个体实际上已经处在了确诊轻度认知功能障碍的边缘。

在这些研究指南发表之后不久，妙佑医疗国际的一支研究团队就在一组由450名年龄在70~89岁的个体组成的被研究人群中对这一标准进行了检验，研究对象在此前都已经接受了神经心理学评估，并且评估结果都提示认知功能正常。研究者们对其进行了正电子发射断层成像测定脑中β-淀粉样蛋白沉积情况，以及FDG-PET和核磁共振成像检查评估神经退行性改变。

在这一样本人群中，43%的个体不存在β-淀粉样蛋白沉积、神经元损伤以及轻度认知功能改变的证据，表明他们的老化进程相对正常。大约有30%的个体被划分为临床前期的不同阶段。研究者们偶然发现，大约有1/4的个体虽然没有β-淀粉样蛋白沉积，却存在着神经元损伤的证据，他们可能处在其他的，非阿尔茨海默性疾

病的临床前期。

专家团队注意到并非所有人都严格按照三阶段的顺序，逐步进展至轻度认知功能障碍。为何有些个体会按照上述的顺序逐步进展，而有的个体则会在中途停止进一步发展？更为长期的随访研究或许能够揭示这一现象产生的原因。

下一步工作

在为阿尔茨海默病临床前期的检测确立了基本框架后，为了得到切实有效的筛查和检测手段，研究者们还面临着一系列的挑战：

·为生物标志物的测定技术制定统一的标准，确保研究者和临床医生都使用相同的操作指南。

·为各项生物标志物检测明确阈值，以划分临床前期的不同阶段，或将正常老化与阿尔茨海默病临床前期进行甄别。例如，第一阶段或第二阶段分别对应正电子发射断层成像中何种程度的β–淀粉样蛋白沉积，或脑脊液检查中何种水平的tau蛋白含量。

·改良生物标志物检测手段，以获取更为特异性的检查结果。举例来说，现有的生物标志物检查只能提示淀粉样蛋白沉积的情况，但针对毒性更强的β–淀粉样蛋白寡聚体的检查可能有着更大的用途。

·发展并改良神经心理学评估方法，提高对十分轻微的认知功能和行为改变的检查的敏感性。

·明确处于阿尔茨海默病临床前期的个体后期进展为阿尔茨海默病相关痴呆的高危因素。

·明确用于预防神经元进一步损伤的治疗手段。

目前正在进行着多项临床试验，以期能够实现上述目标。

早期治疗可以改善预后吗

研究的最终目的，是在阿尔茨海默病尚处于临床前期，尚未造成不可逆的脑损伤，启动痴呆的发展进程时，就开始对其进行早期控制。

筛选识别出处于临床前期的个体只是实现这一目标的首要环节。本章讨论的生物标志物不仅可以用来筛选阿尔茨海默病的高危人群，同时还可用于治疗疗效的监测和评估。

对轻度认知功能障碍和痴呆患者疗效有限的药物治疗手段，或许能够在临床前期的人群中取得更好的效果。研究者关注的另一个问题是，针对最早产生的阿尔茨海默病生物标志物——β-淀粉样蛋白的合成和清除的治疗手段是否可以有效地预防神经退行性病变，避免痴呆的发生。

举例来说，多项研究都尝试通过免疫机制——如直接应用淀粉样蛋白抗体，或通过致敏让机体自行产生针对淀粉样蛋白的抗体——控制β-淀粉样蛋白沉积。尽管淀粉样蛋白疫苗的研究目前尚未取得成功，但研究者们依旧希望能够为这一临床前期治疗策略找到安全有效的实施方案。

第八章

阿尔茨海默病的治疗

科学家们从未停止过对阿尔茨海默病的"解药"的探求——开发并试验新的方式和方法，以期能够中止或延缓疾病的进展，甚或预防疾病的发生。但就目前而言，尚缺乏有效的治疗手段来阻止疾病的发展。

目前应用的治疗策略只能关注于减轻痴呆的症状，解决与痴呆相关的其他问题。您可能会问："如果目前还没有办法治好痴呆，那接受治疗的意义何在呢？"事实上，接受治疗确实能够带来一定的益处。

至少在疾病的早期阶段，现有的治疗能够减轻患者症状的严重程度，改善其生活质量。此外，通过治疗还能够维持记忆力水平，缓解焦虑，改善精神状态，减少健康隐患，提高日间的活跃程度，同时改善夜间睡眠质量。总的来说，治疗能够带来十分可观的收效。

多数情况下，阿尔茨海默病的治疗策略会包括药物、行为干预和护理人员的协助引导等多重方面。部分药物可用于治疗阿尔茨海默病的认知症状，而其他药物则更多地用于改善整体健康状态。

护理人员和医疗工作者还会利用一系列行为学、社会学，以及个人护理方面的治疗手段，帮助阿尔茨海默病患者最大限度地调动认知功能和生活能力，尽量延长其自主独立生活的时间。

治疗目标

阿尔茨海默病对个体的勇气、毅力、耐心、创造力和适应力都会造成极大的挑战。不论是对阿尔茨海默病患者，还是对其家人和护理人员来说，各自都承受着极大的压力，他们的需求本身也给社会经济带来了巨大的挑战。应对这一疾病，需要人们之间的信任和真诚，共同克服一系列的困难。

在这一过程中，"变化"是唯一保持不变的主题。随着疾病的进展，患者的症状会不断地加重，相应的治疗和护理也需要不断调整，以满足不同阶段病情的需要。在阿尔茨海默病症状较轻的时期行之有效的办法，在疾病中期或重症期可能将不再适用。

强调治疗照护过程中的团队协作与制定治疗策略同等重要，这意味着我们无须独自承受疾病带来的这一切。最为有效的方法，是由一群人来共同完成疾病的治疗和护理，这其中可以包括主要护理人员、医生、护士、社会义工、亲友，以及最为重要的患者本人的参与。这样的话，在疾病的各个阶段，都能有条件获得充足的资源、指导和支持。

指导治疗

如果您或您的亲友被确诊患有阿尔茨海默病，在选择治疗方案，并开始治疗的过程中，我们为您提供以下3条建议：

充分了解您的资源。为了最大限度地利用现有资源，您需要首先知道它们分别可以从哪里获取。

寻求帮助。在应对认知功能障碍的过程中，许多人——不管是患者本人还是其护理人员——可能都会觉得寻求帮助很难。您可能会觉得应当自行应对相应的压力，但事实上这样的想法通常只会让情况变得更糟。

对于早期阿尔茨海默病的患者来说，承认自己患有这一疾病可能是件令人很恐慌的事情。但尤其是在这段情绪相对脆弱的时期，在面对并接受自己的病情的过程中，有必要和自己的亲人和朋友保持联系，为自己寻求宝贵的支持。

如果您是一名护理人员，让自己过度劳累，消耗至精疲力竭并不会给您自己和您的亲人带来任何的益处。为了照护他人，您必须首先照顾好自己。您可以列出能够给予帮助的亲人和朋友们，向相关方面的专家寻求建议，并充分利用现有资源。

不要放弃。虽然阿尔茨海默病目前暂时没有有效的治疗手段，但这并不意味着寻医问药是在浪费时间。在缓解症状、提高情绪的稳定性，以及改善生活质量方面，我们能做的还有很多。但为了达到这些目标，我们需要坚持和付出。

毫无疑问，阿尔茨海默病会对生活造成巨大的影响，但在这段艰辛的生活之中，您同样可以去感受快乐和欢笑。在条件允许的情况下，不妨让自己暂时从当下的病情中解脱出来，去关注一些其他的事情，如在清早安静地喝一杯咖啡，或观看一部自己喜爱的电影。给自己一些喘息的时间，是为了能够继续走得更远。

遵从这3条简单的建议，您将能够至少在一段时间里积极地配合自己的医疗护理团队，探索现有的所有可能的治疗选择。充分了解阿尔茨海默病的相关内容，将有助于您和您的家人从容而有尊严地面对疾病所带来的挑战。

乙酰胆碱：思想的信使

机体内的乙酰胆碱是一类主要的化学信使（神经递质），在中枢和周围神经系统中发挥着重要作用。它能够控制肌肉收缩、激素分泌，同时在思考和记忆等神经活动中也十分重要。

在20世纪70年代，神经科学家注意到阿尔茨海默病患者脑乙酰胆碱水平异常减低。从那以后，科学家们发现脑内乙酰胆碱的水平与痴呆的严重程度直接相关——脑内乙酰胆碱含量越低，痴呆的症状就越严重。这一线索让人们开发出了以增加乙酰胆碱水平，或至少抑制其进一步降低为目的的治疗药物。

尽管科学家们仍然没有完全明了乙酰胆碱在思考和记忆中的具体作用机制，但他们中的大多数都同意乙酰胆碱与所谓的"选择性注意"有关。后者所指的是我们的大脑对外界信息进行过滤，在对其中的一部分进行处理的同时忽略其他信息的过程，这一机制对记忆形成的启动至关重要。有的研究者推测乙酰胆碱水平不足除了会影响记忆提取之外，还会影响个体的意识状态。

针对认知功能的药物治疗

阿尔茨海默病的常用药物能够帮助应对记忆力减退、意识紊乱、判断力减退、注意力集中障碍等一系列认知症状。但这些药物并不一定对所有患者都有效，并且在疾病晚期，随着痴呆的进展，这些药物的疗效可能也十分有限。

目前用于治疗阿尔茨海默病认知症状的药物，并不能针对痴呆进行治疗，但它们能够最大限度地维持大脑神经网络的正常运转。

乙酰胆碱酯酶抑制剂

在阿尔茨海默病患者中，脑中乙酰胆碱水平快速减低，其部分原因在于乙酰胆碱酯酶对乙酰胆碱的降解。阻断或者抑制这种酶对乙酰胆碱进行降解的药物，被称为乙酰胆碱酯酶抑制剂——通过减缓乙酰胆碱的降解速率，来将其维持在较为可观的浓度水平。目前治疗阿尔茨海默病认知症状的大多数药物都属于这一类型。

可供选择的乙酰胆碱酯酶抑制剂包括多奈哌齐（安理申）、利凡斯的明（艾斯能）和加兰他敏。他克林（益智胶囊）是上一代乙酰胆碱酯酶抑制剂，由于严重的药物不良反应现已不再用于临床。

在轻度和中度阿尔茨海默病患者的治疗中，乙酰胆碱酯酶抑制剂有着十分重要的地位。它们不但能够稳定患者的记忆力、判断力和注意力水平，还能够显著改善行为功能的障碍。

然而，随着疾病逐渐进展，记忆和思维方面的问题逐渐加重，这些药物的疗效也将逐渐减退——虽然对部分患者来说，持续用药或许能够获益。在疾病晚期是否继续服用此类药物，需要咨询医生。

尽管这一类药物整体上有着较好的耐受性，胃肠道反应（如恶心、腹泻、腹痛、食欲不振和呕吐）是常见的药物副作用，但通常会随着时间逐渐缓解。其他副作用包括梦魇和肌肉痉挛。

多奈哌齐。是最常用的乙酰胆碱酯酶抑制剂，多奈哌齐（安理申）是一种片剂，每天服用一次。医生通常会把5毫克作为初始剂量，如果药物耐受良好则加量至10毫克。目前市面上还有23毫克的剂型，但由于其副作用风险较高且并不能带来额外的治疗效果，因此并不推荐使用。

在临床试验中，阿尔茨海默病患者在服用多奈哌齐后的认知评估结果要优于服用了空白安慰剂的对照组。多奈哌齐的另一优势是在较低剂量水平下，其药物副作用通常都较为轻微。

利凡斯的明。其作用机制与多奈哌齐类似，利凡斯的明（艾斯能）片剂可按一日两次服用，用药剂量在3毫克到12毫克不等。较高剂量的利凡斯的明疗效可能优于较低剂量，但可能会导致更为严重的药物副作用。

利凡斯的明还有另一种贴剂的剂型，可粘贴在患者的前胸、后背或上臂。贴剂比口服剂型的耐受性更好，并且可用于不喜欢服药的患者。和食物一同服用有助于减轻口服片剂的副作用。

加兰他敏。加兰他敏能够同时改善认知功能和行为异常。该药是口服的片剂，需逐渐加量，最高不超过12毫克，每日两次。患者也可以选择每日一次的药型。药物副作用通常较为轻微，与多奈哌齐类似。

服用乙酰胆碱酯酶抑制剂的患者常常会对药物是否有效产生疑问。因此当没有出现短期药物疗效时，他们会出现停药的打算。此类药物的治疗目的是维持认知功能的水平，而后者通常是很难进行自我评估和监测的。部分患者在自行停药后会出现认知功能迅速、大幅减退。

乙酰胆碱酯酶抑制剂的治疗需要持续多长时间，目前仍然缺乏定论。临床试验通过长期随访至少证实了其中一种药物（多奈哌齐）的疗效能够持续至阿尔茨海默病的晚期阶段。药物治疗通常会持续3~5年，直到痴呆的症状严重到无法通过药物进行控制。

目前没有临床证据能够证明其中一种乙酰胆碱酯酶抑制剂优于另一种。根据医生的个人经验，可以在患者出现过敏反应或无法耐受药物副作用时换用另一种抑制剂。

科学家们正在试验此类药物是否能让轻度认知功能障碍的个体获益。一项在轻度认知功能障碍人群中应用多奈哌齐的大型研究证实药物确实减缓了病情向痴呆的进展——但这一效应仅仅是暂时性的。

在轻度认知功能障碍人群中开展的加兰他敏的初步研究并未提示任何认知方面的获益。遗憾的是，研究者发现使用加兰他敏的试验组群体的死亡率高于安慰剂对照组。其他临床试验目前仍在同期进行，以期明确乙酰胆碱酯酶抑制剂在轻度认知功能障碍群体中的疗效。

NMDA拮抗剂

美金刚胺是美国首个被批准用于治疗阿尔茨海默病的NMDA拮抗剂，其官方分类名称为N-甲基-D-天冬氨酸（N-methyl-d-aspartate，NMDA）受体拮抗剂。该类药物能够调节谷氨酸（一种参与记忆和学习过程的神经递质）和NMDA神经元受体之间的相互作用。

受体是神经元进行信息传递时接收冲动信号的成分。冲动信号能够刺激神经元向其自身和相邻神经元之间的间隙中释放神经递质。神经递质与相邻细胞上的特异性受体结合，使冲动信号传递至新的神经元上（有关细胞信息传递的内容，详见第一章）。

正常情况下，谷氨酸结合NMDA受体，参与到记忆储存的过程中。但过量的谷氨酸会过度刺激受体，这也可能是神经元退行性病变的诱因。美金刚胺通过阻断NMDA受体，使谷氨酸无法与之结合，进而降低过量的谷氨酸效应，帮助调节谷氨酸能神经活性。

美金刚胺用于治疗中度至重度的阿尔茨海默病，它能够帮助患者维持完成日常活动的能力。药物的初始剂量通常较低，逐渐加量至每天20毫克（10毫克，每日两次）。患者也可选择28毫克的缓释胶囊剂型，每日服用一次即可。美金刚胺的耐受性一般较好，但偶有头痛、便秘、意识紊乱、头晕、癫痫等不良反应。

由于乙酰胆碱酯酶抑制剂和美金刚胺在作用机制上有明确的差异，二者可以同时使用。但是几乎没有临床证据能够证明二者联合使用的疗效优于其中任何一种单药。

营养补剂

越来越多的草药合剂、维生素和饮食补剂开始以改善认知功能为卖点进行自我宣传，然而遗憾的是，这些非处方药物大都是噱头多于疗效。

所有用于临床试验的维生素类药物和生物补剂，最终都未被证实能够改善个体的思维和记忆功能。它们包括：维生素B$_6$、维生素B$_1$、维生素E、叶酸、银杏和石杉碱A（中药里的一种苔藓提取物）。

其他声称能够改善记忆或预防痴呆的补剂同样缺乏科学证据支持，例如β-胡萝卜素、正辛酸、辅酶Q10，以及珊瑚。

部分研究认为地中海式的饮食——含有丰富的水果、蔬菜、橄榄油、豆类、全麦和鱼类——或许能够预防或减缓认知功能减退。富含抗氧化物或姜黄素的食物也可能有益于认知功能的改善。尽管有研究结果提示地中海饮食对心血管健康有积极作用，但目前还没有临床试验直接验证其对脑健康的影响。

不论是草药、营养补剂，还是维生素，在开始服用之前请向医生咨询。用于改善认知功能的补剂可能会和治疗阿尔茨海默病或其他疾病的处方药相互作用。补剂所声称的安全性和有效性，并不是按照美国食品药品监督管理局的要求，通过严格精密的科学试验所验证的结论。请和您的健康团队密切配合，选择最适宜您或您的家人的治疗方案。

行为干预的策略

随着阿尔茨海默病进展到相对晚期，患者常常会出现情绪和行为上的极端改变，这一现象可能是细胞信息交流功能受到破坏，累及边缘系统即与情绪和记忆密切相关的脑区的结果。阿尔茨海默病相关的异常行为包括攻击性、焦躁不安、妄想、幻觉、拒绝他人帮助、睡眠障碍、偏执和反复踱步。

需要注意的一点是，阿尔茨海默病的患者会逐渐失去交流的能力。患者的异常行为可能是他们仅剩的表达不适、压力和沮丧情绪的方式。尽管言语功能可能依然完好，但是他们可能很难准确地表达自己的想法。他们的行为可能是努力尝试表达自身急迫的情绪和需求的表现。

尽量不要把某种行为或做出某种行为的人直接定性为"不好"或者"有问题"。异常的行为很少是患者刻意的表现，它们是疾病的一部分。此外，这样定性的评判会塑造出一种对于"好"的行为的期待，而这种期待往往是患者自身无法实现的。期待无法得到满足，则可能会催生出徒劳或愤懑的感觉。

下述策略或许有助于应对患者的异常行为。

明确行为的次级诱因

行为方面的问题可能并不一定是阿尔茨海默病直接导致的。各种躯体、情绪、环境以及社会性因素都可能对痴呆患者造成显著的影响。如果能够明确异常行为背后的这些问题（次级诱因），相应的照护团队便能转而关注如何消除、改进类似的问题，并避免它们再次发生。

然而，判断某一症状是由阿尔茨海默病导致的，还是由其他次级诱因间接导致的，有时并不十分容易。如果出现下述的情况，则提示可能患者的异常行为存在非痴呆相关的诱因：

· 新出现的行为异常。

· 突发的、显著的功能减退。

· 明显加重的意识紊乱和定向力障碍。

如果您观察到了上述的情况，请及时和医生联系。处理次级诱因常能改善行为方面的异常，尽管相应的改善可能仅仅是暂时性的。

健康问题。 每个人在躯体出现不适的时候都会出现不满，阿尔茨海默病患者也是如此。但在这些患者中，行为可能是仅有的能够提示存在某些问题的线索。

疼痛、饥饿、劳累、药物副作用、脱水、便秘、疾病、感染和听觉或视觉的异

认知症状的非药物治疗

在药物治疗之外，辅助记忆能够帮助阿尔茨海默病患者更好地应对认知功能减退，并维持一定程度上自理生活的能力。您可以将重要的信息写下来，然后将其粘贴在显眼的位置上，比如和钟表、日历放在一起。把一天内计划的活动列出来，其中还可以包括针对某些特定工作——如穿衣、做饭等——的具体要点和提示。此外，再把重要的电话号码列在一张纸上。在每个抽屉上分别标注其内所装的东西，在走廊上给每个屋子做好标识（如"卫生间"和"卧室"）。

对护理人员来说，在您家人的疾病逐渐进展的过程中，安抚是您能够提供给他们的最为宝贵的东西。举例来说，如果您家中的患者对某一位已经去世了的亲人表现出关心和担忧，告诉患者这位亲人现在一切都好，可能会比责令患者接受现实更有安抚的效果。

常都能够导致异常的行为。如果担心家人可能因为健康问题而出现了行为方面的异常，请向医生进行咨询，以寻求解决问题的办法。

情绪因素。焦虑和抑郁是阿尔茨海默病患者常见的情绪问题。他们可能会对即将发生的事情产生过度的担心，或开始不停地踱步、尖叫或产生攻击性的行为。焦虑感可能由多种因素造成，如疾病、虐待、迷失感或沮丧感。

抑郁情绪可能会进一步转化为悲伤或强烈的自卑感。抑郁还会导致认知功能的进一步下降，并出现社交回避、体重下降和分裂性行为。

值得庆幸的是，焦虑和抑郁都是可以治疗的。对于护理人员来说，在已知确诊的疾病可以治疗的基础上，能够对治疗效果产生更为现实的期待，同时更多地去关注如何更好地进行沟通并提供支持。

存在抑郁的问题，但依然能够顺畅交流的早期阿尔茨海默病患者能够从病友互助小组或专业人员咨询中获取支持。体育锻炼和有规划的活动能够给患者带来生活的目的性和自我实现的感觉，帮助缓解焦虑和抑郁的情绪。

环境因素。个体所处的环境会对其行为产生显著的影响。来自外界的刺激过多或过少，都有可能带来问题。如果整日无所事事，阿尔茨海默病患者可能会变得厌烦或躁动不安，进而开始反复踱步。但过多非必要性的干扰可能会让患者感到迷茫，让其一时无所适从。

电视节目可能会被患者误认为是现实发生的事情，导致惊恐或愤怒的情绪。从收音机、手机传出来的，或人们在看不见的地方交谈的声音可能会让患者出现意识模糊、妄想、焦躁不安、幻觉、错觉等异常。

外界环境的改变可能会让患者感到困惑和错乱。例如，搬家或住进医院的病房可能会诱发患者出现行为上的改变。更换新的护理人员、重新摆放家具，甚至让患者更换衣服都有可能给患者带来明显的困扰。

为患者提供一个安静、稳定、可预知的起居环境，能够让患者产生更强的熟悉感和舒适感，降低诱发分裂性行为的风险。避开过度的外界刺激和嘈杂的环境也对稳定情绪有所帮助。

社会隔离。尽管阿尔茨海默病患者会逐步失去交流的能力，但他们仍然保留着基本的对归属感的渴望，以及被关爱、被需要的诉求。社会隔离能导致抑郁、焦虑、不安、错觉、攻击性和踱步行为。鼓励患者参与能调动积极性但不会造成过度压力的社交活动，有助于避免隔离感的产生。

保持参与度

可能有助于改善阿尔茨海默病患者生活质量的方法之一，便是鼓励他们更多地参与日常活动。这将会让他们感到自己在正常生活中有了更高的参与度。

与此同时，我们需要对能够让亲人感到舒适和有成就感的生活方式给予理解和尊重。痴呆患者完成某些活动的能力可能会出现波动，例如像穿衣服这样的行为，有的时候可能不会存在任何问题，但有时候他们却无法自行完成。

试着通过以下几点，帮助患者更好地参与到日常活动中来。

将每项工作分解成简单的几步。减少需要患者来做选择的数量，并给予其足够时间来完成相应的工作。催促只会导致沮丧和恐慌。

避免对峙。争执和责备通常都会带来负面影响。抬高音调讲话只会让患者变得更加不安。放低音量，关注患者正面、积极的表现，缓解紧张情绪。

让患者尽可能地多做事。这样能够最大限度地锻炼患者仍然保留的功能，同时让其拥有更强的独立感。与其替他/她完成所有的工作，不如让其尝试自己穿衣服。为患者准备有松紧带的裤子、带拉链的而非带扣子的上衣和没有鞋带的鞋子，尽量降低穿脱的难度。

鼓励患者参与娱乐活动。比如听音乐、画画、下棋、散步或读书。活动本身其实并不重要，重要的是患者在其中体验的充实感和社会性互动。例如和他人一起分享晨报中的内容所带来的喜悦，可能远大于讨论和记住这些内容本身的成就感。

加入，响应，转移

随着疾病的进展，阿尔茨海默病的患者往往会失去对现在的正确认识，转而退回到过去的记忆中，比如当他们还是小孩子或是年轻人的时候。在他们的意识里，自己的父母或许依然健在，自己的孩子可能还在蹒跚学步。

如果患者在此时意识到现实和自己的认识相冲突，他们可能会表现出愤怒、攻击性以及回避等一系列情绪，并且可能会更偏执地去进行某些特定的行为。

在这种情况下，更有建设性的做法是，加入到患者所认为的现实中，对患者的感觉和情绪进行积极的响应，再想办法利用其他的事物将患者的注意力转移开来。一般来说，最好表现出我们也相信患者所说的事情是真实的，之后再在相应的语境下为其提供一个看似合理的解释。

举例来说，家属可能需要向他们的母亲解释，她的父母——实际上已经过世——去探亲了，所以现在不在家里；或者今天她不需要去学校，因为今天是周末。比起让母亲知道自己是对的，让她得到安抚才是更为重要的，因此需要选择能够为其带来安慰的答复。

时刻牢记，患者所表达出的情绪，对其自身而言是极为真实的，不管这情绪本身是否合乎逻辑。切不可因为它们是错误的、不合常理的，就对其轻易否认。让患者感受到我们的关注和聆听，注意眼神交流，并向其提供反馈。注重表达共情，以让患者明白我们已经认识到了他/她的担心。

此外，要寻找能够将患者的注意力从当前的情绪中转移出来的事物。如果老母亲因为想要回家照顾自己年幼的孩子而开始变得烦躁不安，家属可以选择加入她的认知世界中，并对她的担忧表示认同，不要无视她此时的苦恼。

然后，家属可以为其提供一些对她来说合乎情理的解释，来说明为何她的孩子们不在她的身边——比如说她的孩子们正在参加生日聚会，正玩得开心呢，可能还得再过几个小时才会回来。随后在她"等待"孩子们回来的时候，用诸如做点心或听歌等活动来转移她的注意力。

预见问题

在问题出现之前提早做好准备能够让护理人员更好地管理患者的行为。这种方法被称为ABC法——A代表前情或原因（antecedent），B代表行为（behavior），C代表后果（consequence）。大多数行为都有其原因，行为本身通常会导致相应的后果，其中负面的后果可能比积极正面的后果更加难以应对。

作为护理人员，或许会更加注重行为的后果，因为它们往往需要其在第一时间进行关注和介入，否则可能会给患者带来伤害。但在行为发生之前对其进行预判，则对解决相应的问题大有裨益。通过分析前情，或许能够避免相应行为和不良后果的发生。

举例来说，停在车道上的汽车可能会激起阿尔茨海默病的患者异常的愤怒情感——患者可能会由于意识到自己已经不能开车了而感到愤怒。如果照护者会开车，患者的愤怒可能会进而转移到他/她的身上。

人际关系

帮助阿尔茨海默病患者维持社交活动，对其行为症状的改善有显著的效果。即便对于认知功能障碍的个体，他们依然能够较好地应对与他人的互动。他们能够感受到人际交往中的互动时机，以及交往过程中的情感支持；此外，他们依然希望感受到被他人认同，尤其是来自家庭成员的认同。

作为护理人员，家人可以尝试通过和其一起回忆家庭的故事，或一起翻看家人的相片，来强化患者对于自己作为母亲、父亲或其他长辈身份的认同感。花时间和患者讲话——即便患者可能不能完全理解对方所说的话，但他们可能依旧十分开心能有这样的互动。

此外，还可以通过集会、患者互助小组、老年人照护机构以及咨询中心的帮助，来增强患者的社会交流。

照护者努力地尝试安抚，但这些尝试可能是无用的。窗外停在路边的汽车完全吸引了患者的注意力。

ABC法能够帮助我们选择合适的方法来应对这些情景。通过识别前情（停在路边的汽车）、行为（愤怒）和后果（长达几个小时的苦恼），我们便能够意识到以后需要把车停在看不见的地方。通过处理前情，消除了患者的沮丧感和愤怒情绪的诱因，进而避免了不必要的情感爆发和负面情绪。

并非所有的行为都有着如此明显的前情，但不论前情是否明确，在照护过程中保持机动性和适应性是十分重要的。例如当患者出现踱步行为的时候，或许也可以选择不对其加以干预。如果行为本身并不会造成太多不好的影响，并且不会威胁到患者的安全，踱步也可以成为患者释放情绪的合理手段。

要善于识变——搞清楚哪些方法是有用的，哪些是没用的，同时对自己不要过于苛刻。如果有一天原来的手段逐渐失效，不妨在第二天试试别的办法——请记住，我们已经在竭尽全力做到最好了。

行为症状的药物治疗

有时候行为干预和社会活动可能无法有效地控制患者的异常行为，或缓解其焦虑和抑郁的情绪。医生可能会通过一些药物来帮助改善行为方面的症状。

然而，没有哪种药物能够治疗阿尔茨海默病所有的异常行为表现。虽然具有一定的疗效——通过药物来控制异常行为通常并非治疗的第一选择，这是由于这些药物可能会加重认知功能的障碍，其副作用在老年人中可能会表现得更为严重。

因此，家属需要就这一问题和医生仔细讨论，权衡用药的利弊，再行决定。总的来说，这些药物应当只在必要时服用，并且疗程不应过长。

乙酰胆碱酯酶抑制剂在改善认知症状之外，对行为症状也可能有一定的作用。如果患者还没有开始服用乙酰胆碱酯酶抑制剂，医生在开出下列所述的药物之前，可能会建议先开始服用乙酰胆碱酯酶抑制剂。

抗焦虑药。抗焦虑药能够缓解焦虑情绪，这一类药物通常只推荐在必要时单次服用或在短疗程内服用。

抗焦虑药对可预知的压力性事件——如看牙医或在每周固定的时间洗澡——有着最佳的效果。在看牙医或洗澡之前，提前一个小时服用低剂量的抗焦虑药，能够帮助缓解这些事件所带来的焦虑情绪。

药物的副作用包括嗜睡、学习和记忆力下降、头晕、定向力障碍等，患者焦躁不安的表现也有可能在服药后加重。抗焦虑药包括劳拉西泮（罗拉）、奥沙西泮、丁螺环酮。

抗抑郁药。如果阿尔茨海默病患者被诊断同时患有抑郁症，通常推荐接受药物治疗。最常用的抗抑郁药物为选择性5-羟色胺再摄取抑制剂。临床证实此类药物较为有效，并且副作用相对较少。选择性5-羟色胺再摄取抑制剂的药理机制主要是阻断了神经递质5-羟色胺的受体，同时不影响乙酰胆碱受体的功能。

部分选择性5-羟色胺再摄取抑制剂可能会导致焦虑和不安，所以如果患者已经表现出这些症状，在用药时要格外慎重。其他副作用包括失眠、震颤、恶心、呕吐、头痛、食欲不振、头晕、出汗和口干。

给药的初始剂量可能较低，之后会在密切监测副作用的前提下逐渐加量。

常用的抗抑郁药包括西酞普兰（喜普妙）、帕罗西汀、舍曲林（左洛复）、氟西汀（百忧解）、艾司西酞普兰（来士普）和米氮平（瑞美隆）。

抗精神病药。此类药物可以用于存在危险或极端异常行为的患者，如攻击性、错觉、幻觉等。抗精神病药分为典型和非典型两大类，其作用机制都是阻断特定神经递质（以多巴胺为主）的受体，进而调控患者的情绪状态。

典型抗精神病药物因其副作用如肌肉痉挛、僵直、震颤、步态异常和镇静等较为严重，且药物获益程度低于其带来的风险，目前不用于阿尔茨海默病的治疗。

非典型抗精神病药可用于治疗焦躁不安或精神异常，其副作用一般少于典型药物。

在使用抗精神病药物之前需要慎重考虑。高龄的痴呆患者服用抗精神病药物治疗行为异常，可能会增加患者的死亡风险。美国食品药品监督管理局要求药物包装上对其风险进行标注，同时注明其并未获准用于痴呆症状的治疗。

此外，非典型抗精神病药物可能导致血糖异常升高，诱发糖尿病。有专家建议服用非典型抗精神病药物的患者定期进行糖尿病筛查。

抗精神病药物也会阻断乙酰胆碱受体，而阿尔茨海默病患者的乙酰胆碱能神经活动本身就存在异常的降低。药物的这一机制可能会加速认知功能的减退。

常用的抗精神病类药物包括奥氮平（再普乐）、利培酮（维思通）和喹硫平（思瑞康）。

情绪稳定剂。尽管不如非典型抗精神病药物那样常见，但情绪稳定剂（或称抗惊厥药）也可用于治疗患者的敌意或攻击性行为。然而，由于缺乏足够的证据证明其在阿尔茨海默病患者中的有效性，并且药物副作用（如镇静）可能十分严重，目前不推荐将其用于阿尔茨海默病的治疗。这类药物包括双丙戊酸钠、卡马西平（得理多）和拉莫三嗪（拉米克妥）。

美好展望

阿尔茨海默病可能无法治愈，但并非无法治疗。许多研究表明，对阿尔茨海默病及其他导致痴呆的病因进行积极干预，能够显著改善神经退行性疾病患者及其护理人员的生活质量。

这意味着探索所有可行的治疗选择——社会学和行为学干预，以及药物治疗——治疗并发的其他健康问题，并与医疗护理专业人员组成的团队密切配合。

即便在阿尔茨海默病症状进行性加重的过程中，改善认知功能、稳定情绪、控制异常行为的干预措施同样能够显著地提高患者和护理人员的生活质量。充分关注个体的能力与需求，是我们同这一无情疾病进行抗争的有力武器。

第九章

治疗与照护的研究趋势

目前，人们为了寻找阿尔茨海默病以及其他可能导致痴呆的疾病的有效治疗手段已经倾注了大量的努力。在未来的几十年里，阿尔茨海默病的发病率预计将升高两倍，为了应对阿尔茨海默病所带来的沉重社会经济压力，人们已经开展了一系列的行动。

2012年，美国健康和人类服务部发布的《全国阿尔茨海默病应对计划》，是为攻克阿尔茨海默病所做出的指导意见。这一充满着雄心壮志的计划希望到2025年人们能够掌握阿尔茨海默病的有效治疗手段。此外，计划还确立了提升照护质量，加大对阿尔茨海默病患者及其家庭的支持，提高公众认识，完善数据收集体系以跟进研究进展等目标。

为了确保这项计划在美国国家行动层面的优先级，专家们聚集在一起，详细制定了为实现上述目标而需采取的各项措施。为此特别成立的咨询委员会将负责评估计划的完成情况以及取得的成就，并从联邦层面上为相关研究引入了大量的经费。

为了实现这一计划，科学家们在诸多方面展开了研究，如明确患病危险因素，开发新的影像学技术和治疗手段，以及探究生活方式和环境因素对疾病的影响。有关疾病各个方面的认识都在快速地积累，以期能够在2025年前取得喜人的成果。

本章将重点阐述一些重点的研究趋势。每一种新的尝试都为阿尔茨海默病预防和治疗手段的探索带来更多的希望。

病因学

根据目前的研究，65岁以后发病的晚发型阿尔茨海默病可能是由多种遗传和环境因素共同造成的。这一观点认为，单一因素本身不足以导致神经退行性疾病，然而在多种危险因素的共同作用下，患阿尔茨海默病的风险会显著增加。

目前科学家们已经发现了若干可能与疾病发生发展有关的危险因素，与此同时，他们也尝试着在病理学层面上解读这些危险因素和疾病的关系。下面列出了有关阿尔茨海默病潜在病因的最新研究结果。

遗传危险因素

研究者们对增加阿尔茨海默病发病风险的遗传因素进行了一系列的研究。双胞胎研究的结果为遗传因素与阿尔茨海默病发病之间的关联性提供了有力支持：据估计，参与研究的双胞胎中阿尔茨海默病的患病风险有60%~80%可归因于遗传因素，但环境因素同样扮演着重要的角色。

近期，一项名为全基因组关联分析（GWAS）的技术进一步推动了阿尔茨海默病相关的遗传学因素的研究。这项技术能够快速检索个体全基因组信息，以寻找和某个特定疾病相关的基因变异。

利用这项技术和其他多种研究手段，研究者明确了若干个可能增加阿尔茨海默病患病风险的基因。部分基因与早发型阿尔茨海默病有关，如淀粉样前体蛋白（APP）、早老素（presenilin）基因。但其中最受关注的是载脂蛋白E（ApoE）的等位基因与晚发型阿尔茨海默病的关联性。

载脂蛋白E e4。载脂蛋白E e4是载脂蛋白E三个常见等位基因之一。有证据表明，这一等位基因是轻度认知功能障碍和阿尔茨海默病的危险因素。载脂蛋白E基因在大脑里发挥着多种作用，包括神经元的修复和神经元连接的重塑（神经可塑性）。上述任意一项功能的损伤都会增加个体对痴呆的易感性。

载脂蛋白E e4与其他等位基因相比，尤其容易存在缺陷，或对大脑产生毒性作用，但其机制尚不清楚。举例来说，和其他等位基因的携带者相比，载脂蛋白E e4的携带者脑内β-淀粉样蛋白的沉积更为显著，而后者正是阿尔茨海默病的标志性病理特征。

其他基因。随着全基因组关联分析的出现，研究人员逐渐发现了更多可能增加晚发型阿尔茨海默病风险的基因变异。目前认为，这些变异会累及一系列细胞功能。虽然单个变异与阿尔茨海默病的关联性通常都比较微弱，但多个因素的共同作用却能够显著地提高阿尔茨海默病的风险。

SORL1基因能够协助淀粉样前体蛋白在胞内的转运，被证实与阿尔茨海默病的发病有关。该基因的一些变异会产生过量的"黏性"β-淀粉样蛋白片段，后者聚集在一起，最终形成斑块。

GAB2基因的一种变异也会增加发病的风险。正常的GAB2基因有助于防止神经原纤维缠结的形成，因此该基因的变异会增加个体形成缠结的倾向。

其他与阿尔茨海默病有关的基因还包括：

· CLU基因：该基因参与调控β-淀粉样蛋白的清除。
· CR1基因：该基因参与调节大脑的炎症反应。
· PICALM基因：该基因和神经元之间的相互交流有关。
· TREM2基因：该基因参与调节大脑的炎症反应。

和载脂蛋白E基因类似，这些基因虽然会增加阿尔茨海默病发病风险，但并不直接导致阿尔茨海默病。随着技术手段的进步，我们将会发现并证实更多与阿尔茨海默病有关的基因。

衰老和家族史

衰老和家族史是阿尔茨海默病的两个危险因素。一般来说，阿尔茨海默病的风险会随着年龄的增加而上升，在65岁之后尤为显著；如果有近亲患有阿尔茨海默病，该个体患病的风险也会增加；如果其亲属的发病年龄较小，则本人的患病风险会更大。

有些科学家猜测，事实上每个个体对阿尔茨海默病都存在易感性，唯一的区别在于各自的发病年龄——遗传因素可能与之有关。举例来说，如果某人的父亲在70岁时患上了阿尔茨海默病，那么他也可能在相似的年龄患病。

为了验证这个理论，科学家们采集了大量阿尔茨海默病患者和非痴呆个体的家族史。他们发现，如果近亲患有阿尔茨海默病，那么该个体遗传的患病风险会随年龄增长而升高，风险的高峰年龄常与亲属的发病年龄接近。有趣的是，在风险的高峰年龄之后，该个体的患病风险会逐渐下降到家族史阴性的人群的风险水平。

这项研究得出的另一个有趣的结论是：阿尔茨海默病患者发病的年纪越大，其亲属患病的风险越低。换句话说，发病年龄越大，家族遗传风险越小。

上述发现可能说明，随着年龄的增加，遗传性因素对阿尔茨海默病发病的影响逐渐减弱，但环境因素的效应却会越来越显著。

血管源性危险因素

大量的研究证据显示，心血管系统的健康和大脑的健康状况之间存在关联。慢性高血压、高胆固醇血症、心脏病史、心梗或心衰都会增加患阿尔茨海默病的风险。

研究还发现脑卒中和血管性认知功能障碍的危险因素之间存在相似性。高血压会损伤脑血管，导致血管闭塞或脑供血不足。脑组织无法从血流中得到足够的养分，神经元便会受到损伤，进而死亡。血管性认知功能障碍是一种由血管损伤导致的痴呆，它的发病年龄和阿尔茨海默病大致相同。

载脂蛋白E e4等位基因是心血管疾病和阿尔茨海默病共同的危险因素。载脂蛋白E能够参与胆固醇的加工，可能也会影响阿尔茨海默病的发生。

如果心血管疾病的危险因素会同时影响痴呆的发生，那么这将为阿尔茨海默病的预防提供一种可行的手段。人们可以通过饮食、运动和药物干预改善心血管健康，进而间接改善大脑的健康。

内在的生物学机制

科学家们试图阐明导致脑内神经元死亡的具体机制，淀粉样斑块和神经原纤维缠结是目前两个重点的研究领域。

淀粉样斑块形成。淀粉样斑块是脑内一系列生理过程的最终产物。从细胞表面切割产生的 β 淀粉样蛋白片段相互聚集，形成长链的淀粉样纤维。淀粉样纤维和其他物质结合，形成寡聚体，并最终硬化形成斑块。阿尔茨海默病患者的大脑里存在大量的淀粉样斑块。

科学家们正在研究斑块形成在痴呆的发生发展中所扮演的角色。例如，淀粉样纤维的结构就像是一个分子"拉链"。为了形成这种纤维结构，淀粉样片段必须排列得非常精确。在形成之后，"拉链"里的分子相互锚定，变得非常紧密，难以分散。这一理论能够解释斑块为何如此难以溶解。因此，寻找能够干扰这种纤维结构形成的手段，可能会有助于我们预防淀粉样斑块的沉积。

其他研究还涉及了寡聚体的功能。寡聚体本身具有细胞毒性，并能够直接形成斑块。寡聚体可以直接攻击突触，后者是神经元间进行相互交流的结构。失去突触，神经元就失去了交流的能力，进而出现记忆力的减退。科学家们现在已经知道，阿尔茨海默病患者体内的寡聚体的水平明显高于正常人。

有的研究者认为，寡聚体可能是淀粉样斑块和阿尔茨海默病之间空缺的一块重要拼图，能够帮助阐明二者之间的关系。他们在研究中发现，经过基因编辑导致大脑产生过量斑块的小鼠，在接种斑块的特异性抗体后，虽然斑块数量没有减少，但小鼠的认知功能和记忆力都得到了快速恢复和提升。抗体可能是通过作用于寡聚体而非已经成型的斑块来发挥效应的。

神经原纤维缠结。研究的另一大主题，是关于神经原纤维缠结在痴呆中的作用。缠结——神经元内部异常的tau蛋白聚集——是多种神经退行性疾病的病理特征，包括阿尔茨海默病、伴帕金森综合征的额颞叶变性等。

这些纤维缠结究竟是阿尔茨海默病直接诱因，还是疾病进程的副产物呢？为了解决这个疑问，科学家们在tau蛋白异常的模型小鼠上进行了一系列研究。通过在小鼠上试验多种可能预防或清除缠结沉积的药物，科学家们希望能够找出一种对人类有效的治疗手段。

有关神经原纤维缠结，有几点值得我们注意。科学家们发现在特定的疾病中，缠结在脑中的分布遵循着特定的模式。同样地，不同类型痴呆中异常tau蛋白的氨基酸序列也有不同。科学家们希望能够将tau蛋白的分布模式和生化性质转化为疾病本身的"识别码"，从而以此鉴别不同类型的痴呆。

tau蛋白的研究可能为阿尔茨海默病在脑内的进展过程提供更多信息。科学家们认识到，缠结可以从一个神经元扩散另一个神经元，这意味着受累的神经元可能会通过突触，向相邻的健康神经元传递一些异常的tau蛋白纤维。在新的细胞环境中，病理性的蛋白纤维会影响正常的tau蛋白，最终导致神经元的崩解和死亡。

存在于非痴呆患者脑中的斑块

尽管阿尔茨海默病患者的脑组织中存在大量的斑块沉积，但在很多未患痴呆的个体中，通过尸检也能在脑组织中发现斑块的迹象。有趣的是，存在斑块沉积但没有出现痴呆的个体，同样携带有载脂蛋白E e4等位基因，后者让他们有着较高的阿尔茨海默病患病风险。这个发现引发了许多疑问：他们是否已经处在了阿尔茨海默病的早期阶段，只不过在疾病进展到出现显著临床表现之前就已经过世？抑或有某些因素阻止了病程向阿尔茨海默病的进展？这些问题还有待进一步的研究。

早期诊断

如何在早期诊断神经退行性疾病，是一个非常有前景的研究方向。研究者们相信新的药物会在疾病进程的早期——例如在阿尔茨海默病给大脑造成不可逆的伤害之前发挥最好的作用。早期诊断也会让人们从预防性干预和治疗中获得更大的收益，防止或延缓疾病进一步恶化。

随着对早期症状和体征的研究逐步加深，研究者们也逐步确立了阿尔茨海默病临床前期的诊断标准。一些筛查试验能够发现早期认知功能损伤或者生化指标（生物标志物水平）的变化。例如一种新型的检验能够分析脑脊液中淀粉样蛋白寡聚体的水平。新型影像学技术也被应用于相关领域的研究。

阿尔茨海默病的前驱期

发生于疾病早期的大脑病理学改变，是一个全新的、令人振奋的研究领域。我们已经在前面章节中讨论了一个全新的疾病分期（阿尔茨海默病临床前期），后者也是前驱期中的一个重要阶段。研究者试图阐明在这个阶段发生的潜在病理性变化，这些改变可能会早于痴呆症状很多年出现。

阿尔茨海默病临床前期之后的阶段被称为轻度认知功能障碍期。轻度认知功能障碍的个体不一定会最终患上阿尔茨海默病，但其患病的风险已经明显增加。

即便对医学专业人员来说，对于正常的老年性记忆力减退、阿尔茨海默病临床前期，以及轻度认知功能障碍之间的鉴别，也会是十分困难的。科学家们正致力于为这两个疾病阶段提出更准确的定义和更具特异性的诊断标准。建立这些标准会帮助临床医生更为准确地根据复杂的临床表现做出诊断。

认知功能测试

医生会通过各式各样访谈式的测评来评估个体的认知水平。在这一过程中，受试者会被要求回答一系列问题或完成一系列简单任务。研究者们也在努力开发新的检查手段，来帮助发现早期的记忆力减退，或准确预测个体患痴呆的风险。

研究者所做的努力中，还包括对现有检查方法进行的改良。例如，在标准的认知能力测试里，受试者需要阅读一张写有常见词语的清单，并在随后凭记忆回想起尽可能多的词语。标准的测试中，每一个回想起的词语所对应的分值都是相同的，但在改良的测试方法中，研究者会加大某些词语的权重，希望这样能收集更多的信息，以提高对轻度认知功能障碍和早期痴呆诊断的敏感性。

目前对个体10年阿尔茨海默病患病风险预测的准确性已经能够达到70%。此外，结合另外两种测评手段，对个体5年阿尔茨海默病患病风险预测的准确性能够达到80%。同时研究者也提出了一套风险评估的经验公式，结合个体年龄、教育程度对评估结果进行矫正，以预测个体在5~10年内患阿尔茨海默病的可能性。

生物标志物和成像技术

生物标志物，也叫生物学标记物，指人体内可以测量的、能够反映正常生物学进程、疾病表现或治疗反应的物质。这种物质可以是体内固有的，也可以是从外界引入的。阿尔茨海默病的生物标志物能够帮助科学家们筛查疾病的高危人群或早期患者，使其能够得到及时的治疗。

疾病的某些特征，比如阿尔茨海默病中的斑块和缠结，一般只能通过尸检才能明确。正在开发的新型影像学技术能够让科学家们在活体大脑中评估和监测生物标志物的变化，从而反映疾病的进展。这种成像技术也可用于评估个体对治疗的反应。

脑脊液生物标志物。目前的研究重点关注于脑脊液中能准确反映阿尔茨海默病疾病进程的物质。有研究表明脑脊液中的β-淀粉样蛋白42——斑块中最主要的β-淀粉样蛋白亚型——或许可以作为一种敏感性可观的生物标志物，帮助预测从轻度认知功能障碍向阿尔茨海默病的进展。

脑脊液中β-淀粉样蛋白42降低，总tau蛋白和磷酸化tau蛋白升高，是阿尔茨海默病的特征性表现。但不同实验室的测量误差是目前脑脊液检查在疾病诊断方面的主要限制因素。

血清生物标志物。妙佑医疗国际近期报道，研究者测定并分析了血浆中反映细胞生命活动的化学印记（包括糖、脂质、氨基酸等物质含量的变化）。分析发现，这些变化和同期监测的脑脊液生物标志物的波动情况相吻合。这意味着血清学检测可以成为可靠的诊断、监测和病情评估手段，有着广泛的临床应用。

淀粉样斑块成像。人们已经开发出了几种用于活体脑淀粉样斑块成像的放射性示踪剂。化合物通过静脉给药进入血液循环后，会识别斑块并与之紧密结合在一起，利用正电子发射断层成像技术，我们可以看到斑块分布的区域被示踪剂"点亮"。在此之前，尸检是唯一可行的能够直接检测斑块的手段。

其中一种放射性示踪剂florbetapir F 18，已经被美国食品药品监督管理局批准用于检测阿尔茨海默病患者脑中的淀粉样斑块。在被常规用于诊断评估之前，这项技术还需要进一步的研究来证实其可靠性。

监测海马体变化。海马体是大脑里负责记忆功能的关键脑区，也是阿尔茨海默病首要累及的结构——随着疾病的进展，海马体会逐渐萎缩。为了明确阿尔茨海默病的诊断，临床医生经常利用核磁共振成像来确认海马体的体积是否小于正常水平。

利用核磁共振成像监测海马体的变化还有着其他意义，比如监测从正常认知功能进展至轻度认知功能障碍甚至阿尔茨海默病的一系列过程。影像学检查也可监测疾病的进展或评估试验性治疗的疗效，以及评估其他导致海马体萎缩的因素，如头部外伤、睡眠呼吸暂停和心脏骤停。

其他类型核磁共振成像正作为新的监测手段用于研究和评估。核磁共振波谱能够检测体内某些代谢产物的含量。研究发现，特定代谢物异常可能提示阿尔茨海默病的进展。

弥散加权核磁共振成像可用于测量早期海马体的萎缩，其可以测量微小结构变化，例如脑内的水分子有多少可自由扩散的空间。如果海马体在微观层面上也小于正常水平，这项检查会显示为分子的外部空隙增大。

tau蛋白成像。近期研发的针对活体大脑内tau蛋白的放射性示踪剂，结合正电子发射断层成像技术，这一成果对于评估阿尔茨海默病进程中神经原纤维缠结的作用有着重要意义。

监测大脑活动

比较正常大脑和认知功能障碍患者大脑的另一种方式，是测量各自的大脑活动。所有的脑细胞在正常情况下都利用葡萄糖作为能量来源。正电子发射断层成像技术可以检测葡萄糖的代谢以及其他基本生命功能，如血流量和氧消耗量。对阿尔茨海默病和轻度认知功能障碍的患者进行正电子发射断层成像能够发现葡萄糖代谢降低的区域。

另一种类似的成像技术，单光子发射计算机断层成像技术（SPECT）能够测量大脑的血流量，并且显示哪些脑区活性较高，哪些脑区活性较低。科学家通过这一技术发现，痴呆患者中脑区活性的降低，和其在认知功能检查中的异常结果相吻合，这意味着单光子发射计算机断层成像技术所检出的改变能够反映个体记忆功能的障碍。

正电子发射断层成像和单光子发射计算机断层成像技术可以帮助确诊阿尔茨海默病。但研究者同时希望这些技术能够用于痴呆高危人群的筛查，在出现显著症状之前进行早期干预。正电子发射断层成像和单光子发射计算机断层成像技术同样也有助于筛选会有较高风险进展至阿尔茨海默病的轻度认知功能障碍患者。

功能性核磁共振成像可以监测大脑活动。当轻度认知功能障碍和阿尔茨海默病患者遵从指示进行特定的任务时，他们的大脑活动呈现出和正常人不同的变化模式。

近期研究重点关注于静息状态下的功能性核磁共振成像，即研究受试者在接受检查时无须进行任何活动。这项技术有助于我们了解疾病对大脑具体造成了何种影响。我们还需要更多的研究，来证实功能性核磁共振成像是否能在临床症状出现之前检测出记忆功能的障碍。

扩散频谱磁共振成像（DSI）能够显示不同脑区之间的神经网络。这些信息能够帮助研究者辨别正常认知功能，以及诸如阿尔茨海默病等神经退行性疾病会对其带来怎样的影响和改变。

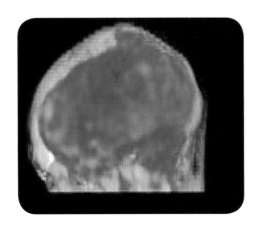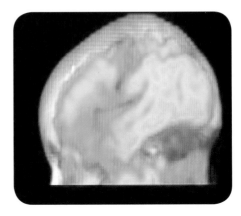

图9-1　利用放射性示踪剂的正电子发射断层成像分别显示58岁（左图）和72岁（右图）个体脑中tau蛋白蓄积情况。在活体脑组织内监测tau蛋白的特征性沉积，对理解阿尔茨海默病的病因和发展过程有着重要意义

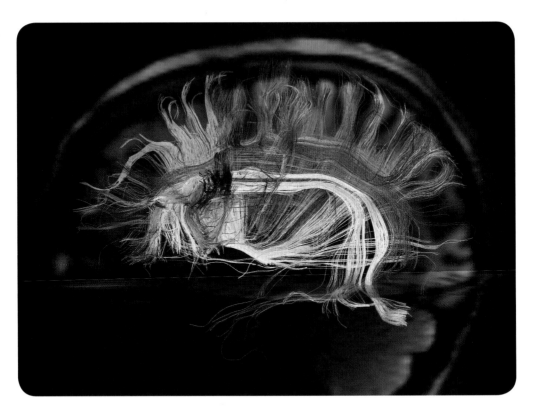

图9-2　扩散频谱磁共振成像显示了连接不同大脑皮层区域之间的神经网络，这种成像技术能够帮助研究者们明确阿尔茨海默病对大脑神经元信息交换所造成的具体影响

治疗和预防

阿尔茨海默病的传统治疗，主要是以维持认知功能例如记忆、语言运用等为目的的对症治疗，并且疗效能够持续的时间十分有限。这类药物能够减轻或缓解症状，但它们不能治疗疾病本身或阻止其进展。

很多还在研发之中的新型药物被定义为"疾病调节性治疗药物"，因为它们更多地关注于治疗潜在的疾病而非单纯控制症状。科学家希望在当前研发的众多药物中，有一种能被最终证实为真正有效的治疗手段。

治疗疾病的另一目标，是对其进展进行早期干预。研究者指出，阿尔茨海默病患者早在出现临床表现之前数十年脑内便已经开始出现病理性改变。越来越多的研究者参与到疾病早期诊断的研究中来，他们同时希望能够在疾病尚处于可逆或可预防阶段时，尽早进行干预，以阻止疾病的进一步进展。以此为目标开发的很多种药物，目前已经进入临床试验阶段。

阿尔茨海默病疫苗

在研究者证实疫苗能够改善模型小鼠的记忆和认知功能障碍之后，人们对用于人体的抗阿尔茨海默病疫苗的开发产生了极大的热情。研究者们开展了一系列基础研究，但这些临床试验由于部分受试者出现了严重的副作用（脑炎）而被叫停。

在试验中止后，研究者们继续随访了其中没有出现脑炎的受试者。这些个体在随访期间的神经系统检查结果要优于安慰剂对照组。与对照组相比，接种后的受试者脑内斑块数量较少，并且脑脊液tau蛋白水平更低。

科学家没有对疫苗的研发完全失去希望。他们进一步研制出了副作用更少的第二代疫苗，并开始了新一轮的试验。遗憾的是在2012年，两种单克隆抗体在轻中重度阿尔茨海默病患者中进行的临床试验，均因未能证实可以改善受试者的认知功能及日常行为能力而被迫中止。后期分析表明其中一种单克隆抗体的实验组中可能存在轻微的认知功能改善，这一点或许还有待更多的研究证实。

疫苗研发的失败让人们被迫开始反思，β-淀粉样蛋白究竟是不是阿尔茨海默病背后的驱动因素？有部分研究者猜测，如果受试者处于疾病更早期的阶段——比如在出现临床症状之前——他们可能会对疫苗表现出更好的应答。

分泌酶抑制剂

分泌酶抑制剂是一类以降低β-淀粉样蛋白水平为目的的药物,其主要作用为阻断蛋白酶切割淀粉样蛋白片段。截至目前,大部分实验表明,虽然这种药物本身是无害的,但它远没有产生预期中的疗效。

从这些结果出发,一些研究者开始质疑淀粉样物质在阿尔茨海默病中所处的地位。而另一部分研究者则认为,对于已经进展到轻度或中度阿尔茨海默病的患者来说,清除脑内淀粉样蛋白的沉积已经太迟了。新的研究正在评估分泌酶抑制剂在临床前期所发挥的作用——正如降胆固醇的药物可以降低心血管事件风险,但对于心血管事件本身并无作用。

心血管疾病的治疗

有关他汀类降脂药物的研究发现,在中年期规律服用该药能够降低痴呆的风险。这提示着通过控制胆固醇水平来降低痴呆风险的可能。然而这一结论未能得到其他相关研究的进一步支持。

另一项研究发现,规律服用降压药的人群中,血管性认知功能障碍的风险相对较低。由于血管源性的疾病和阿尔茨海默病存在一定的关联,血压控制或许能够和降胆固醇疗法一样,有助于改善阿尔茨海默病的症状。

抗氧化剂

研究者分析了包括维生素E在内的抗氧化剂是否可以延缓阿尔茨海默病的进展。不幸的是,目前还没有明确证据能够证明维生素有此效果。但科学家们仍然在继续着他们的研究,评估抗氧化剂对阿尔茨海默病带来的潜在风险和益处。一些研究也提示,食物源性——例如植物油和种子油中的维生素可能比营养补充剂有着更好的保护效果。另有部分研究指出,大剂量的维生素E其实对健康有害。

抗炎药

已有研究发现，非甾体类抗炎药——如布洛芬（雅维）、萘普生钠和吲哚美辛——可能会降低阿尔茨海默病的发病风险。炎症被认为在疾病进展中发挥了重要作用。但我们尚不清楚炎症是阿尔茨海默病的始动因素还是继发因素。

几年前，研究者中止了一项在阿尔茨海默病患者中研究萘普生和另一种抗炎药塞来昔布（西乐葆）疗效的大规模临床试验。由于另一项独立的临床试验发现塞来昔布会增加心脏病的风险，研究者们出于对受试者风险的考虑选择中止了试验。但他们仍然就现有试验得到的数据进行了分析。

由于非甾体类抗炎药可能导致严重的胃肠道出血，在考虑使用非甾体类抗炎药单药预防阿尔茨海默病之前，我们还需要更多的临床试验结果验证其疗效和安全性。

雌激素

一些研究表明雌激素可能具有预防阿尔茨海默病的作用，但另一些研究却未能证实这一效应。然而，根据美国妇女健康倡议—记忆力研究公布的数据，在65岁及以后接受激素替代治疗——单纯雌激素治疗，或雌孕激素联合治疗的女性，其阿尔茨海默病的患病风险高于未接受激素替代治疗的人群。

其他研究则有着更为积极的结论，提示早期接受激素替代治疗——如女性在50岁以后用于围绝经期症状的治疗——可能对认知功能有益。一些研究者猜测早期治疗可能会使个体获益，而晚期应用激素则会造成负面的效果。

考虑到现有的研究结论尚有着很大的争议，关于绝经后究竟是否接受激素替代治疗，应向临床医生咨询，接受明确的、个性化的指导。

在一项有关选择性雌激素受体调节剂雷洛昔芬（钙稳锭）在绝经后骨质疏松妇女中的疗效的临床研究中，人们发现高剂量用药降低了轻度认知功能障碍的风险。雷洛昔芬不是雌激素类药物，它只是模拟了雌激素的部分功能。雷洛昔芬或许能够改善认知功能，同时避免了雌激素相关的其他危害。举例来说，雷洛昔芬不会像雌激素一样增加脑卒中和心血管事件的风险。

生活方式的影响

一些研究指出，健康的生活方式，积极调动智力活动，以及社交互动在预防认知功能损伤中有着十分重要的意义。举例来说，一些研究者相信长期智力锻炼和学习会促进神经元突触的生长，以此延缓痴呆的发生。

另一些研究者则认为，较高的受教育水平仅仅是让人们在面对痴呆相关的记忆和思维测试时有更多的应对经验，进而得到较为理想的测试结果。有些人的认知功能可能具有更多的"储备"，能够代偿疾病所造成的损伤。

研究表明，身体健康、保持良好的饮食睡眠习惯和社会关系有助于维持认知水平，降低痴呆的发病风险。

对研究结果的展望

整个科学界都在进行着阿尔茨海默病发生发展机制的研究，获取最新最全的信息其实并非易事。一些试验的结论有时会和其他试验相矛盾，也会让我们怀疑我们的努力是否真的有帮助。

新的诊断和治疗策略的建立还需要一段时间。在基础研究之后，我们还需要更多的临床试验来支持这些发现，同时测试新药或新方法的安全性和有效性。漫长的研究周期常常令人感到挫败和沮丧。但神经退行性疾病的患者们能够通过参与临床试验，不断推动这些研究的进展。

参与临床试验招募

如果没有志愿者的自愿参与，临床试验将举步维艰。参与临床试验，也是作为公众与阿尔茨海默病抗争所能够做出的具有重大意义的决定。当然，选择进入临床试验需要慎重考虑。对于阿尔茨海默病患者来说，这个决定不单单取决于患者个人，还取决于整个家庭。为了帮助您和家人更好地做出决定，美国阿尔茨海默病协会为您梳理了以下可能需要考虑的内容：

· 和医生一起，仔细权衡参与这样一个特殊试验的利弊。

· 做好回答关于您的家人所患疾病情况的准备。

· 您可能需要接受一系列的检查，以明确自己是否满足入组的标准；并非所有人都能够满足入选临床试验的标准。

· 注意有关参与后对随访时间的承诺以及其他责任，如定期前往研究中心接受评估、服用药物、向研究中心报告健康状况变化；不要忘记询问费用方面的问题。

· 由于临床试验旨在评估药物的安全性和有效性，您需要明白试验也可能带来某些危害。

· 注意并非所有受试都会接受试验药物治疗。几乎在所有的研究中，都会有一组受试者接受试验药物，而另一组接受安慰剂治疗。这样才能让研究者有条件比较两组人之间的差异。安慰剂组的成员和接受试验药物的成员对试验研究有着相同的重要性。如果研究证实这种药物具有积极的疗效，那么安慰剂组的受试者有权利选择是否接受该药物治疗。

· 提出您的问题。研究者会尽力回答您的问题，如果您对任何地方有不满意，您可以选择中止参与这项研究。

第三部分

痴呆的其他病因

第十章

额颞叶变性

额颞叶变性（Frontotemporal lobe degeneration，FTLD）是一组主要累及大脑额叶和颞叶的神经退行性疾病。大脑的这一区域主要负责推理、分析，还与性格和行为有关。额颞叶变性又被称作额颞痴呆。

额颞叶变性通常会影响执行力方面的问题如完成决策、解决问题、组织工作、权衡利弊等。这些能力有助于高效地完成日常的工作和交流。额颞叶变性还会影响动作、语言理解和人际交往等功能。额颞叶变性也可以导致记忆力减退——也是阿尔茨海默病的早期表现之一——但记忆力减退出现的时间往往较晚。

与阿尔茨海默病相比，额颞叶变性患者的发病年龄也相对较小，往往在40岁至70岁之间。阿尔茨海默病通常都在65岁以后确诊。

额颞叶变性并不表现出明显的性别差异。多达半数的额颞叶变性患者有着家族性的神经系统疾病史（家族性疾病的种类不限于额颞叶变性）。从确诊额颞叶变性直至患者死亡，疾病进程可为2~10年。

额颞叶变性的患者，和阿尔茨海默病及其他病因所致痴呆的患者一样，需要面对有关治疗方法的可行性以及患者照护相关的一系列问题。但由于额颞叶变性在行为和语言方面的异常相对特殊，且发病较早，在治疗的过程中需要有不同的考虑。

额颞叶变性的分型

由于疾病的症状和体征可能存在显著的差异，有时会很难判断某个疾病是否属于额颞叶变性的范畴。科学家们根据以下几个主要症状表现，将额颞叶变性分为了

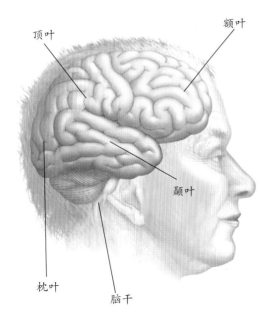

顶叶

额叶

颞叶

枕叶

脑干

图10-1 在额颞叶变性中，脑内神经元损伤以额叶和颞叶最为显著；而阿尔茨海默病则首先表现为大脑内部受累，随后逐渐累及整个大脑

若干亚型：

行为改变。额颞叶变性的一种亚型被称作行为变异型额颞叶变性，或直接简称为额颞痴呆，以显著的行为和性格改变为特征，其具体表现包括：

· 逐渐严重的行为不当。

· 缺乏判断力和自制力。

· 情感淡漠。

· 缺乏同理心。

· 强迫性重复行为。

· 不注重个人卫生。

· 饮食习惯改变，尤其表现为暴饮暴食。

· 缺乏对外界的关注和感知。

表达和语言理解。额颞叶变性的其他亚型会存在失语的表现，即无法正常表达自己，以及无法理解语言和文字。它们被划分入原发性进行性失语（PPA）的范畴。

· **非流利型原发性进行性失语**。是指患者无法准确发音，并组织出具有明确语义的句子。他们在表达的过程中可能会使用错误的语法，无法正确地拼写，或在讲话的时候省略掉简短的代词和冠词。尽管同时存在行为和性格的改变，多数人依然能够正常地完成日常活动。而在疾病后期，患者可能会完全丧失说话的能力。

· **语义变异型原发性进行性失语**。这一亚型的特征为尽管患者能够运用正确的语法，但其用词的内容与实际的语境完全无关。患有语义型原发性进行性失语的患者经常会叫不出自己亲友的名字，或者不能理解日常生活中常用词语的意思。他们一般也都无法完全理解他人所说的话语。这一亚型的患者通常会保留正常的阅读和书写能力，但他们可能不能辨认身边的常见事物。随着病情的进展，可能会逐渐出现行为异常和额外的语言功能障碍。

运动障碍。这一亚型的患者以运动功能受累为主。

· **皮质基底节变性（CBD）**。皮质基底节变性累及大脑的额叶和顶叶，其症状和体征与帕金森病较为接近，包括协调性减退、肢体僵硬、平衡感异常、震颤以及

行为变异型额颞叶变性病例一则

琳达从63岁起，开始逐渐产生一些偏执和错乱的想法，比如怀疑她的丈夫对她不忠。丈夫发现她逐渐对家庭事务失去了关注，并且还表现出对社交的回避。琳达会对自己表现出的种种异常矢口否认。她没有出现记忆力下降，依然能够管理家庭的日常财务，以及和往常一样正常地开车。

最终，逐渐加重的偏执想法让琳达不顾丈夫的反对，购置了一支手枪，并装在随身的包中。丈夫曾经趁她睡觉的时候，悄悄取出了她包里的手枪，并藏到了别处，但她很快又新买了一支。

检查提示琳达在解决问题和智力的变通性方面存在一定程度的损伤，但她的一般智力、记忆和视觉空间感全部正常。脑核磁检查提示了额叶的明显萎缩。

在随后的3年，她的错觉症状依然存在。她逐渐变得情感淡漠，并出现了尿失禁。她的症状中有很多行为变异型额颞叶变性的典型特征。

语义变异型额颞叶变性病例一则

约翰今年53岁，在过去的两年时间里，他发现在表达自己想法的时候总是很难找到合适的词语，希望医生能够给予一些帮助。约翰和妻子一致认为他的智力水平依然是正常的，记忆力和语言理解方面也没有任何障碍。他否认自己性格的改变，妻子还提到了他现在依然能够完成一些家用电器的修理工作（相应的工作需要一定水平的技巧和耐心）。

约翰十分清楚自己在表达方面存在的困难，为此也十分沮丧，有时还会因此发出一些自我贬低的牢骚。神经功能检查表明约翰在抽象思维、常识认知、解释说明和口头复述等方面存在一定的问题。在命名测试中，尽管他没法叫出特定物品的名字，但他能够描述该物品的具体细节。此外，测试者说出的一些词语比如"金字塔""指南针"等也让他觉得难以理解。

脑核磁检查发现他的左侧颞叶显著萎缩，但海马体形态相对正常，这是语义变异型额颞叶变性的典型影像学表现。

肌肉痉挛。部分皮质基底节变性的患者会出现"异己手综合征"，以及无法控制一侧上肢的活动。患者可能失去自主运动（如穿衣、梳头）的能力，并可能难以完成简单的加减运算。认知功能方面的症状出现的时间相对较晚。皮质基底节变性有时被称为皮质基底节综合征（CBS）。

· **进行性核上性麻痹（PSP）**。与皮质基底节变性类似，进行性核上性麻痹的表现也与帕金森病类似。视觉障碍、反复跌倒、动作及思维缓慢，以及颈部及肢体僵硬是其主要的症状和体征。额叶是最常受累的部位，导致出现前述的多种行为改变。

· **额颞叶变性伴运动神经元病（FTD / MND）**。这一亚型的患者常出现肌萎缩侧索硬化症（ALS）的典型表现，如肢体无力、肌肉萎缩、痉挛、吞咽困难等。在运动症状之外，还会伴发额颞痴呆的典型症状。肌萎缩侧索硬化症相关的表现可能出现在额颞痴呆症状之前，也可能出现在之后。

额颞叶变性的患者同样可以出现类似帕金森病的症状（帕金森综合征）。部分患者由于携带了家族性额颞叶变性相关的致病突变基因，进而会出现额颞叶变性伴帕金森综合征的表现。

脑内发生的变化

为了诊断额颞叶变性，临床医生必须仔细检查患者大脑的外形、结构和功能。神经心理评估、表达和语言能力测试能够反映个体在思考、推理，以及语言应用方面的能力水平。先进的影像学检查，如核磁共振成像和正电子发射断层成像，能够提示大脑额叶和枕叶的萎缩，以及相应区域脑活动水平的降低。

检查和影像通常能够明确额颞叶变性的亚型。举例来说，行为变异型额颞叶变性的患者可能在注意力和执行能力测试方面表现不佳，同时核磁共振成像和正电子发射断层成像提示双侧额叶萎缩，脑活动水平降低。

非流利型原发性进行性失语患者通常无法完成语言能力的测试，核磁共振成像上通常没有脑萎缩的表现或仅有轻度的萎缩，但正电子发射断层成像常能提示左侧额叶代谢异常。语义变异型原发性进行性失语患者的核磁共振成像和正电子发射断层成像检查常提示左侧颞叶异常。核磁共振成像和正电子发射断层成像有助于在随访过程中反映疾病的动态进展情况。

由于难以获取病理样本，具有确诊意义的脑组织病理检查通常需要等到尸检时才能进行。通过研究生前出现额颞痴呆症状的个体的大脑，科学家们总结了疾病的病理学特点：

· 额叶和颞叶显著的神经元缺失。

· 神经胶质细胞过度增生，在脑内形成瘢痕组织。

· 大脑表面形成细小孔洞，又被称作微空泡形成。

与阿尔茨海默病类似，额颞叶变性也与脑内异常蛋白的沉积有关。但与阿尔茨海默病中的淀粉样蛋白沉积不同，超过40%的额颞叶变性患者中存在tau蛋白水平的异常，导致神经元的崩解和死亡。其他额颞叶变性的患者中，则存在一种名为TDP-43的蛋白水平异常。

额颞叶变性的遗传易感性

部分额颞叶变性的病例是散发的，即家族成员中没有任何形式的痴呆的病史。但多达半数的额颞痴呆患者至少拥有一名患有或曾患有神经系统疾病的家人，这一类型被称作家族性额颞叶变性。部分家族性额颞痴呆被认为与特定基因的突变有关，其中包括tau基因、颗粒蛋白前体（PRGN）基因以及C9orf72基因。还有一些与额颞叶变性有关的基因，但这些基因的突变极为罕见。目前的检测手段能够为具有明确额颞叶变性家族史的个体筛查致病基因突变，并据此评估其患病风险。

症状和体征

额颞叶变性的临床表现涵盖了多种多样的症状的组合。疾病的不同亚型所具有的共同特征，能够为额颞叶变性提供一个大体上的描述。这些共同特征将有助于我们完成诊断，并制订相应的治疗方案。

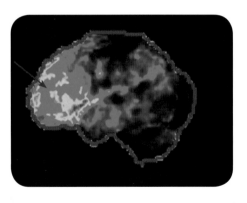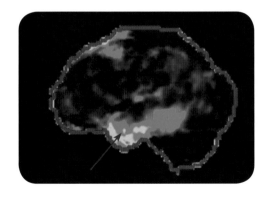

图10-2　应用放射性示踪剂的正电子发射断层成像扫描检查不同脑区葡萄糖代谢水平的情况能够帮助诊断——较低的代谢水平意味着脑活动水平减低。图中蓝色提示正常代谢水平，而从绿色到黄色，再到橙色和红色则说明代谢发生了逐步的严重下降。在行为变异型额颞叶变性（左图）中，额叶区存在严重的代谢水平降低，而在语义变异型原发性进行性失语患者（右图）中，代谢减低主要发生于左侧颞叶

　　和其他类型的痴呆一样，并非所有额颞叶变性的患者都有相同类型、相同程度、相同次序的临床表现。疾病相关的变化通常都是逐渐出现的，尽管部分亚型的进展速度可能要稍快一些。一般来说，在各个亚型中，行为和情绪方面的改变要早于认知功能异常的表现。在确诊后，患者的记忆和视觉空间感也能够在相当长的时间内保持正常。

　　下面列出了额颞叶变性的一般症状和体征。

情绪

　　情绪变化在疾病早期即可出现，通常包括：

- ·对他人及身边的事物十分冷漠。
- ·失去对他人（包括亲人）关怀、同情、共情的能力。
- ·突然的情绪变化。
- ·过度夸张的兴奋和热情（欣快症）。

行为

　　行为改变是额颞叶变性的早期表现，并缓慢地进行性加重，会给家人和朋友造成极大的困扰。行为改变可包括：

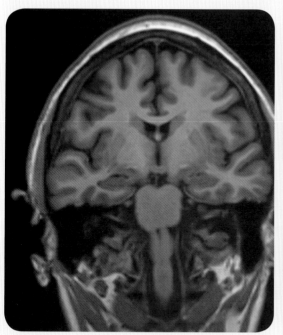

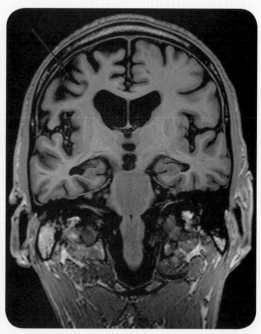

图10-3 细致的核磁共振成像检查有助于在诊断过程中明确额颞痴呆的亚型。神经元损伤会导致相应脑区的萎缩，不同亚型所受累的主要脑区也不尽相同。上图示正常大脑（上左）和右侧额叶萎缩（上右，红箭头）的核磁共振成像结果，后者是行为变异型额颞叶变性的典型表现。右下图示左侧颞叶（红箭头）萎缩，为语义变异型额颞叶变性的典型表现

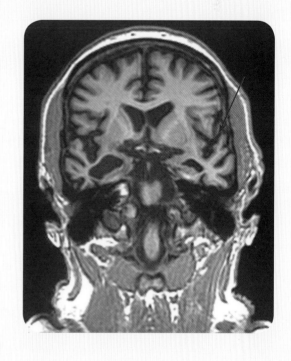

· 丧失社交能力——谈吐不当、不讲礼貌、不尊重社会习俗。

· 丧失自我认知——不讲个人卫生，如拒绝洗澡、换衣服。

· 口欲滞留——贪恋特定的食物、暴饮暴食、过度吸烟。

· 重复性行为——反复地读同一页报纸、搓手或拍手、哼唱同一段乐曲。

· 性欲亢进——丧失自控力、露骨的有关性的言语、沉迷于色情影像制品。

· 冲动行为——冲动消费或盗窃、在分餐之前直接抓取食物，或从他人盘中抢夺食物。

· 过度兴奋——情绪激动、踱步、大喊大叫、有攻击性。

语言

在原发性进行性失语症中，语言问题是最为主要的表现。但任何类型的额颞叶变性都可表现出语言功能的障碍。语言功能异常可包括：

· 沉默寡言或说话声音微弱。

· 因肌肉无力或不协调导致发声困难。

· 无法按语法组织语言。

· 无法叫出家人的名字或事物的名称。

· 读写功能下降导致的语言理解障碍。

· 不断重复一些词语或短句。

· 逐步丧失一切表达的能力。

认知功能

在额颞叶变性中，执行力即完成决策、解决问题、组织活动、评判和计划等，往往是最先出现异常的认知功能类型。近期记忆、视觉空间定向力等功能往往要在疾病末期才会受累。常见的认知症状包括：

· 无法集中注意力或容易分心。

· 思维灵活性降低——陷入思维定式之中，难以适应环境的变化。

· 难以规划日常活动，完成既定的任务和日程，协调工作安排。

· 在经济上缺乏判断力。

· 思维简单直白——无法理解他人的讽刺或嘲弄。

神经系统症状及体征

在皮质基底节变性、额颞叶变性伴运动神经元病以及家族性额颞叶变性中，运动功能异常可能作为首发症状出现。但其他亚型同样可以出现运动相关的症状。部分症状与帕金森病类似：

- 面部表情减少。
- 动作缓慢。
- 肢体僵硬。
- 姿势维持困难。

皮质基底节变性的患者常表现为：

- 一侧上肢或下肢运动不协调。
- 眼球运动障碍。
- 肌张力异常。
- 手部不自主运动。

额颞叶变性伴运动神经元病的患者可表现出与肌萎缩侧索硬化症类似的症状：

- 肌肉无力。
- 肌肉萎缩。
- 肌肉痉挛。
- 吞咽困难、窒息。

精神异常

额颞叶变性患者可出现抑郁、错觉、欣快或幻觉等精神异常。精神方面的异常可能会让额颞叶变性患者被误诊为某些精神疾病，如抑郁狂躁型忧郁症。

诊断

额颞叶变性的诊断与阿尔茨海默病类似，没有单独的检查能够明确诊断额颞叶变性，因此临床医生会在寻找疾病特征性表现的基础上，排除其他可能的病因。由于多种多样的原因，额颞叶变性往往无法得到明确及时的诊断，在疾病早期误诊极为常见。由于额颞叶变性能够影响行为和性格，可能会被误诊为精神疾病，进而转诊至精神科医生处接受治疗。

为了诊断额颞叶变性，临床大夫需要：

· 评估症状和体征，收集详细病史。

· 进行神经系统查体，评估患者意识反应、生命体征、反射、感觉、共济运动和步态。

· 评估记忆力、执行力、解决问题的能力、语言运用能力，以及视觉空间定向力。

· 影像学检查评估额叶和颞叶的萎缩情况，以及大脑的代谢水平。

对特定的治疗没有响应，这一线索将有助于对症状相似的疾病进行鉴别。举例来说，皮质基底节变性或进行性核上性麻痹常易与帕金森病相混淆，如果具有帕金

家庭成员面临的挑战

额颞叶变性累及的脑区主要负责控制个体的行为，如身处特定的情境下应该如何应对。在外用餐时，患有额颞叶变性的个体可能会表现得过于直白，讲出一些不应当讲的话，例如对服务员说"你太胖了"；额颞叶变性的患者还可能由于无法控制自己的行为冲动，会去亲吻服务员的手。这些不得体的行为常常会给家人带来窘迫和愤懑。

不过，由于相应脑区的功能受损，额颞叶变性的患者可能无法判断自己行为的正确性，因此让患者对自己的行为负责又未免有点过于苛刻。但是对他们的行为放任不管同样会带来问题。我们需要找到一个平衡点，鼓励额颞叶变性的患者积极地控制自己的行为，与此同时，患者的家人需要认识到患者在选择得体行为的过程中所面对的巨大挑战。

患者产生情感共鸣的能力逐渐丧失，无法站在他人的角度思考问题，无法站在别人的立场上审视这个世界，同样会给家庭成员带来焦虑和烦恼。额颞叶变性的患者还可能无法理解他人的讽刺语气，只能单纯从字面上理解他人的话语。

森样症状的患者在接受卡比多巴/左旋多巴（用于治疗帕金森病的合剂）治疗后症状没有改善，那么他/她可能患有额颞叶变性的上述两种亚型。

诊断的过程可能会伴随着沮丧和失落，需要患者付出极大的耐心。但在有经验的临床工作者帮助下，我们最终能够明确导致相应症状和体征的原因，并选择相应的治疗方案。

治疗

目前暂时没有治疗额颞叶变性或是延缓疾病进程的有效方法。治疗多以减轻症状、改善生活质量为主。可以考虑应用的治疗手段包括：

选择性5-羟色胺再摄取抑制剂（SSRIS）。额颞叶变性的患者脑中5-羟色胺（一种影响情绪和行为的神经递质）的水平异常降低，因此可能会从选择性5-羟色胺再摄取抑制剂（一种用于提高5-羟色胺水平的抗抑郁药）治疗中获益。选择性5-羟色胺再摄取抑制剂能够改善情感淡漠、暴饮暴食、强迫行为等症状。

抗精神病药。抗精神病药物能够阻断多巴胺，后者是与精神异常相关的一种神经递质。应用抗精神病药能够控制错觉、攻击性行为、性欲亢进等症状，但老年人用该药会增加其死亡风险。

镇静剂或安眠药。小剂量的镇静剂或安眠药（如曲唑酮）有助于改善情绪激动等行为异常。

额颞叶变性和阿尔茨海默病的比较

特点	额颞叶变性	阿尔茨海默病
发病年龄	40~70岁	65岁之前少见
首先受累的脑区	额叶和颞叶，主要负责控制性格、行为和语言	海马体，位于大脑内部，对记忆功能十分重要
疾病病程	早期以性格和行为改变为主，晚期才会出现记忆力受累	早期表现为进行性加重的记忆力减退，晚期出现性格和行为的改变

乙酰胆碱酯酶抑制剂。该类药物适用于阿尔茨海默病相关症状的治疗，并未发现对额颞叶变性患者有治疗效应，而且有时还会加重症状。因此，乙酰胆碱酯酶抑制剂通常不应用于额颞叶变性的治疗。

美金刚胺。美金刚胺能够适度改善中度至重度阿尔茨海默病患者的日常行为能力。尽管这一药物已被证实对额颞叶变性疗效不佳，但临床医生可能会推荐部分患者服用这一药物。

其他药物治疗。在有些额颞叶变性的患者中，存在的诸如攻击性、社交行为不当、性欲亢进等行为异常可能很难得到控制。如果其他药物治疗无效，β-受体拮抗剂类药物如普萘洛尔（心得安）、抗癫痫药物如卡马西平（得理多）、托吡酯（妥泰）或丙戊酸可以考虑应用。

语言障碍矫正。语言障碍矫正能够帮助原发性进行性失语的患者适应语言运用方面的困难，并学会利用其他途径进行有效的交流。

营养补充。因患有额颞叶变性伴运动神经元病而存在吞咽困难的患者，可能需要向营养师进行咨询，后者能够为其推荐富含营养同时又易于下咽的食物。随着病情的加重，患者进食难度也逐渐增大，可以考虑留置胃管。

行为干预。药物治疗有助于减轻额颞叶变性的症状，但患者的日常起居离不开护理人员提供的帮助和支持。举例来说，为了避免体重过度增长，饮食控制是必需的——有时甚至需要把餐柜和冰箱锁起来。有规律的日常活动和帮助性的引导能够让患者感到安心，适时地转移患者注意力有助于避免其攻击性行为给他人带来困扰。

职业治疗及物理治疗。对额颞叶变性的患者来说，职业治疗（侧重于恢复患者的认知、操作及生活的自理功能）及物理治疗（恢复患者的运动功能）有助于缓解一部分认知方面的症状，同时对运动功能也有着明显的益处。护理人员在治疗过程中的参与也十分重要。针对患者的喂养、穿衣、便溺、安全走动和出行等方面的合理建议，有助于提高患者和护理人员的生活质量。

额颞叶变性患者显著的性格改变和行为异常，可能会给护理人员带来极大的压力。作为一名护理人员，十分重要的一点，是向当地的社会资源中心寻求帮助。家庭成员、朋友、互助小组、成人照护中心提供的暂托服务，或是短期的家庭健康护理项目，都可以提供相应的帮助。护理人员需要有属于自己的时间，从照护患者的精神压力中暂时解脱出来。

未来可期

随着科学家们对额颞叶变性各个亚型的认知逐渐深入，对疾病的诊断逐渐得心应手，他们希望在未来能够找到更为有效的治疗手段。目前已经有几种新药正在动物实验中接受测试，临床试验也已经开始。许多额颞叶变性的患者都参与到了临床研究当中，以配合研究者们寻找疾病的生物标志物，为未来的临床试验做准备。现有的研究将会帮助我们进一步拓展对这一复杂疾病的认识。

第十一章

路易体痴呆

在本书前面的章节中我们了解到，大脑中蛋白质的异常蓄积是导致痴呆的神经退行性疾病的特征性病理改变。例如由淀粉样前体蛋白片段形成的致密斑块是阿尔茨海默病的标志性特征。本章介绍的神经退行性疾病所具有的特征性病理结构被称作"路易体"，后者是α-突触核蛋白异常沉积的产物。

α-突触核蛋白大量存在于正常脑组织中，但其具体功能尚不明确。当存在功能异常时，过量的α-突触核蛋白在受损的神经元内蓄积，形成异常的结构。路易体会随着疾病累及范围的扩大，逐渐出现在大脑的各个部位。

路易体痴呆可以单独出现，也可以和阿尔茨海默病伴发。不论是否伴有阿尔茨海默病，路易体痴呆都是痴呆最常见的病因之一。

随着年龄的增长，路易体痴呆会变得更为普遍，男性的患病率略高于女性。尽管存在同一家族若干成员均患路易体痴呆的报道，但目前尚未发现与其直接相关的基因。

脑中α-突触核蛋白的蓄积通常只有在尸检时才能得到直接验证。患者在世期间，诊断和治疗都是建立在对诊断性检查结果的仔细解读，以及对临床症状表现密切监测的基础上的。

除了大多数痴呆都表现出的认知功能下降症状，路易体痴呆患者常常还会出现视幻觉，以及一些类似于帕金森病的症状（帕金森样症状），如肌肉僵硬、动作缓慢等。这些症状和体征可能会反复波动，在疾病的早期尤为明显。路易体痴呆的患者常常会在夜间通过行动把自己的梦境"表演"出来——这一现象被称作快速眼动睡眠行为障碍。

由于路易体痴呆的症状和体征与其他因素导致痴呆的疾病，尤其是阿尔茨海默病十分接近，对其进行准确的诊断十分重要。一些常用于治疗精神症状的药物，如氟哌啶醇，可能会给路易体痴呆患者带来严重的不良反应。路易体痴呆患者还可能对某些抗帕金森药物（多巴胺激动剂）十分敏感，服用后可能会加重其视幻觉症状。

患有路易体痴呆的个体对乙酰胆碱酯酶抑制剂有着良好的反应，后者在路易体痴呆中的疗效甚至会优于其在主要适应证——阿尔茨海默病中的疗效。

症状和体征

路易体痴呆在大脑中造成的改变，以及临床症状出现的时间，都有着显著的个体差异性。这就让临床大夫很难对疾病的进展进行评估和预测。不过，科学家们依然发现了疾病的一些典型特征，常见的症状和体征可大致分为以下几类。

认知功能障碍

路易体痴呆的标志性认知功能异常为记忆力减退、注意力低下，以及思维跳跃。患者通常表现出定向力障碍、意识模糊，并常常认错自己的亲人。患者进行深度感知的能力和空间定向力可能存在异常。此外，还可表现出情感淡漠、思维缓慢等症状。上述症状都会进行性地加重。

意识觉醒程度的特征性波动，以及无法完成复杂的认知活动，是路易体痴呆——尤其是疾病早期阶段的典型特征。意识紊乱、定向力障碍、注意力持续时间缩短，甚至严重的嗜睡，这些异常状态可能会持续几分钟、几小时或几天，而在异常状态的间期则完全正常或接近正常。

精神症状

路易体痴呆患者常会出现视幻觉，他们可能会看到逼真的、色彩鲜艳的人或动物——但通常不会伴有听觉方面的幻觉。幻觉的内容可能会让患者觉得十分有趣，也可能会给他们带来极大的恐惧。有些患者会试图和幻觉中的影像交流，或努力把它们赶走，如果有人告诉患者那些东西并不存在，则会让他们感到十分烦躁。

有的患者能够意识到自己的知觉是不真实的，并且能够和它们妥善地共处。视幻觉可能在一天中的任何时刻出现，但最常见于清晨、傍晚和夜间。

在路易体痴呆中，错觉即错误的认知是很常见的症状。患者可能表现得十分偏执，怀疑他人在密谋不利于自己的事情，坚信有人在偷窃自己的东西，以及有人冒名顶替了自己的伴侣。

视觉也可能出现错觉，比如患者会认为某个真实存在的事物是另一个毫不相关的东西，例如把一根华丽的灯柱认作动物或人。

和其他类型的痴呆一样，抑郁和焦虑也十分常见。通过治疗能够改善这些问题。

路易体痴呆为何能够导致精神症状，目前还没有一个明确的解释，但其可能与脑内特定类型的神经递质如多巴胺、乙酰胆碱、5-羟色胺等的缺乏有关。常与路易体痴呆伴发的睡眠障碍可能也存在一定的影响。

运动障碍

在路易体痴呆的某一阶段，许多患者都会出现帕金森样症状，以累及肌肉功能为主，可能包括：

· 动作缓慢。

· 弓背或前倾姿态。

· 面肌控制障碍，导致面无表情。

· 容易流涎。

· 肌肉僵硬和强直。

· 平衡障碍。

· 行走时拖步。

· 静息的运动功能受损，如无法系扣子。

· 震颤或抖动（不如在帕金森病中常见）。

尽管上述所有的认知、精神和运动障碍在路易体痴呆中都很常见，部分患者可能在疾病的全程都不会出现上述任何症状。而当上述症状都没有出现的时候，很容易将路易体痴呆误诊为其他的疾病。

睡眠障碍

睡眠障碍——具体来说，快速眼动睡眠行为障碍常见于因脑中 α–突触核蛋白异常蓄积所导致的疾病，如路易体痴呆、帕金森病，以及多系统萎缩症。

快速眼动睡眠行为障碍患者会对自己的梦境做出躯体上的反应。他们在梦里常常被追逐或被攻击，而他们在夜间则会大喊、尖叫、击打、脚踢，或是努力地尝试保护自己，这些行为不论是对患者本人，还是对共寝一室的伴侣来说都是十分危险的。在醒来后，患者能够生动地描述自己的梦境，其中的内容大多能够与其此前的行为相对应。在路易体痴呆患者中，快速眼动睡眠行为障碍可能会比其他症状提前几年出现。

与这一类型痴呆相关的睡眠障碍还包括失眠、日间睡眠时间过长（嗜睡）、睡眠呼吸暂停以及不安腿综合征。

睡眠障碍能够独立于路易体痴呆进行治疗，相应的治疗方法能够改善意识觉醒的状态，并缩短意识紊乱的时间。在部分病例中，通过治疗睡眠障碍能够减轻或消除视幻觉。

自主神经功能障碍

在路易体痴呆中，自主神经用于控制血管、膀胱平滑肌的不自主收缩的功能通常会受到影响，进而导致：

- 起立后由于血压快速下降导致的头晕目眩。
- 晕厥。
- 因头晕、晕厥所致的反复跌倒。
- 性功能减退、阳痿。
- 尿失禁。
- 便秘。

诊断

临床医生会根据患者出现的上述临床症状来做出路易体痴呆的初步诊断。下述辅助检查会进一步支持或排除这一诊断。

没有单独的检查能够直接确诊路易体痴呆——目前尸检是唯一能够明确诊断路易体痴呆的手段。不过，特定的临床症状，结合相关检查的结果，通常能够相对准确地对潜在疾病做出诊断。

如果患者存在明确的认知功能减退，同时再加上下述症状中的两条，那么就有很大的概率患有路易体痴呆——临床大夫就能够做出"拟诊"的结论。

· 认知功能的显著波动，波动期认知觉醒状态存在差异。

· 复发性视幻觉。

· 伴有帕金森样症状（须排除这些症状是由药物或其他可识别的诱因导致的）。

· 快速眼动睡眠行为障碍。

如果除认知功能减退之外，只伴有一项上述的症状，临床医生可能会考虑路易体痴呆的可能——即做出"疑诊"的结论。

尽管额外的症状和体征并非诊断所必需的，但它们的存在能够为病情提供更为完整的图景。相应的信息能够从患者的亲人和朋友处获得——如果他们愿意和医生进行分享。

可用于路易体痴呆的辅助检查与其他类型的痴呆中所用到的类似，路易体痴呆患者在注意力、视觉空间感等方面有着较为显著的问题，但在命名、口头复述等检查中可表现正常。

通过计算机断层扫描和核磁共振成像能够发现，路易体痴呆患者海马体的萎缩情况通常不如阿尔茨海默病或血管性认知功能障碍患者的严重。

尽管不常用于路易体痴呆的诊断，正电子发射断层成像也能够提供一些有用的证据。路易体痴呆的典型正电子发射断层成像表现为位于大脑后部的枕叶代谢异常。不过，并非所有的患者都会出现这一表现，有些患者则表现为额叶的异常，或更类似于阿尔茨海默病的典型表现，而另一些患者的正电子发射断层成像结果可能完全正常。

其他影像学检查如单光子发射计算机断层成像技术，应用了能够识别多巴胺的放射性示踪剂（这一技术被称为DaTscan）。多巴胺是大脑中调节肌肉和动作的关键神经递质。

路易体痴呆和阿尔茨海默病

路易体痴呆能够导致一系列常见于阿尔茨海默病的症状和体征，因而常被误诊为阿尔茨海默病。

尸检发现大多数路易体痴呆患者的脑组织中，除了路易体沉积之外，存在至少一种阿尔茨海默病的标志性病理改变——淀粉样斑块和神经原纤维缠结。临床医生们将这一组合称为"伴发阿尔茨海默病的路易体痴呆"。

科学家们发现脑中缠结数目较少的路易体痴呆患者，其临床表现多以路易体痴呆的症状为主；而缠结数目较多的个体，其临床表现更接近阿尔茨海默病。

另外，即便没有路易体痴呆的症状，科学家们也能够在部分阿尔茨海默病患者的脑组织中找到路易体。这一发现让这两种疾病的关系变得更为复杂，二者之间的具体联系还有待进一步阐明。

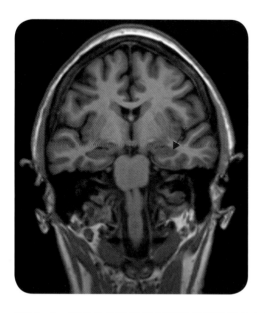
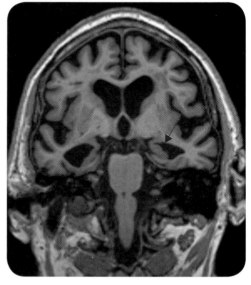

图11-1　路易体痴呆和阿尔茨海默病除了存在较多的相似点之外，二者之间还存在着重要的差异。如以上核磁共振成像所示，阿尔茨海默病患者大脑的海马体通常会出现萎缩（右图箭头示），而路易体痴呆患者的海马体（左图箭头示）常有着接近正常的形态

路易体痴呆和帕金森病

路易体还能出现在帕金森病患者的脑组织中。帕金森病患者同样能够出现痴呆，这类痴呆通常被称作帕金森病痴呆。这一类型的帕金森病与路易体痴呆类似，只是症状出现的时机不同。如果帕金森综合征比痴呆症状提前一年以上出现，临床医生通常会做出帕金森病痴呆的诊断，而非路易体痴呆。

路易体痴呆和帕金森病痴呆的病理机制是否相同，抑或它们是两种完全不同的疾病，科学家们就此也进行着争论。目前大多数证据提示路易体痴呆和帕金森病痴呆是同一种疾病的不同变异的亚型。在众多的不确定性以及可能存在与其他疾病的相互作用的情况下，患者的诊断结论可能会随着疾病的进展，甚至在患者去世以后，而在上述两者之间发生改变。

治疗

由于路易体痴呆的潜在病因尚不明确，治疗以减轻症状对生活质量的影响为主，因此多涉及照护、非药物治疗和可选择的药物治疗的相互配合。路易体痴呆的患者及其护理人员能够自行判断哪些症状可能需要最大的关注——在实际情况下，患者的症状和需求也会不断变化——因而在治疗选择中有着较多的主动权。

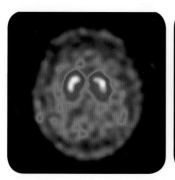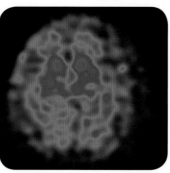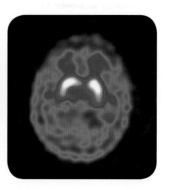

图11-2　利用单光子发射计算机断层成像技术的DaTscan能够测定脑中多巴胺的水平。图中较冷的颜色（蓝色和绿色）提示多巴胺水平较低，而暖色（橙色、红色、白色）则提示多巴胺水平较高。扫描提示阿尔茨海默病患者（左图）脑内多巴胺的活性与正常人（右图）的水平接近，而路易体痴呆患者（中图）脑内多巴胺活性明显减低

日常照护

和治疗各种类型的痴呆一样，照护是路易体痴呆治疗中最为重要、也是最具有人文关怀的部分。日常照护能够为患者提供基本的身体、情感和精神上的支持。最为重要的是，良好的照护能够确保医生制订的治疗计划的正常实施，并改善患者的生活质量。

由于这项工作可能会对护理人员提出严苛的要求，负责照护的个体需要接受相应的教育，并得到一定的支持——教育和支持可以来自临床医生，也可来自社区健康服务中心、痴呆互助小组或其他辅助机构。

非药物治疗

在不使用药物的情况下，我们也能够为改善路易体痴呆患者的生活质量做出很多的努力。在这其中，教育和意识有着非常重要的作用。大家可以根据具体情况，动用切实可行的资源。

举例来说，路易体痴呆患者可能会因为反复发作的头晕目眩而饱受折磨。体位性低血压有多种应对的方法——增加食物中盐的摄取、穿高筒的弹力袜或使用弹力性腹带，也可以把患者的床头抬高大约30度。

为了避免夜间症状——如快速眼动睡眠行为障碍——对患者或家人造成伤害，可以考虑把台灯、床头柜等家具摆得离床铺远一点，同时在床边放一些垫子，以防患者跌落。如果患者的夜间行为对同处一室的家人来说十分危险，可以考虑与患者分开就寝。

医生需要掌握详细的睡眠记录，或通过监测患者的睡眠情况才能明确是否存在睡眠呼吸暂停。在睡眠监测的过程中，被监测者需要佩戴面罩，由特殊的机器（持续气道正压通气系统）来记录面罩内的气压变化，从而监测患者的呼吸情况，调整可能会导致失眠的药物如乙酰胆碱酯酶抑制剂的给药时间。

职业治疗及物理治疗有助于应对路易体痴呆所导致的认知功能症状。在患者接受治疗的过程中，护理人员的参与度有着十分重要的意义。针对患者的喂养、穿衣、便溺、安全走动和出行等方面的合理建议，有助于提高路易体痴呆患者和家人的生活质量。

药物治疗

患者的认知、精神异常以及帕金森样症状常常需要接受药物治疗。针对一些常一同出现，并且都是可治疗的症状，诸如睡眠障碍、失眠以及低血压，药物治疗将有助于提高路易体痴呆患者的生活质量。

有必要再次强调准确诊断的必要性，最为理想的情况下，这一诊断应由有经验的痴呆专科医生（如神经学家或神经心理学家）做出。一些常用于治疗一般精神异常和帕金森样症状的药物，可能会加重路易体痴呆患者的病情。为了达到最为理想的疗效，必须结合不良反应情况，不断调整所用药物的剂量。

以下是已被证实能够用于路易体痴呆的药物：

乙酰胆碱酯酶抑制剂。脑内与思考和记忆有关的重要神经递质——乙酰胆碱水平的显著降低是阿尔茨海默病和路易体痴呆的共同特点。

乙酰胆碱酯酶抑制剂起初用于治疗阿尔茨海默病相关的认知功能下降。乙酰胆碱酯酶能够在乙酰胆碱完成了神经信号传递，将冲动信号传给下一级神经元之后将其快速降解。

事实上，乙酰胆碱酯酶能够防止神经细胞之间的乙酰胆碱诱发额外的神经冲动。抑制乙酰胆碱酯酶能够让乙酰胆碱保持较高的水平，诱发更多的神经冲动，进而促进认知功能的改善。

有意思的是，乙酰胆碱酯酶抑制剂在路易体痴呆中的疗效甚至会优于其在阿尔茨海默病中的疗效。这可能是由于路易体痴呆中神经元损伤的程度不如阿尔茨海默病中的严重。

在路易体痴呆中，乙酰胆碱酯酶抑制剂有助于稳定认知功能水平的异常波动，并改善幻觉、淡漠、焦虑和睡眠症状。不过这类药物可能会造成胃肠道相关的不良反应，以及过度流涎的症状。此外还可能会增加跌倒的风险。

抗精神病药。经典型抗精神病药物，如氟哌啶醇——常用于治疗幻觉、错觉和情绪激动——会在路易体痴呆患者中诱发严重不良反应，导致部分运动能力不可逆的丧失。

一些新型抗精神病药——喹硫平（思瑞康）和氯氮平（可致律）——具有较少的药物副作用，同时能够改善患者的症状。但由于存在少数服药后出现负面事件的报道，并且药物可能会轻微升高患者的死亡率，因此在使用这些药物时需要进行密切的监测。

路易体痴呆病例一则

罗伯特是一位内科医生，在他72岁的时候感觉到临床教学、接诊病人、书写医嘱等活动开始变得比以前困难。为此他在第二年就从临床岗位上退休了。此后不久，他在说话的时候有时会无法清楚表达自己的想法，并经常忽然忘记自己的思路。他记不住最近发生的事情，并且不能准确地心算；他的思维变慢了，他平常走路的步伐也变慢了。他的妻子发现，在个别的日子里罗伯特的表现会比其他时候好一些。

他的妹妹和舅舅都在接近70岁的时候患上了痴呆。罗伯特本人也有过抑郁病史，接受药物治疗后疗效一般。最近他开始出现起立后头晕，有几次险些出现晕厥，检查发现其当下血压偏低。

他的妻子指出，从9年前开始，罗伯特经常会在睡梦里大喊、咒骂或剧烈地抖动双腿，就好像他在"表演着自己的梦境"。如果这时候叫醒他，他常常会描述自己在梦里被人追击。后来经过检查，罗伯特被确诊为快速眼动睡眠行为障碍和睡眠呼吸暂停。医生针对上述两种疾病分别进行了治疗，从而改善了他的觉醒程度、注意力和情绪状况。

医生还为他开具了常用于治疗阿尔茨海默病的乙酰胆碱酯酶抑制剂，后者改善了他的部分认知症状。治疗帕金森病的药物改善了他的运动症状。

近期罗伯特和妻子曾外出度假，在宾馆办理完入住手续后，他开始出现视幻觉和错觉。在急诊室里，由于他的症状持续加重，医护人员给罗伯特施用了氟哌啶醇——一种典型抗精神病药。几个小时之后，罗伯特出现了严重的昏睡和肌肉强直。

罗伯特后续的药物治疗被调整为小剂量的新型抗精神病药物，后者在路易体痴呆患者中的副作用少于氟哌啶醇。在调药后，他的神志状况得到了显著的改善，但肌肉强直未能得到缓解。

护理人员和临床医生需要确保各个医疗护理的提供方都充分知晓患者的病情，并密切监测抗精神病药物的用药情况。

抗帕金森病药。常用于治疗帕金森病症状的药物在用于路易体痴呆的患者时，需要密切监测。两个典型的例子是卡比多巴/左旋多巴以及多巴胺激动剂——这些药物能够在体内转化为多巴胺，或模拟多巴胺的效应。

遗憾的是，这些药物可能会加重患者的体位性低血压以及精神症状。因此需要将药物剂量控制在疗效最大而副作用最小的范围内。

抗抑郁药。路易体痴呆的患者中，抑郁是十分常见的表现，这可能与脑内神经递质5-羟色胺水平的降低有关。选择性5-羟色胺再摄取抑制剂能够增加脑内有活性的5-羟色胺水平。另一类药物名为选择性去甲肾上腺素再摄取抑制剂，在治疗抑郁和焦虑方面也有效果。

在少数情况下，选择性5-羟色胺再摄取抑制剂会加重快速眼动睡眠行为障碍，此时可以给予其他的替代治疗。三环类抗抑郁药对路易体痴呆无效，因为其会降低本就不足的乙酰胆碱水平。

美金刚胺。美金刚胺能够适度改善中度至重度阿尔茨海默病患者的日常行为能力。美金刚胺已被证实能够用于路易体痴呆的患者，但其疗效一般都相对有限。

促进觉醒的药物。部分路易体痴呆患者会出现类似发作性嗜睡的症状。患有发作性嗜睡的患者会难以在白天保持清醒，但在夜间依然能够正常睡眠。在发作性嗜睡患者中，也常见视幻觉和快速眼动睡眠行为障碍。

能够促进觉醒的药物，如莫达非尼、阿莫达非尼、哌甲酯（利他林）、甲基苯丙胺和右旋安非他明等，能够用于治疗发作性嗜睡。

相同的药物也可用于在治疗改善了其他类型的睡眠障碍后，依然存在明显嗜睡症状的路易体痴呆患者。对部分患者来说，保持清醒的状态也有助于改善记忆、注意力，以及幻觉等其他问题。

由于药物存在一些潜在的副作用，如皮疹、血压和心率异常升高、情绪激动等，这些药物的使用目前还存在着一定的争议。部分药物的价格也十分昂贵。这些药物的适用人群要经过慎重选择，并且应由有经验的临床大夫来指导用药。

相辅相成

　　路易体痴呆与阿尔茨海默病及帕金森病之间错综复杂的关系，对科学家来说依旧是令人费解的难题。随着对阿尔茨海默病和帕金森病治疗手段研究的逐渐深入，相关的研究进展也可能为路易体痴呆患者带来一定的益处。而在路易体痴呆的研究中所取得的成果，或许也能够应用在阿尔茨海默病和帕金森病的治疗中。

第十二章

血管性认知功能障碍

血管性认知功能障碍与包括阿尔茨海默病在内的其他痴呆症相比，有显著的区别——它的病因是相对清楚的。这一疾病起源于脑血管网络的慢性损伤，而脑血管网络负责向大脑输送必需的营养物质。

大脑中的血管流动中断或受阻，会导致没有足够的氧分和营养送达脑细胞，造成细胞的损伤或死亡。受损或坏死的组织（梗死区域）会形成永久的瘢痕组织，而不是由新生的细胞所代替。梗死是导致多方面问题的原因，比如在判断、记忆、个性、情感以及其他认知功能方面，这取决于大脑中的损伤区域及它所影响的认知功能。

血管性认知功能障碍（VCI）过去一度被称为血管性痴呆。名称的改变意味着血管性疾病会引起轻度认知功能障碍，但不一定符合痴呆的诊断标准。

罹患血管性认知功能障碍的风险与血管健康程度有关。高血压和动脉粥样硬化等情况可以损伤身体任何部位的血管，增加患病风险。

某些心脏病和卒中的危险因素，如糖尿病和吸烟，也会增加血管性认知功能障碍的患病风险。但如果血管性认知功能障碍的症状刚出现，大家可以采取一些措施来降低风险，并且阻止疾病的进一步恶化。

脑血管系统

作为整个身体的控制中心，大脑需要大量的血液供应，其血流量大约占心脏总输出的20%。4条主要动脉汇合于大脑的底部。从这里出发，逐渐向上形成一个网络，小血管延伸至脑组织深处部位。任何的血液供应中断都会使脑细胞失去所需的基本营养物质，如氧气和葡萄糖。若缺少这些营养，脑细胞会快速损伤或死亡。

卒中是脑血流中断的常见后果。如果血块阻塞动脉或者动脉破裂出血影响到周围组织，卒中就有可能发生。血流的中断哪怕仅仅持续数秒，也会极大地影响大脑的功能。

大多数人认为卒中是急性重症运动和语言障碍的主要原因。卒中是很紧急的情况，可以对负责重要认知功能的脑结构造成永久性损伤，导致血管性认知功能障碍。

卒中也可能以一种温和的、"隐匿"的形式发生，在极少的情况下，患者甚至没有任何症状。这一系列的小的卒中随着时间的推移对脑细胞造成的损伤也会导致认知功能障碍。

另外，血管性疾病会导致整个大脑中的小血管脆弱且狭窄，即使血管没有完全阻塞或破裂，血液供应的减少也可能会损伤或破坏组织。

血管性认知功能障碍的患病率是很难预估的。多年前，医生认为大多数痴呆的病因都是血管性的。目前的研究表明，神经退行性疾病（例如阿尔茨海默病）是痴呆的主要原因，是由多种因素造成的，其中的一些在本质上并不属于血管性因素。

卒中和血管性认知功能障碍

血管性认知功能障碍通常发生在曾经患过卒中的人群中。根据预估，20%~30%曾经患过卒中的人会在几个月内继续发展为认知功能损伤。一项研究发现，卒中会使个体患痴呆的风险增加一倍。

同时，显然并非所有的卒中都会导致血管性认知功能障碍。尽管卒中会即刻引起昏迷、记忆丧失、语言和感觉障碍，并造成严重的影响，但随着时间的推移，这些症状会逐渐得到改善。这种暂时性的损伤与血管性认知功能障碍是不一样的——但其中有关痴呆的症状和体征会逐渐加重，不会再好转。

血管性认知功能障碍的新增病例（发病率）也是很难估计的。这是由于血管性认知功能障碍的定义各不相同，且用于诊断的标准也不一样。并且，血管性认知功能障碍的症状常与其他病因引起的痴呆症状重叠（特别是阿尔茨海默病）。血管性认知功能障碍和阿尔茨海默病常常一起发生，所以诊断一种病症可能并不能排除其他病症。因此这一疾病的预计患病率水平波动很大，占所有痴呆患者的十分之一到三分之一。

血管性认知功能障碍的病因

导致血管性认知功能障碍的血管性病理机制可能包括：

多发性梗死。当一个人经历了一系列的卒中，无论是轻度的还是重度的，造成的损伤都会导致一定范围的大脑组织死亡。即便发生的都是轻度的卒中，多发性梗死也会对脑细胞造成巨大的损伤从而导致认知能力损伤。事实上，血管性认知功能障碍曾经被称为"多发梗死性痴呆"。但将血管性认知功能障碍与多发性梗死画等号并不准确，因为单发关键部位梗死也可能损害认知功能。

单发关键部位梗死。有时单发性梗死会影响大脑至关重要的脑区，例如丘脑或脑叶，这会引起突发性痴呆的发作。丘脑是大脑处理信息的转换器，而脑叶可以接收感官信息，维持视觉空间的认知。无论这两个部分中的哪一个受到损害，都会严重影响认知能力。

小血管疾病。顾名思义，这种疾病影响大脑深处部位的小血管，且与高血压密切相关。血管狭窄导致的大面积脑损伤以及血流的减少会导致认知能力损伤的逐渐恶化。有些科学家认为这种"微血管"疾病可能比累及大动脉的重度卒中更

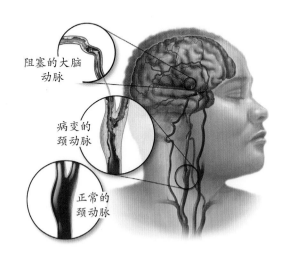

图12-1 颈动脉分支部位形成的血块可能会导致卒中。如果血块破裂，其碎片会在血管内游动，可能阻塞大脑的动脉，阻碍血液流动，从而引起卒中

具有伤害性。

导致小血管疾病的一种罕见病因是常染色体遗传的伴有皮层下梗死的动脉病和脑白质病，该病是由位于19号染色体的基因变异所致。

阿尔茨海默病并发血管性认知功能障碍。 尸检提示患有痴呆症的个体往往同时患有阿尔茨海默病和血管性认知功能障碍。当两种疾病同时发生时，结果累加，就会导致更严重的痴呆。

危险因素

正如之前所描述的，很多造成血管性认知功能障碍的危险因素与导致心脏病和卒中的因素是一样的。这些危险因素包括高血压、高胆固醇、吸烟、肥胖、缺乏身体锻炼和高血糖（糖尿病）。

您可以通过改变或管理自己的生活方式，来降低罹患血管性认知功能障碍或进展至更严重的血管损伤的风险。但有些危险因素是我们难以控制的，例如年龄的增长、男性、家族史和非洲裔人种。

随着年事的增高，血管壁上会更容易沉积含胆固醇和其他成分的脂类物质。糖尿病、高血压、吸烟或肥胖等因素，会和脑内斑块沉积共同作用，导致血管的狭窄和硬化（动脉粥样硬化）。狭窄、僵硬的血管会让血液更加难以通过。另外，慢性高血压会使血管壁变得脆弱，更容易破裂。

症状和体征

血管性认知功能障碍患者与阿尔茨海默病患者的许多症状和体征相同。记忆力减退是两种疾病的常见表现，但与阿尔茨海默病患者相比，血管性认知功能障碍个体的记忆力在提示或辅助信息的帮助下往往有着更好的表现。其他症状和体征包括：

- 冷漠。
- 意识不清。
- 在熟悉的地方徘徊或走失。

· 解决问题、组织、规划方面的困难。

· 行走困难。

· 大小便失禁。

· 突然地、无意识地大笑和哭泣。

· 幻觉和妄想。

血管性认知障碍病例一则

简今年80岁，是一名独立、有主见的女性，之前一直过着独居的生活，近期刚刚经历了一次卒中。从电子计算机断层扫描提示的梗死灶位置来看，卒中累及了其大脑枕叶——常被称为视觉皮层。尽管简的症状在卒中之后有所好转，但她的儿子发现她的思维开始变得不如以前清晰，同时也无法再像以前一样自己照顾自己。在卒中一年之后，简仍然可以自己穿衣吃饭，但包括洗澡在内的其他大部分日常生活都需要帮助。她现在无法开车、处理财务问题或完成家务，性格也变得越来越安静和孤僻。尽管仍可以说出和写出一些简单的内容，但她已经失去了阅读的能力。

另一项影像学检查——核磁共振（能够提示更多的细节）——发现卒中不仅损害了简的枕叶，还累及了海马体和丘脑，它们是大脑中记忆形成和信息处理的重要部位。这也解释了简痴呆症状的发生。但她的医生无法明确她是否在此之前就存在认知功能的损伤，以及痴呆究竟是原有认知功能损伤进展的结果，还是因卒中而加重的认知功能异常。

典型的血管性认知功能障碍的症状往往是逐步进展的，反映了脑内一系列卒中事件的发生过程。单次卒中后认知功能受损减退，并在接下来的一段时间内保持相对稳定，直至发生下一次卒中，导致个体认知功能的进一步减退。

出现的症状及严重程度通常取决于梗死灶的具体部位。一些认知功能受损的同时，另一些可能仍保持良好。例如，您可能无法完成计算，或根据指示完成特定工作，甚至也可能无法意识到自己的异常。这些迹象会让人沮丧，并导致抑郁，抑郁症是血管性认知功能障碍的常见并发症。

与阿尔茨海默病的早期阶段相比，患者在血管性认知功能障碍早期阶段可能会出现更多躯体障碍和运动异常。一般来说，阿尔茨海默病患者的寿命与血管性认知功能障碍患者相比会更长，血管性认知功能障碍患者死于心脏病或卒中的风险更高。

有时血管性认知功能障碍的病程特征与阿尔茨海默病相似，认知功能的损伤进展缓慢但稳定（而非前述的阶梯性下降），最终出现身体机能的损伤。

诊断

诊断血管性认知功能障碍与诊断其他形式的痴呆类似。医生可能会：

· 回顾病史。

· 评估症状和体征。

· 进行测试以评价记忆和认知功能。

· 影像学检查明确血管阻塞和破裂的区域。

尽管不同的医生可能用不同的方式来诊断血管性认知功能障碍的症状，但医生通常会用3个典型的特征来评判：

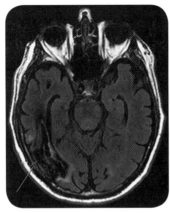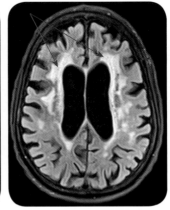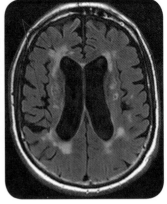

图12-2　坏死组织（梗死灶）的部分在核磁共振成像中显示为白色的团块样区域。痴呆的症状和体征可能与梗死的位置有关。左图显示卒中对顶叶的损伤（红箭头）。中图显示大脑内部的大范围梗死，导致血管性认知功能障碍。右图显示皮层下动脉硬化性脑病的影像，提示大脑深部存在细胞损伤导致的中小血管动脉粥样硬化，进而产生痴呆的症状

· 在认知能力问题发生或者恶化的3个月内是否发生过卒中。

· 影像学检查中是否提示一次或多次卒中（如存在梗死灶）。

· 产生与前一次卒中后相似的症状和体征，比如局限在特定区域的神经病变抑或是语言或精细运动功能障碍。

血管性认知功能障碍和阿尔茨海默病的鉴别诊断可能十分困难。

血管性认知功能障碍与卒中并没有十分明确的联系。血管性认知功能障碍的症状可能与阿尔茨海默病的症状很相似，同时没有卒中的证据，难以提示血管源性的痴呆病因。脑成像技术［如电子计算机断层扫描（CT）或核磁共振成像（MRI）］是诊断血管性认知功能障碍的关键，即使个体没有表现出任何外在的症状和体征，它也可以提供卒中的证据。

造成血管性认知功能障碍的梗死灶有时可能由于过小而难以通过成像技术检出。因而某些确诊阿尔茨海默病的患者往往要在尸检后才会发现血管性认知功能障碍的证据。血管性认知功能障碍可能并发于阿尔茨海默病，因此诊断其中一种疾病并不能排除罹患另一种的可能。

治疗和预防

脑组织损伤是不可逆转的。所以，血管性认知功能障碍的治疗重点是防止任何额外的损伤。这意味着应积极地通过干预那些可控的危险因素——如控制血压和糖尿病——来防止卒中再发。采取干预措施或许能够降低血管性认知功能障碍的严重程度，延缓病情发展，或单纯地进行预防。

尽管两者看起来似乎是有联系的，但科学家仍不能确定血管性危险因素与阿尔茨海默病发展的关系，如前所述，患有血管性认知功能障碍可能会加重阿尔茨海默病的病情。所以，采取一些措施来预防卒中可能对阿尔茨海默病的症状改善也有益处。

预防卒中

不论您过去是否经历过卒中，重要的是现在您是否置身于发生卒中的风险中。理论上来说，应做到防微杜渐，即在大脑没有受过任何损伤且没有出现任何症状前预防是最好的。向医生学习如何降低罹患卒中和血管性认知功能障碍的风险。这可能需要一个人改变他/她的行为习惯和生活方式。

以下的这些方法可能会有助于降低罹患卒中和血管性认知功能障碍的风险：

控制高血压。 可以做的降低罹患卒中风险的最重要的事之一即控制血压。若个体曾经患过卒中，降低血压可以帮助其阻止下一次的卒中。锻炼身体，管理压力，维持一个健康的体重，限制盐（钠）的摄取和酒精摄取都是保持血压在正常范围内的方法。另外，医生可能会开降压药来为其控制血压。

不要吸烟。 戒烟可降低患卒中的风险。在戒烟一段时间后，曾吸烟的人与从不吸烟的人罹患卒中的概率将相差无几。

控制糖尿病进展。 可以通过饮食、锻炼、体重控制和药物治疗来管理糖尿病。若个体患有卒中，则严格控制血液中葡萄糖（血糖）可能会帮助降低其大脑所受的损伤。

维持健康的体重。 超重会导致增加罹患卒中的风险，比如高血压、心血管疾病和糖尿病。即使只减轻5千克的体重也可能降低血压。

定期锻炼身体。 有氧运动可以使血管和心脏更健康，降低罹患卒中的风险。这种锻炼的方式同时可以降低血压，控制糖尿病和减轻压力。一般来说，每天或一周中的几天里进行30分钟的有氧锻炼即可，例如步行、慢跑、游泳或骑自行车。

管理压力。 压力会导致血压出现短暂而剧烈的上升，这是造成脑出血或慢性高血压的危险因素。压力也会使血液凝集，这可能会增加罹患动脉闭塞或者卒中的风险。为此，应当考虑通过各种途径来减压，例如简化生活方式、锻炼身体以及学着去放松。

适量饮酒。 酒精既是卒中的危险因素，也可能是卒中的防治手段。一方面，酗酒或饮酒过量会增加高血压和卒中的风险；另一方面，少量或适量的酒精可能会降低血液的凝集倾向。但若不饮酒，也可大大降低罹患卒中的风险。

服用维生素B。 维生素B_1、维生素B_2、维生素B_{12}和叶酸——联合用药可降低血液中半胱氨酸的水平。血液中半胱氨酸过剩可能会增加血管损伤的风险。然而，目前并没有直接的研究证据证明维生素B可以预防卒中或者血管性认知功能障碍——所以服用维生素B可能对增强心血管健康的效果并不明显。若您正在服用维生素B，每天的用量请不要超过100毫克。

不要使用违禁药物。 许多违禁药物，如可卡因，是导致卒中的高危因素。

治疗痴呆的药物

研究发现，用于治疗阿尔茨海默病的加兰他敏和多奈哌齐（安理申）可能在治疗血管性认知功能障碍方面有效——尽管食品和药品监督管理局认为这些药物的疗效尚未得到明确。但目前来看，它们仍是对血管性认知功能障碍和阿尔茨海默病患者最有帮助的药物。与治疗阿尔茨海默病一样，这些药物可能会减慢血管性认知功能障碍患者的疾病进展，但无法治愈这种疾病。

胆碱酯酶抑制剂有助于提高与记忆功能相关的神经递质（乙酰胆碱）水平。而阿尔茨海默病患者在疾病病程中均表现出乙酰胆碱的急剧下降。同样在血管性认知功能障碍患者中，高血压导致的机体损伤会降低乙酰胆碱的产生。

对患者来说，预防血管性认知功能障碍的发生，是保护重要认知功能如记忆力和推理能力的最为有效的手段之一。这就是为什么了解导致卒中的危险因素是非常重要的。您需要向医生咨询怎样做才能最好地控制这些危险因素。

随着成像技术的进步，医生未来应该能够识别出卒中导致的血管性认知功能障碍，从而做出更准确的诊断，采取更适当的治疗手段。医生未来也许可以观察到目前技术尚不能获取的大脑的微观变化。此外，随着研究人员对血管性认知功能障碍和阿尔茨海默病之间复杂关系的逐步探索，医生或许能够开发出疾病诊断和治疗的联合方法。

第十三章

导致痴呆的其他原因

除了在前几章里所描述的神经退行性和血管性疾病之外，其他疾病也可能导致大脑细胞的损伤，认知能力的损害，甚至导致痴呆。因为它们并不像阿尔茨海默病和血管性认知功能障碍那么常见，这些内容将在单独的章节中讨论。

然而，不常见并不意味着这些情况不值得我们去关注，也不意味着它们对患有这些疾病的患者不会造成严重的伤害。相反，如果我们研究出其中某种疾病的病因，则完全有可能为研究痴呆的发病及病程提供新的思路，或为其他类型的痴呆提供新的治疗手段或启发。

本章主要描述了一些看起来完全不同的疾病的普遍特征。一些疾病是遗传性的，由父母遗传给子女。部分情况下，痴呆的相关症状是继发性的——即为原发疾病的并发症。

大多数由上述原因导致的痴呆具有顽固性和不可逆性，治疗也以对症治疗为主。但也有一些病因导致的痴呆是有可能被治愈的，例如正常颅压脑积水。当痴呆是这种疾病的并发症时，治疗脑积水可能会有利于阻止或减缓认知能力的减退。

正常颅压脑积水

脑积水是因包围和为大脑提供缓冲的脑脊液不能被机体回收入血液所致的一种疾病。脑脊液在脑室中积聚，会导致脑室的异常增大，对大脑施加更大的压力。目前多将其看作一种先天性疾病。

在成年人中也可能发生一种脑积水的亚型，称为正常颅压脑积水。在这种疾病中，即使患者的颅内压力测量值在正常范围内，患者脑脊液的再吸收能力也可能存在缺陷。在颅压未升高的情况下，脑室明显扩大，从而压缩脑组织，引起认知障碍。

这种类型的脑积水最常见于老年人。它可能由创伤或其他疾病导致，但在大多数情况下，这种疾病的病因不明。部分正常颅压脑积水的患者是可以治疗的。

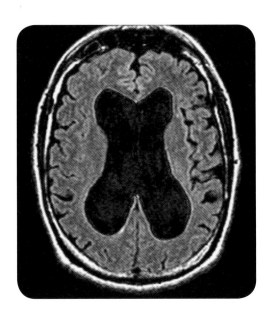

图13-1　在正常颅压脑积水中，脑脊液在大脑中的再吸收存在障碍，导致脑脊液在脑室中积聚。大幅度扩大的脑室（上图中间位置）会压缩脑组织，导致认知障碍

症状和体征

正常颅压脑积水的特征包括：

行走困难。 通常情况下，这种疾病最早出现的体征可能是脚步拖曳，上下台阶迟缓。正常颅压脑积水的患者往往走路时伴有双脚外扩。另外，转向困难，起始移动困难，缺乏平衡和经常跌倒均为常见的体征。

尿失禁。 控制膀胱的神经纤维变形可以导致患者产生更强烈和更频繁的尿意，这可能会引起尿失禁。有些患者可能会突然想小便（尿急），但不至于失禁。这些症状和体征通常伴随着行走困难而出现。

痴呆。 在正常颅压脑积水疾病中，痴呆往往表现为思维和心理过程迟缓、无法集中注意力和缺乏创新性。这些症状和体征可能不会表现得像本书描述的其他类型的痴呆那样严重。例如与阿尔茨海默病患者相比，正常颅压脑积水的患者通常可以正确回答问题，但可能要比正常人花更长的时间。

正常颅压脑积水所表现出的症状和体征与其他类型的痴呆较为相似，因此常常会出现误诊。然而，神经内科和神经外科医生经过仔细评估后，一般都能发现这些症状和体征的特定发展模式——特别是阿尔茨海默病。影像学检查和脊椎穿刺可以帮助排除其他原因导致的痴呆。通过对正常颅压脑积水的早期诊断和治疗，可以立刻帮助到那些可能会从中受益的患者。

治疗

通过引流从大脑中排泄多余的脑脊液是用于治疗正常压力脑脊液的典型手段，引流可以使大脑中的脑脊液水平正常化，同时帮助缓解症状。

尽管这种治疗方式可以帮助很多患有这种疾病的患者，但即使在最好的医疗中心进行治疗，脑室引流也会带来巨大的风险。

用来治疗正常颅压脑积水的手段很少。虽然很难预估结果，但50%~90%的患者接受手术后症状都会有所改善——但从长远来看，并不是每个有所改善的患者都可以将这种改善长期维持下去。

对于那些有明确病因——例如外伤的患者来说，他们成功治愈的概率会更大。那些只在短时间内表现出这些症状和体征的患者治愈的概率也很大。

医生可能会在放置永久性引流管之前对患者进行一些试验，来查看其对脑脊液排泄的反应，例如，医生可能会进行简单试验来检查患者的行走步态在放置引流管30分钟内是否会有所改善。

亨廷顿舞蹈病

不受控制的动作、情绪紊乱和神经功能退化均是亨廷顿舞蹈病的表现。亨廷顿舞蹈病是常常发生在中年的遗传性疾病。男女皆有可能患病。患有亨廷顿舞蹈病的青年人症状往往会更严重，且这些症状可能会发展迅速。在极少数的情况下，还存在儿童期发病的报道。

症状和体征

亨廷顿舞蹈病的一些早期症状和体征与情绪改变有关，例如激动、易怒和偏执。忧郁消沉也是常见的症状。受损的认知能力包括决策、学习能力、思维反应以及记忆力。

与亨廷顿舞蹈病有关的早期运动障碍可能包括轻微的平衡问题、行动笨拙和无意识的面部动作，比如抽搐和面部扭曲。

随着亨廷顿舞蹈病的发展，其他症状和体征也会相继出现，包括突发抽搐样的不自主动作、宽阔且腾跃的步伐、说话停顿或口齿不清、痴呆。

亨廷顿舞蹈病通常发展缓慢，而且它的严重程度与大脑细胞受损数量有关。通常症状出现10~30年后会导致死亡。一般来说，症状出现得越早，疾病发展得越快。最后死亡的原因通常与肺炎相关的感染或跌倒外伤及其并发症有关。

筛查和诊断

4号染色体上的一个异常基因是导致亨廷顿舞蹈病的原因。通常，这种基因控制亨廷顿蛋白的表达。基因突变可能产生一种有毒形式的亨廷顿蛋白，导致神经元的损坏。

为了确定症状是否由亨廷顿舞蹈病导致，医生会对患者进行体格检查，并询问病史和家族史。医生可能会询问患者最近情绪和智力上的变化。电子计算机断层扫描成像和核磁共振成像可能会显示出大脑结构的改变，反映出神经元的丢失。

血液化验可用于确定一个人是否携带着亨廷顿舞蹈病的基因。医生可能会建议进行这项检测，来明确这些症状是否由亨廷顿舞蹈病引起。有家族史的个体也会在症状出现之前进行这项检测。

是否进行早期基因检测是由个人所决定的。如果您不能确定是否要参加这项检测，则可以考虑咨询一下遗传咨询顾问。专门从事医学遗传学的医生可以帮助您来衡量检测的利弊，了解检测的积极意义和负面结果。如果您选择进行检测，可以考虑自费接受检查，这样检测的结果仍在您的掌握中。

治疗

目前还没有任何治疗手段可以阻止或者逆转亨廷顿舞蹈病，但有些方法可用来缓解其症状。

氟哌啶醇等抗精神病药物可帮助控制不自主的运动、暴力发作和幻觉。治疗精神病的药物不可用于存在肌张力异常的患者——由亨廷顿舞蹈病引起的突然性肌肉收缩——这些药物可能导致肌肉收缩恶化，引起肌肉僵直。

初步研究表明新型抗精神病类药物，如奥氮平（再普乐）和喹硫平，可能会更有效，产生的副作用也较少。镇静剂如氯硝西泮有助于减轻焦虑。各种抗抑郁药，包括氟西汀（百忧解）、舍曲林（左洛复）和去甲替林，可以帮助控制亨廷顿舞蹈病患者抑郁症和强迫症的发展。锂剂等药物可以帮助患者控制极端情绪和情绪的波动。

心理治疗、物理治疗和言语治疗也有可能对病情有所帮助，特别是在亨廷顿舞蹈病的早期阶段。这些治疗手段可以减少服用上述药物带来副作用的风险。同时，这些治疗手段可以大大提高患者的生活质量。

患有亨廷顿舞蹈病的患者可能每天消耗多达5000卡路里的热量——比正常人高得多。因此，确保他们得到充足的营养和维持健康体重是很重要的。他们可能需要他人帮助进食或需要大量的时间来进食。因此，把食物切成小块或提供简单的食物可使患者更容易吞咽，避免窒息。也可以考虑增添一些维生素和补充剂，但是需要先去找医生进行咨询。

克雅氏病

克雅氏病是一种全世界每100万人中就有1人患病的大脑退行性疾病。这是一种畸变蛋白质（朊病毒）攻击脑细胞，在脑组织中形成海绵状孔的疾病。这种病症可导致痴呆，最终导致死亡。

克雅氏病通常发生在60岁左右。一旦一个人罹患克雅氏病，病情进展得很快。患者通常在出现该病首发症状的几个月内死于并发症。目前没有任何治疗方法能够阻止或减缓这种疾病的发展。

20世纪90年代一种被称为变体克雅氏病的疾病吸引了公众的目光——这种疾病在吃了有海绵状脑病（疯牛病）的病牛牛肉的英国人中先流行起来，因此这种疾病也被称为疯牛病。

克雅氏病及其变种属于一个类群，被称为可传播的海绵状脑病。名字部分源于显微镜下可见的病变脑组织中的海绵状孔。

症状和体征

该病的主要特点是迅速发展的痴呆症状。一开始，患有这种疾病的患者可能会经历：

- 肌肉协调问题。
- 性格变化。
- 失眠。
- 视力模糊。
- 不寻常的感觉，比如感觉皮肤是黏的。

这些症状不久会变得更加严重，导致严重的精神损害。患者会进一步发展为不由自主的肌肉痉挛、移动困难、语言障碍和失明。

许多患有克雅氏病的患者最终会陷入昏迷。心力衰竭、呼吸衰竭、肺炎或其他感染，通常都是造成最后死亡的原因。患者通常在症状首次出现后5~7个月后死亡。

与疯牛病相关的变体克雅氏病通常始于精神症状，如抑郁、焦虑、冷漠和妄想。认知障碍通常发生在疾病的后期。变体克雅氏病患者的平均年龄比克雅氏病患者的平均年龄要小，且有稍长的生存期，一般为12~14个月。

病因

朊病毒蛋白天然存在于大脑。通常它们是无害的，但是当它们发生畸变时会引起疾病。当它们折叠为特定的三维形状时，它们可以表现出正常的功能。大多数朊蛋白可以在人体细胞产生的过程中或之后进行自发折叠。

然而，蛋白质折叠并不是万无一失的，许多由细胞产生的蛋白质并没有完成正确的自发折叠因而不被使用。被拒绝使用的蛋白会被运送到一个回收中心，在那里它们会被再利用。但是当人老了，回收中心可能不能再高效地工作。因此，错误折叠的蛋白质开始积累在大脑中，引起严重的问题。

畸形朊病毒可能进入脑细胞迫使正常蛋白质也发生错误折叠，导致被感染的细胞死亡。最终，大量脑细胞死亡，留下满是孔洞的脑组织。

传播

研究人员已经确定了人们罹患克雅氏病的3个基本要素：

自发性。 大部分患有克雅氏病的患者没有明确的病因。散发的克雅氏病占所有病例的85％以上。

基因突变。 在美国，5%~10%的患有克雅氏病的患者有家族病史或在克雅氏病相关的基因检测中呈阳性。

感染。 与克雅氏病相关的朊病毒接触而感染疾病的风险并不高。克雅氏病不可能通过空气或偶然的接触传播。有些患者是由于接触到了医疗过程中（如皮肤移植或者注射被污染的生长激素）被病毒感染的人体组织后患病的。自1985年以来，美国所有的人类生长激素已经经过了基因改造，消除了罹患克雅氏病的风险。

畸形朊病毒不能被标准灭菌方法（包括加热、辐射、酒精、苯、甲醛）杀死。因此，仪器使用会有极小概率的染病风险，如在某些脑部手术中使用的器械上可能会有少量被感染的组织。

动物研究表明，受污染的血液和相关产物可能会传播疾病，但所有记录在案的病例中，没有一例是关于人类输血导致克雅氏病的。克雅氏病主要与食用感染疯牛病的病牛牛肉相关。

克雅氏病和变异克雅氏病潜伏周期长，这意味着疾病可能在蛋白质异常出现几年后才发病。变异克雅氏病的潜伏期约为10年。

诊断

医生可以通过体检对克雅氏病做出准确的判断，包括询问个人病史，神经检查和其他诊断检查。诊断通常需要排除其他可能引起相同症状的病因。

核磁共振扫描可以显示轻微但具有特征性的异常。脑电波测试也可以显示出一个被称为"周期复合物"的不规则脑电波的特征序列，尽管这并不是每个患有克雅氏病的患者都具备的。

脑脊液中某些蛋白质的存在也有助于帮助患者进一步确诊罹患克雅氏病。也可以通过脊椎穿刺（腰椎穿刺）获得脊髓液样品进行检测。

然而只有死后检查脑组织才可以确认患者是否患有克雅氏病。

治疗

无论是克雅氏病还是变体克雅氏病目前都没有有效的治疗方法。研究者对各种药物都进行过实验，包括类固醇、抗生素和抗病毒药物，结果令人失望。因此，医生们把注意力集中在减轻患者疼痛和缓解其他症状方面，尽可能地提高患者的生存质量。

继发性痴呆

有时痴呆症状可能是某些慢性疾病的并发症，影响身体功能的正常运行。这类疾病被称为继发性痴呆，这种痴呆是由以其他症状为主要特征的疾病引起的。

这类疾病包括帕金森病、进行性核上性麻痹、艾滋病、多发性硬化症和威尔逊病。

帕金森病痴呆

有些帕金森病患者可能在疾病晚期发展为痴呆。帕金森病是一种主要影响神经元产生多巴胺的疾病，多巴胺是一种控制肌肉运动的神经递质。

帕金森病患者经常表现出颤抖、肌肉僵直、行走困难和平衡与协调问题。这些症状和体征通常在50岁后发生，但是疾病可能也会影响一些年轻患者。

认知障碍症状可能在患者被诊断出帕金森病前就已经表现出来，但这些症状往往较轻。但一些患者可能会发展成重度痴呆。一项研究表明，痴呆在帕金森病患者中的发病率可能在50%~80%——尤其是随着帕金森病患者年龄的增长，罹患痴呆的概率变得更高。

症状和体征。 下面介绍帕金森病痴呆在认知障碍方面的症状和体征，其中一些症状在不同个体身上出现的机会和表现形式可能有较大的差异。

·**执行能力受损。** 这些能力包括计划、组织、解决问题并做出决定的能力，以及理解复杂概念并遵循内心选择的能力。

·**注意力难以集中。** 帕金森病痴呆患者可能难以在对话中或做一件简单任务时集中注意力。

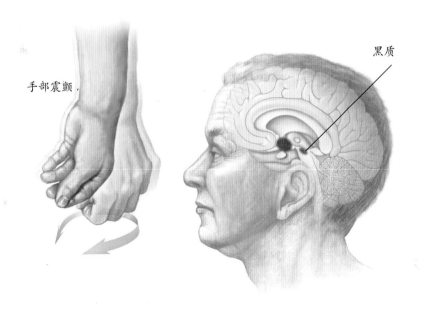

手部震颤

黑质

图13-2　与帕金森病相关的问题，如身体不稳定和震颤，主要是由多巴胺分泌水平不足引起。多巴胺是一种将信息从黑质传递到大脑其他部分的神经递质

·**记忆问题**。帕金森病痴呆患者可能仍有存储新信息的能力，但是如何获取该信息对患者来说是个挑战。因此，在没有视觉或语言提示的情况下，患者可能有记忆困难。一般来说，帕金森病痴呆患者的记忆损伤程度并不像阿尔茨海默病患者那么严重。

·**精神症状**。与路易体痴呆相似的症状——幻觉，也是帕金森病痴呆的一种普遍症状。幻觉通常涉及生动、多彩的人物形象或者动物形象，但是声音不包括在内。妄想和偏执是不太常见的症状。

病因。因为帕金森病痴呆与路易体痴呆非常相似，一些专家认为两种疾病可能源于同一发病机制。

目前帕金森病痴呆和路易体痴呆唯一的区别是症状发作的时间。如果在认知障碍开始一年多以前就已出现平衡协调问题，则被认为是帕金森病痴呆。如果在认知障碍开始一年内发生平衡协调问题，则被认为是路易体痴呆。

路易体——不正常的 α-突触核蛋白沉积——存在于大多数帕金森病患者的大脑中。当没有出现痴呆症状时，路易体仅存在于大脑黑质中。当痴呆症状出现后，路易体可在大脑其他部位被发现。

一个著名的理论认为，路易体出现的区域与智力和情感相关，是引起帕金森病痴呆的病因。但是不断出现的新的研究表明，路易体可能不是唯一相关的因素。

此外，尸检结果显示，帕金森病痴呆患者经常表现出脑组织中淀粉样斑块和神经原纤维缠结。这表明阿尔茨海默病可能是导致帕金森病患者痴呆的一个原因，预示着阿尔茨海默病和帕金森病可能有某种联系。

帕金森病主要的潜在机制即多巴胺神经元的缺失，可能是导致帕金森病或导致认知障碍和痴呆的原因，而不是异常的结构如路易体、淀粉样斑块和神经原纤维缠结。

治疗

帕金森病痴呆患者通常除了多巴胺神经元的大量缺失，还有产生神经递质乙酰胆碱的神经元的大量缺失。事实上，乙酰胆碱水平的降低是阿尔茨海默病的一个特征，但帕金森病痴呆患者的下降程度比阿尔茨海默病患者更严重。研究表明胆碱酯酶抑制剂，可以增加大脑中乙酰胆碱的水平，有助于改善认知障碍症状，但是尚需更多的研究来验证这些结果。

新型的抗精神病药物——喹硫平（思瑞康）是较为常用的、可能有助于减少幻觉和其他精神症状的药物。

进行性核上性麻痹

进行性核上性麻痹常被误诊为帕金森病。它具有许多与帕金森病相似的特点，如步态不稳、佝偻的姿势、肌肉僵化，语言运用和发音困难。

进行性核上性麻痹患者有向后倒的倾向。患者眨眼的频率也大大降低，动眼变得缓慢，这会导致眼睛干燥和增加眼睛的敏感性，使之易感染。这类疾病的一个典型症状是患者无法将目光向下聚焦。

一些进行性核上性麻痹患者可能会患有认知功能损伤，包括记忆丧失，性格变得冷漠、沮丧和焦虑。他们经常有执行困难。其他的症状和体征可能包括睡眠障碍、易怒、偶尔的情绪爆发，以及无法解释的大笑或哭泣。

在大脑神经元的损伤方面，进行性核上性麻痹比帕金森病更严重，损伤面积更广。这种疾病的病因是不明确的，但与其他一些疾病相似——包括阿尔茨海默病和额颞叶变性——神经原纤维缠结是其主要特征。各种tau蛋白相关疾病（有时被称为

tau蛋白疾病）之间的关系目前并不清楚，但研究如何防止tau蛋白积累可能会帮助更好地治疗这些疾病。

目前，治疗进行性核上性麻痹患者的方式主要是提高患者的舒适度和生活质量。用于治疗其他运动障碍的药物对进行性核上性麻痹患者可能有暂时的帮助。带棱镜镜片的眼镜可以改善患者无法向下看的症状，人工泪液可以舒缓眼睛干涩。症状发作后，这种疾病的平均生存期为7年。这种疾病导致的死亡通常是由肺炎相关的感染、跌倒或活动减少等的并发症引起。

艾滋病相关痴呆

有些感染人类免疫缺陷病毒（艾滋病毒）的患者可能最终发展成痴呆。这种情况称为艾滋病相关痴呆（HAD）。

在广泛使用高度积极抗逆转录病毒疗法（HAART）之前，20%~30%的艾滋病患者会继续发展成痴呆。最近，由于抗逆转录病毒疗法的成功，感染艾滋病毒的成年患者中痴呆的发病率下降到大约10%。

艾滋病相关痴呆的特征是记忆力丧失、注意力不集中、判断和运动能力损伤、性格变化、情绪波动、焦虑，偶尔会出现幻觉、偏执和妄想。疾病刚发作时，症状是轻度的，且容易被患者当作疲劳而忽略。

患者经历各种症状和体征的速度和严重程度不尽相同。一些患者可能发展为非常轻度的认知障碍，被称为轻度认知运动障碍（MCAAD）。这种疾病在日常生活中并不会严重干扰他们的工作。其他患者则可能发展为严重的痴呆。

导致人类免疫缺陷病毒感染者的大脑细胞退化的原因尚不清楚。但是可以明确的是，痴呆的发作与感染病毒的细胞数是相关的。一种被称作"特洛伊木马假设"的理论认为，病毒作为免疫细胞中的隐藏"乘客"进入中枢神经系统。这些免疫细胞可以进入大脑。一旦到了那里，感染病毒的细胞就会感染神经元，复制出更多的病毒。

神经心理学测试与大脑成像技术有助于诊断患者认知障碍的发展程度。在诊断过程中，医生试图将艾滋病相关痴呆与其他可治疗的痴呆区分开来。可治疗的痴呆的病因包括脑部感染如脑膜炎、营养缺乏、药物副作用和精神疾病如抑郁症和焦虑症。

艾滋病相关痴呆的典型治疗是高度积极抗逆转录病毒疗法方案联合任何与情绪和焦虑障碍相关的治疗。这种方式可以大大减少体内感染细胞的数量，高度积极抗逆转录病毒疗法还可以降低罹患艾滋病相关痴呆的风险。

而轻度认知运动障碍日后很可能发展成痴呆，特别是在新的治疗方法延长了艾滋病患者寿命的情况下。因此，研究人员需要继续寻找保护大脑免受病毒感染的方法。

多发性硬化症

大约有一半的多发性硬化症的患者有一定程度的认知障碍。这种认知障碍通常并不像阿尔茨海默病和其他形式的痴呆表现的那样严重，但它仍可以影响一个人的工作和社交，甚至影响患者的日常生活技能。

在多发性硬化症中，机体会错误地引导抗体和白细胞攻击髓鞘中的蛋白质（髓鞘蛋白质是一层包围着大脑和脊髓中神经纤维的保护膜）。这种情况会导致髓鞘发炎，最终伤害到髓鞘蛋白质所包裹的神经纤维，并产生瘢痕区域（硬化症）。最终这种损害会降低或阻断肌肉协调、力量控制、感觉和视觉神经信号传达的能力。

在多发性硬化症中，不同类型的认知障碍是由于大脑的白质中不同的神经受到损伤所引起。症状和体征可能包括:

· 记忆困难。

· 一般性遗忘。

· 反应迟钝。

· 执行命令困难。

· 个性变化，包括粗心大意，易怒，缺乏判断力和反应能力。

· 语音障碍。

· 抑郁消沉。

这些症状和体征的发作一般持续几周或几个月，之后的发作间隔表现为问题改善或消失（缓解）。这种疾病的症状及其严重程度与大脑中感染的区域和神经损伤程度有关。认知障碍的症状更可能发生在慢性进行性多发性硬化病患者身上。

相关治疗可减少神经损伤，防止或最大限度延缓认知衰退。研究表明治疗阿尔茨海默病的药物可能有利于改善认知障碍的症状，但需要更多的研究来验证药物的功效。

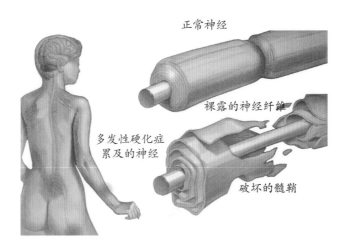

正常神经

裸露的神经纤维

多发性硬化症累及的神经

破坏的髓鞘

图13-3 在多发性硬化症中，神经纤维（髓鞘）的保护膜会逐渐脱落，最终被破坏。神经损伤发生的位置不同，多发性硬化症会影响视觉、感觉、协调、运动、膀胱和肠道的控制能力

威尔逊病

威尔逊病是一种遗传性疾病，可导致过多的矿物质铜积聚在患者的肝脏、大脑和其他重要的器官内。胆汁是一种帮助消化的液体，通常可带走肝脏中多余的铜。在威尔逊病患者体内，肝脏不能将矿物质释放进入胆汁。

结果导致铜在肝脏中积聚，造成肝组织的损伤。一些多余的铜会流经身体各处，损害大脑、眼睛、肾脏和红细胞。如果不进行治疗，威尔逊病将是致命的。

某些威尔逊病患者有性格突变和不恰当的社会行为。震颤，肌肉痉挛与言语问题也可能发生。这种疾病晚期的并发症包括情绪波动、抑郁、躁动、记忆丧失和意识模糊。

通过早期诊断和治疗，可以阻止威尔逊病的病情发展，现有的症状可能得到改善。治疗手段包括从组织中除去沉积的铜或使其变为无害的物质。

两种药物被批准用于治疗这种疾病——青霉胺和曲恩汀。另外，应用醋酸锌有助于阻止铜在胃肠道中的吸收，并且可作为孕妇或没有症状或器官损伤的患者的替代治疗。虽然治疗是终身的，但是从可以延长寿命的角度来看，这种治疗对威尔逊病患者是有好处的。

原因众多

就像一台运行良好的机器，您的大脑也需要靠协调、平衡其所有部分的功能以便保持最大效率的工作。即便这种平衡的轻微破坏都可能导致严重的后果。

如前几章所述，大脑和神经系统容易受到各种各样的伤害。神经细胞的退化引起多种疾病，如阿尔茨海默病。脑供血中断会引起卒中。

本章所描述的情况大大拓宽了影响或破坏认知、记忆、精神和学习的病因范围。其中包括基因突变、蛋白质积聚，化学失衡、病毒入侵和脑脊液过量。

神经学家和其他医学专家需要设法确定导致患者症状和体征的病因并开出适当的治疗处方。诊断疾病可能是困难的，因为症状是如此的复杂多样。一般而言，许多症状都与认知损伤有关，仔细评估这些症状的特点和模式对获得准确的诊断是非常必要的。

第四部分

有希望提高认知能力的策略

第十四章

保持神经敏锐

您可能会想，"我可以做些什么来预防阿尔茨海默病？"

无论是在照顾痴呆的亲人还是已步入老年，或者只是单纯地思考未来，这都是您可能要面对的问题。您可能想知道如何做可以改善或保留记忆力，以及随着年龄的增长，如何减少认知能力下降的程度。

不幸的是，答案并不那么简单。虽然大众媒体吹捧着有健脑作用的各种产品——从野生鲑鱼到椰奶——但是并没有证据证明这些产品可以降低大脑中产生异常病理改变的风险，比如阿尔茨海默病中损害认知功能的淀粉样沉积斑块和神经原纤维缠结。

但另一种答案是：您可以采取多种方式来养成良好的记忆习惯并改善短期记忆（随着痴呆的发作而快速受损的记忆部分）。在您被诊断出有记忆问题之前，您越早采取这些方式对您越有益。健康的生活习惯也能增强大脑功能，防止记忆问题的产生。

可以确信的是，其中一些方式可以提高您对阿尔茨海默病的抵抗力。研究表明，在大脑成像技术中显示出数量接近的淀粉样沉积斑块和神经原纤维缠结的两类人群，可能会经历完全不同的症状：对于一些人来说，淀粉样沉积斑块和神经原纤维缠结会使他们变得衰弱；对于另外一些人，他们的认知方面只有很小的改变。这怎么可能呢？

有些人大脑中发生的物理损伤能够更快地复原，也许是因为他们的神经联系稍微强一些。这种复原性——也称为认知储备——可能是个体与生俱来的，或者也可能是通过终身的精神刺激和其他有益的生活方式而获得的能力。目前研究人员正在进行更多的探索，以更好地了解这种能力。

同时，请充分利用您的智慧和记忆能力。在这一章，您会发现一些切实可行的方法，可以提高您的记忆力和信息处理能力，或能够刺激您大脑的神经活动。

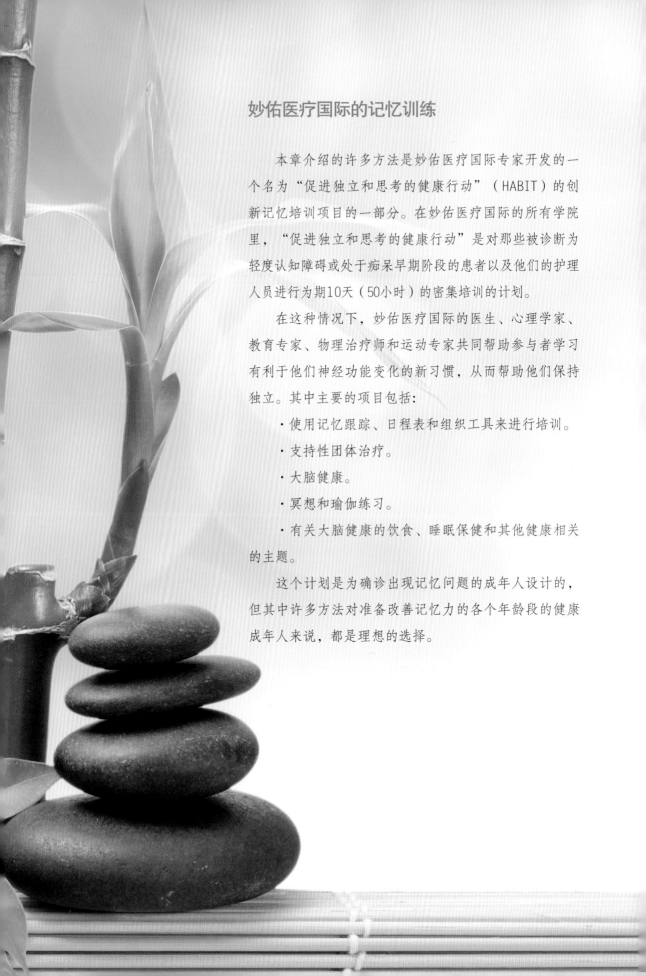

妙佑医疗国际的记忆训练

本章介绍的许多方法是妙佑医疗国际专家开发的一个名为"促进独立和思考的健康行动"（HABIT）的创新记忆培训项目的一部分。在妙佑医疗国际的所有学院里，"促进独立和思考的健康行动"是对那些被诊断为轻度认知障碍或处于痴呆早期阶段的患者以及他们的护理人员进行为期10天（50小时）的密集培训的计划。

在这种情况下，妙佑医疗国际的医生、心理学家、教育专家、物理治疗师和运动专家共同帮助参与者学习有利于他们神经功能变化的新习惯，从而帮助他们保持独立。其中主要的项目包括：

· 使用记忆跟踪、日程表和组织工具来进行培训。

· 支持性团体治疗。

· 大脑健康。

· 冥想和瑜伽练习。

· 有关大脑健康的饮食、睡眠保健和其他健康相关的主题。

这个计划是为确诊出现记忆问题的成年人设计的，但其中许多方法对准备改善记忆力的各个年龄段的健康成年人来说，都是理想的选择。

年龄对大脑功能的影响

智力会随着年龄的变化而变化吗？研究表明，答案很可能是肯定的。正如当您变老了，您感受到的视觉、听觉或平衡能力的变化，您的大脑功能也可能经历以下变化：

· 您可能要花较长时间来学习新事物。与年轻的时候相比，您在相同的时间内学习的东西变少，换言之您需要更多的时间来学习相同内容的东西。

· 您可能很难回忆起来一些名字、面孔、日期、地点或其他细节。

· 您可能很难同时处理多件事。在您将注意力转移到下一件事之前，您可能需要将注意力集中在一件事上并很好地完成它。

· 您可能会出现记忆错误，比如忘记自己把车停在哪里或把钥匙放在哪里。这是人们在50岁以上的年纪时普遍的抱怨。

所有的这些变化都会令人感到不安或害怕，但值得注意的是，大脑的许多部分并不受年龄的影响。这包括存储语言和词义的区域，以及与创造力和智慧相关的区域。还有程序性记忆，它用于存储您掌握的技能，因为您已经重复做了一遍又一遍（这些技能包括骑自行车或弹钢琴等），所以一旦您掌握了这些技能，它们会和您一直在一起，也就是说，程序性记忆随着年龄的增长基本不会退化。

意识到并不是所有人都是通过相同的方式在变老，这一点也很重要。有些老年人活到90岁仍可以挥动高尔夫球杆且保持着良好的记忆力。但这可能并不是所有人的目标。大多数人的记忆力随着年龄的增长都会经历一些变化。

作为一个青年人，不管您的大脑的优势和弱点是什么，它们随着年龄的增长很可能还会一直保持下去。例如，如果您一直善于记住别人的名字，您很可能会保持这种能力到老。如果您总是难以记住名字，即使年龄增长了您可能也不会有所改善。事实上，这种类型的问题可能会随着年龄的增长而变得更糟。

幸运的是，大多数专家认为如果您改变一些日常习惯，您就可以提高记忆力。这是个好消息，但要做到这一点并不那么容易。

尽管用意良好，但许多人直到早期痴呆才会有意识地寻找改善他们记忆力的方法。通过阅读这本书，您已经朝着保护记忆迈出了积极的一步。现在，是时候挽起袖子，开始积极地做出改变了。

激励方案

越早养成良好的习惯，可能越有助于帮助您抵抗年龄相关的认知损伤。以下是可以帮助改善您日常生活中的记忆和信息处理能力的实用策略。这些策略也可能对您保持大脑健康有所帮助。

创建日程表

您会发现自己经常被来自四面八方的信息包围——姓名、数字、密码、待办事项列表等。如果您觉得大脑不能特别轻松地处理这种类型的信息，那么当试图追踪很多烦琐的细节时，您更容易出现记忆错误。

有效的日程表和组织系统可以帮助您避免信息超载。年轻时养成这种习惯有助

不仅仅是记忆衰退？

在典型的衰老过程中，记忆力衰退和健忘可能是烦恼、沮丧或尴尬的根源。您在晚宴上忘了他人的名字，直到过后才想起。您时不时把东西放错地方。您错过了一次账单支付，但还是能改正自己的错误。

如果记忆减退开始扰乱您的日常生活或影响到个人安全，那么这不再是典型的老化过程。认知能力变化妨碍正常的日常生活可能是痴呆发出的一个警告信号。痴呆的其他警告信号还包括：

- 判断和决策能力差。
- 难以执行熟悉的任务或无法解决问题。
- 交谈困难。
- 无法理解视觉图像或空间关系。

如果您注意到自己或亲人有以上任何症状，请咨询医生并进行相关的检查。

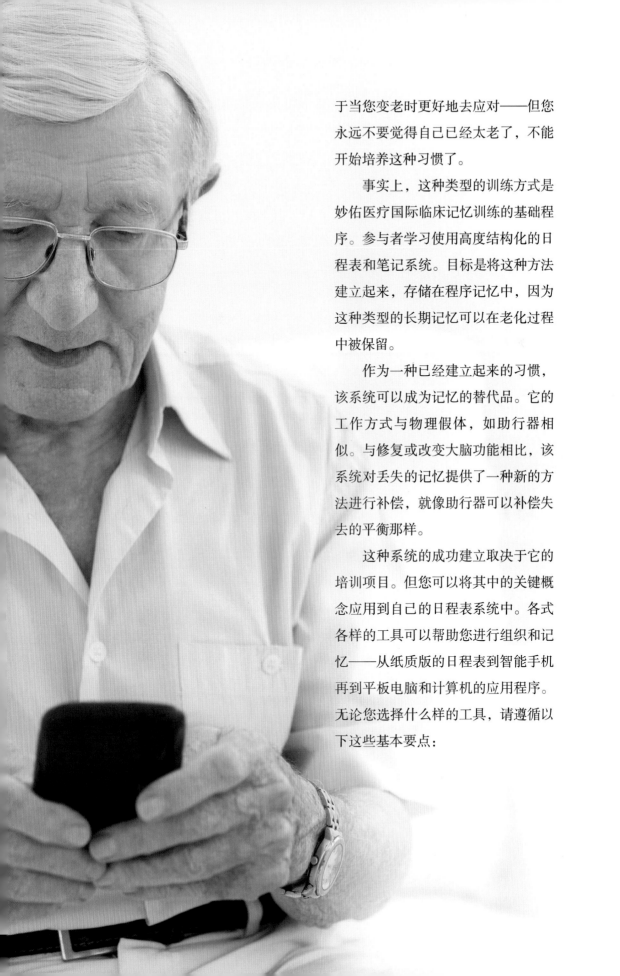

于当您变老时更好地去应对——但您永远不要觉得自己已经太老了，不能开始培养这种习惯了。

事实上，这种类型的训练方式是妙佑医疗国际临床记忆训练的基础程序。参与者学习使用高度结构化的日程表和笔记系统。目标是将这种方法建立起来，存储在程序记忆中，因为这种类型的长期记忆可以在老化过程中被保留。

作为一种已经建立起来的习惯，该系统可以成为记忆的替代品。它的工作方式与物理假体，如助行器相似。与修复或改变大脑功能相比，该系统对丢失的记忆提供了一种新的方法进行补偿，就像助行器可以补偿失去的平衡那样。

这种系统的成功建立取决于它的培训项目。但您可以将其中的关键概念应用到自己的日程表系统中。各式各样的工具可以帮助您进行组织和记忆——从纸质版的日程表到智能手机再到平板电脑和计算机的应用程序。无论您选择什么样的工具，请遵循以下这些基本要点：

选择一样工具。相比依靠成堆的便签和分散在您房屋、钱包和裤子口袋里的纸条，您可以挑选一个更方便的工具，随时携带。寻找那些足够小的能够放进胸前的口袋里或钱包里的工具。它可以是纸质的日期簿，也可以是智能手机应用程序——只要它们适合您的风格。

追踪信息。建立一种方法来追踪各种类型的每日待办事项。可将这些信息大致分为3类：

·在特定时间发生的事件，例如约会和会议。

·不需要在既定时间，但需要完成的任务，包括日常工作任务，家务劳动以及服用药物。

·您生活圈中人们的地址、电话号码和其他联系方式。

在您的记事簿或电话中指定一个单独的部分来追踪每种信息。当信息按照类别区分时，会更容易被记住和处理，而不要混杂在一个长长的名单中。您可以记录短日志或指定笔记区域来记录您一天中发生的事情，比如重要的电话号码。

定期使用系统。频繁地使用是将日程表变成您的习惯的最好方式。设置一个固定的时间来修订您的日程表系统，一天最少3次。您可以将修订的时间和其他日常日程相关联，比如，在早餐后进行。此外，修订还应该增加对每次日程或完成一次新会议、约会和任务的回顾。

标记已完成的任务。在完成的条目旁边画一个叉或其他记号。这使得追踪未完成的项目变得更容易，日常任务的完成情况也一目了然，比如吃药都是在一天中的特定时间完成的。如果您认为您的记忆足够敏锐，可以跳过这些步骤，那么还请三思。尽早养成这种习惯会是明智的选择。每当您完成一个任务，您可能会感觉到一种有激励作用的成就感。

随着时间的推移，您将会摸索出自己的方式、简写和缩写等，都可以使您的日程表系统更加高效。这很棒！专家认为并没有一种标准的方法来使用日程表。最好的日程表系统是一个适合您个人需要的，并采取最少的时间和精力来维持的系统。

整理杂乱无章的东西

现在有很多商店专门卖柜子、篮子、箱子、集装箱、挂钩和吊架，它们可为您家中的整齐美观提供各种整理和收纳的灵感。您不必按字母顺序排列抽屉和架子。

但保持周围环境整洁有助于您减少分心和改善记忆。

创建一个放置物品的系统。就像您处理信息一样，无论是在家里还是在工作中，您都可以开发一个系统来安排您的随身物品。在同一个地方存储常用物品。在同一个口袋或手提包里携带您经常使用的汽车钥匙或房屋钥匙，然后每次使用完重新把它们放回原来的口袋中。

这里还有更多的方法：将您用于特定任务的厨房器具一起放在方便拿放的地方，比如，带有计量杯的搅拌碗或带有切割板的刀具。用一个工具箱来放置那些您偶尔需要使用的工具，比如锤子、钳子和扳手。当您使用完了将它们放回工具箱，这样您下次使用它们时就会知道它们在哪里。

整理信件。处理无数的流水般的信件、票据、银行对账单、会议通知和每周收到的特别公告并不轻松。与其将信件和垃圾邮件堆积在杂乱的纸堆或长长的列表中，您一拿到邮件就将它们和其他文件进行排序会更好。当您排序时，问问自己："我还需要这份文件吗？"如果答案是肯定的，保留它。如果答案是不，扔掉它。

接下来，将文件夹中答案"是"的信件放入以下指定类别的文件夹或文件篮中：

·**需要反馈或处理的信息**。这一类包括需要支付的账单和需要回复的邀请函。当接收到它们的时候，把这些待办事项放入一个特别的文件夹或文件篮。然后留出时间，一周至少解决一次这类事项。

·**需要偶尔询问的信息**。比如纳税记录；供您核对的报表，储蓄和投资账户；保险单和其他主要合同；电器、汽车和其他物品的使用手册。创建文件夹来保证这些文件的安全。至少每年一次，查看文件夹并清除任何无关紧要的内容。

·**在您闲暇时阅读的信息**。收集杂志、时事新闻和手册，将它们放入"准备阅读"的文件夹中，这样可随时阅读。保存这些信息，以便下次在睡前、周末放松时或在下一次飞机旅行中阅读。

集中注意力

当您专注于某个对象、任务或事件时，注意力就会集中了。这种技能是记忆处理的重要组成部分——需要集中精力把信息输入您的大脑，这样它才可以作为记忆正确地存储起来，在需要时可以提取。然而，随着您年龄的增长，会变得越来越难以集中注意力。

放慢速度。专注于现在可以帮助您集中注意力。在开始谈话或者活动之前，做个深呼吸。然后仔细看看您眼前的人或者事。您也可以使用您的感官（视觉、听觉、味觉、触觉、嗅觉）来帮助您专注于当下。熟悉您周围的气味或声音可以让您认识周围的环境并帮助您集中精神。这里还有一些其他提高注意力的技巧。

尽量避免转移注意力。当您阅读说明或试图集中注意力时，关掉收音机或取下无线耳机。控制您的工作环境来减少分心，比如在需要集中注意力时关上办公室的门。那么从您手机或其他电子产品中发出的钟声、铃声和报警声呢？可以考虑让您的手机和电脑每天静音几小时，至少在您专注于一个项目的时候保持静音。

一次完成一项任务。如果可能的话，一次只做一件事。在设定的时间内关注一件事，然后休息一会。

应用选择性注意力。当您在嘈杂拥挤的餐馆里谈话时，您会依赖这种类型的注意力。您可以通过屏蔽掉背景噪声和谈话声来集中注意力，在这种情况下，不管您的晚餐伙伴正在说什么，只关注于自己的任务。您同样可以用这种方式来选择您想记住什么。

提醒自己什么是真正重要的，什么是次要的。当同时认识一些新朋友时，比如，只需要关注几个关键的人名——记住几个人比对每个人印象模糊要好。当阅读一篇新的文章时，略读一遍来考虑哪些细节或想法可能是最重要的、需要记住的，然后再次阅读它获得完整的细节。

使用记忆技巧

记忆技巧可能是有用的辅助手段。大多数可以帮助您更高效地编码信息——当您第一次看到信息时集中注意力于它，并以一种有助于您以后回忆起来的方式来处理它。使用这些记忆技巧就像玩游戏一样——享受其中的乐趣。有创造力（甚至古怪）可能使记忆更有效。请注意，您必须练习这些技巧，直到它们成为自发的行为。在那之前，它们反而有可能是一种导致注意力分散从而恶化记忆的行为。

建立联系。一种记住新事物的方法是把已知的东西与它相联系。有意识地建立联系使信息变得有意义并使自己更有可能记住它。您小时候就会这样做，通过记住某个国家的地图形状像靴子，学会了在世界地图上认识意大利；或觉得密歇根州像一只手套从而记住它。

联系也可用来学习定义和人名。例如，要记住船停的位置在左侧（不是右侧），将渡口（port）这个词和左侧（left）这个词联系起来，它们同样有4个字母——而右侧（right）这个单词有5个字母。这就将渡口和左侧联系起来共同储存在了您的记忆里。

通过建立联系来学习新的名称：

· 想象其他您已知的同名的人物，例如某个同名的叔叔或邻居。

· 可以将某些新名字与一幅图像相联系，例如，将罗宾与知更鸟（robin）相联系；或形成画面，罗伯特·格林（Green，意为绿色）穿着绿色的裤子。

· 将新名字与那个人的显著特征或你们认识对方过程中的一些信息相联系，比如，高大的蒂莫西或是音乐会上的凯瑟琳。

您可以使用联系来检索记忆。您可以尝试回忆与您10年前一起工作且从那之后再未相见过的人的名字。若这个名字没有立刻浮现在您的脑海里，可以尝试回忆一些与这个人相关的记忆。想象你们一起工作过的大楼、办公地点或你们上司的名字。

用相关的细节刺激您的记忆，帮助您追溯您的心路历程来查找信息，正如您可以循着您走过的街道来找您的钥匙。它经常会帮助您找到想要的信息。

重复、重讲和重游。 重复新信息有助于您集中注意力和正确记忆，例如姓名和号码，第一次学习的时候可以多记几遍。比如，当您遇到新朋友时，立即在对话里提到他们的名字。同样的技巧也适用于完成一些流程。大声地重复指令可以正确地处理信息和按正确的顺序和步骤行事。

同样地，当您想要记住关键的概念和想法时，与其他人多谈论是很好的办法。如果您想要在您刚刚结束阅读的时候记住一本书的主要内容，您可以在和家人及朋友的谈话中总结一下。把您的想法变成词汇会帮助您准确地找到最重要的信息并很好地阐述您的观点。

您可能需要在参加一些特殊活动之前查看相关信息——例如参加同学聚会前翻阅学校年鉴以便帮助您记住同学的名字和面孔。

其他记忆技巧。 这些技巧可能对您记住新信息有所帮助：

· 拆分。 将一大堆信息分成几个有意义、可管理的部分。当您将10位的号码按区号、三位数交换码和四位数个人号码输入时，您已经按照一定的方法将信息拆分了。比如，800 - 555 - 1212。相同的技巧也可用来记住您的驾驶证号、计算机密码或其他的长号码。您也可以将一长串的条目或指令分成更小的组别。比如，与其试图记住杂货店的7项随机物品，不如将它们拆分为4种蔬菜和3种水果。

· **图像化**。为您想要记住的信息想象一幅生动的画面。创造性在这种技术中起着特别重要的作用。例如在假期中，您把烤盘放在地下室的壁橱架子上，您可能通过想象一只火鸡在壁橱里到处跑来记住它的位置。

· **写下来**。做笔记或列表可以帮助您更好地记住信息。让帮助记忆的记录行为与您如影随形。比如写下您想尝试的餐馆的名字可以帮助您记住这家餐馆，即使您忘记了笔记放在哪里。在日记里记录一系列的事件和您的感觉可能有助于帮助您记住这种经历，即使之后您再也没有重读过这篇文章。

· **使用提示**。提示是帮助您记起应该去做什么，它可能是一个物体，一种声音，甚至一种气味。许多人喜欢将物品放置在特殊的位置，以帮助他们记住这些物品。比如，将信件放在通往前门的路上，这样当您离开房子的时候就不会忘记它们了。或晚上在浴室玻璃上或冰箱上贴上注意事项来确保不会忘记第二天早上要做的事。您也可以使用听觉提醒，比如，在约会前一段时间设置手表的闹钟提醒。

交叉训练您的大脑

保持头脑清醒的一种方法是锻炼它。就像平常体育锻炼可以改善您的心肺功能一样，定期进行脑部训练可以改善您的大脑功能。

对大脑进行科学的训练——包括设计一组针对训练大脑的特定区域的有条理的练习——总体来看具有非常积极的意义。这些大脑训练计划可以提高您的注意力和您思维的处理速度——甚至可以帮助您构建如本章开头所述的认知储备。妙佑医疗国际记忆训练项目包括一个科学系统的大脑训练计划，其中包括逐步进阶的听力训练。比如，戴着耳机的参会者会被问及能否区分高音和低音。开始，声音缓慢而清晰。然后，声音越来越快，直到它们听起来像是一次点击声。另一项练习要求参与者区分相似的音节如"哆"和"叨"。这两项练习的目的都是为了提高声音（听觉）在您大脑中的处理速度和准确程度。

您会发现有很多可用的在线大脑训练程序、计算机软件程序和不同价格的智能手机应用程序。在您购买任何程序之前，最好对这些程序进行一些了解；或者从脑部运动书籍或可以加强您大脑功能的免费的在线游戏开始。填字游戏、数字和文字游戏，每日进行一些上述的活动都是精神上的有氧运动。

为这些大脑记忆训练制定一般的指导方针——类似于那些您在体能训练中遵循的原则：

持之以恒。您需要进行定期的身体锻炼才能保持健康的体魄并降低罹患心脏病的风险。在大脑训练中也是如此。为了使大脑功能发生显著的改善，您需要进行定期的脑力锻炼，而不是偶尔的纸牌游戏。事实上，在一项成功的认知培训研究中表明，参加者至少需要接受为期八周、每周五天、每天一小时的培训。

丰富您的日常生活。一份好的身体锻炼计划会融合很多不同的锻炼项目，这样的设计有助于锻炼全身上下。所以，如果您要开始进行第100次的填字游戏时，那么是时候尝试别的项目了。您还可以将某一区域的锻炼和刺激整个大脑的活动相结合，包括控制视觉处理区域、声音处理区域、排序、空间关系、语言等来达到目的。

以一系列的技能为目标。试试寻找可以作用于大脑不同部位的活动。比如，尝试通过拼图游戏来加强空间关系能力，以及通过参加古典音乐会或者讲座来锻炼您的声音处理系统。

挑战自己。妙佑医疗国际所使用的大脑健康软件可以通过用户的反应来自动调整程序中的困难部分，这样的话，每个人都可以获得85%的正确率，这个项目就会总是具有挑战性，但不会让参与者对自己感到失望。在您的大脑训练中也需要遵循相同的原则。选择一个您不能轻松应对的水平，接下来当需要的时候进行更高级的练习。

关注速度。花时间提高您处理信息的速度，因为速度是记忆的一部分，通常会随着年龄的增长而变得迟缓。用纸牌游戏代替单人游戏。前者是一种轻松的孩童时期的纸牌游戏，但只有您非常迅速地做出判断才能获胜。让一个您最喜欢的5岁小孩来帮助您完成对自己的测试，或者寻找其他快节奏的大脑游戏，如《扫雷》。或者用计时器对您常玩的填字游戏进行速度测试。

尝试新的事物

终身学习和脑力刺激活动一定会使您的生活变得更有趣、更充实。且这些活动可能会降低您记忆丧失的风险。虽然您可能做不了一些您以前做的事，但年龄不应该阻止您追求新的领域。研究表明，老年人学习新技能的能力和年轻人一样。年轻人可能在脑部信息处理方面更快，但老年人拥有更多的智慧和经验。

不要害怕挑战您的极限。兴奋的感觉是学习很重要的一部分。美国前总统乔治·布什通过跳伞庆祝了他75岁的生日。他第一次跳伞是在第二次世界大战期间，他的飞机在太平洋上空被击落的时候。在那次经历之后，他向自己保证，有一天他会为了好玩而跳下飞机。

如果您不喜欢跳伞，创造性的工作可能更适合您。艺术家乔治娅·奥基夫中断工作多年后，在86岁时重返绘画领域并且获得了艺术勋章。克林特·伊斯特伍德导演70多岁时获得3项奥斯卡提名。其中一部电影使伊斯特伍德赢得了奥斯卡最佳导演奖，还有摩根弗里曼在他68岁的时候获得了奥斯卡最佳配角奖。

最近，88岁的女演员贝蒂·怀特成了有史以来客串主持《周六夜现场》年纪最大的人，并且她凭借自己的努力赢得"黄金时段艾美奖"。建筑师菲利普·约翰逊已经90多岁了，仍继续致力于建筑设计和美学。简而言之，展示最好的自己，永远不会太晚。

当然，打开新世界并不需要名人身份。以下是让您开始的方法：

·保持好奇心。参加继续教育课程。学习瑜伽或普拉提，尝试绘画或创造性写作。

·在当地学校或者慈善组织做志愿者。

·掌握最新的技术，例如计算机、照相机和电子设备。您可以通过阅读贸易杂志和参观专卖店来更便捷地做到这一点。

·使用互联网来获得您所感兴趣的信息。研究新的食谱、园艺或高尔夫，抑或家谱。

·去新的地方旅行，无论是某个遥远的地方还是您家附近新开的民俗餐厅。

·与家人和朋友们保持联系，拓展您的朋友圈，获得新的友谊。

·加入读书俱乐部或讨论小组。

·参加当地的音乐会、讲座和观看戏剧来丰富您的文化生活。

·研究家族史并出版。

您丰富的阅历为您学习技能、接受改变和将新知识融入生活提供了背景和经验。

把这一切融合在一起

您不可能在一夜之间把所有的这些方法都应用到您的日常生活中。您可能会发现其中一些方法执行起来很容易，甚至很有趣。（您一直想上绘画课，现在您有了一个很好的理由！）然而，改变一些日常习惯——例如组织家庭活动或追踪您的计划——可能对您来说更具有挑战性。

您需要时间和实践来养成那些可以改善和保护您记忆力的新习惯。首先回顾上面所述的这些方法，将它们与您目前的习惯和生活方式相联系——您是否已经使用了这里描述的一些方法，或者说至少在某种程度上正在使用某些方法？这里是否有一些您尝试过并且喜欢或者是放弃了的技巧？是否有一些看起来很容易应用到您的

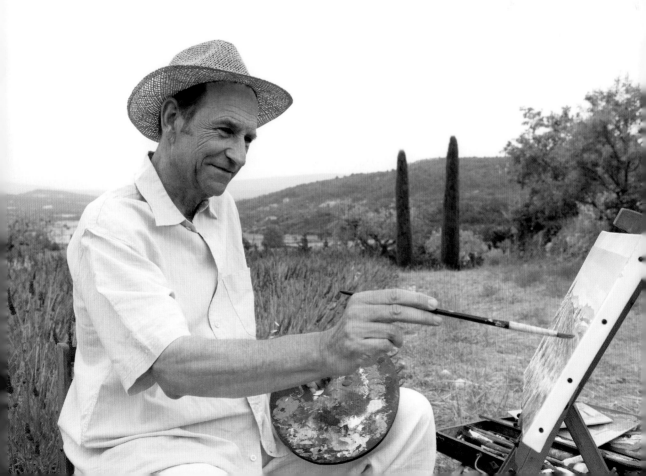

药物和记忆

　　如果您对自己的记忆力减退感到担忧，可以向您的医生咨询您服用的药物所产生的副作用。一些药物，包括下面的例子，会影响您的记忆能力。当您和医生交流时，您需要讲明您吃的所有的东西，包括维生素、矿物质、非处方药和草药补品。

　　您需要记住几点：仅仅使用了下面列出的其中一种药物并不意味着您将会出现记忆问题。此外，有些人未使用下面列表中的药物，也可能会出现记忆力减退。

类别	一般通用名称（商品名）	
抗焦虑药	·阿普唑仑（赞安诺） ·氯硝西泮	·地西泮（安定） ·劳拉西泮（罗拉）
抗抑郁药	·去甲替林 ·阿米替林	·丙咪嗪（托法尼） ·氯苯甲嗪（帕罗西汀）
抗组胺药	·苯海拉明（苯那君） ·氯苯吡胺（马来酸氯苯那敏） ·羟嗪（安太乐）	·氯雷他定（开瑞坦） ·氯苯甲嗪
治疗烧心的药物	·甲氰咪胍（泰胃美） ·雷尼替丁（善卫得） ·法莫替丁	
止痛药	·芬太尼 ·氧可酮 ·曲马多	
安眠药	·氟胺安定 ·羟基安定 ·三唑仑	·扎来普隆 ·唑吡坦（安比恩）
治疗尿失禁的药物	·达非那新 ·弗斯特罗定 ·奥昔布宁（尿多灵）	·索利那新（卫喜康） ·托特罗定 ·曲司氯胺

日常生活中的方法？

找出所有您已经做得很好的事情。若您在某方面取得一些小成功，那么就表扬自己，例如，即使您不能声称自己的整栋房子都很整洁，但是您可以确信自己的财务记录一丝不苟。

同时，从您在本章中学到的可以提高记忆力的新方法里，找出您想尝试的并定期进行练习。

选择一个您想要尝试的策略先进行尝试。若您试图同时解决所有问题很可能会给自己带来巨大压力，增加失败的概率。取而代之的是专注于其中一个。

究竟采取哪些方法呢？这取决于您自己。您可以选择最令您兴奋的那个或者您最自信能做到的。或者您可以选择一个马上就会对您有所帮助的策略——比如记住人名或记住重要的任务。

一旦确定了您的总体目标，您需要先定一些小的、实用的步骤以帮助自己达成目标。例如，如果您的目标是把房子整理好，第一步可能是在走廊后面创建一个邮件归档中心。如果您的目标是用联想来记住姓名，您可以尝试使用这个方法来记住即将认识的人的姓名。

当尝试新方法时，首先需要花点时间考虑一下您的态度对记忆可能产生的影响。事实上，很多人声称自己的记忆力有问题，其实并没有。他们对自己的记忆能力太不自信了，他们不断怀疑自己。他们可能知道某人的名字可是不敢说出来，担心自己可能会说错。

另外一点是要相信自己。与其告诉自己"我从来没有记住这个名字"，不如暗示自己"那个名字我一会儿就能再想起来"。不要认为"我有一个记忆力如此差的大脑"，而要想："我有时会忘记东西，但我记得那些真正重要的事情。"您需要摆脱消极自责的情绪，用积极的暗示取代。您要对您自己有耐心，一步一步地来。

第十五章

保持健康的生活方式

如果您想在年迈时，尽一切可能保持您的记忆力，您不仅需要智力游戏和脑力刺激活动，您的生活方式也很重要。这包括您的饮食、睡眠时间、运动量以及管理生活中压力的能力。如果您的这些习惯不好，它们会影响您的大脑功能和记忆水平，使之变得更糟。

是否有超级食物或体育锻炼可以减少您罹患阿尔茨海默病的风险呢？目前尚不清楚。在预防各种疾病方面，包括心脏病和癌症，健康的生活习惯均被认为起着重要的作用。因此，可以通过养成良好的生活习惯来控制阿尔茨海默病，这一点似乎是肯定的。

但到目前为止，不断积累的科学证据加起来也只是一个可能的答案，而不是无可争辩的肯定的结果。

好消息是那些可以降低阿尔茨海默病风险的习惯也有可能对提高您的整体健康水平有巨大的影响。

这些健康习惯也有助于预防控制那些可能在阿尔茨海默病中扮演重要角色的危险因素，如高胆固醇、高血压、糖尿病、肥胖等。此外，这些健康的生活习惯可能会减少您对药物的需求——其中一些药物可能对您的记忆力有负面影响。

考虑所有的这些因素，改善生活方式对您的大脑是有好处的——即使这并不可能绝对阻止阿尔茨海默病的发生。本章为您提供了一个有助于健康的日常生活的计划。您会学习到6种生活习惯，它们可能是帮助您维护记忆力的最好方法。

在本章的末尾，您可以找到帮助您尽快将这些健康的生活方式融入您生活中去的快速启动计划。

心与脑的联系

最新的研究成果表明，通过改变生活方式来减少罹患阿尔茨海默病的风险的研究似乎都展现了一个基本观点：对心脏有好处的东西，就对大脑有好处。

通过多年来的研究，医生们发现，可以通过很多改变来保持心脏和血管健康，包括加强身体锻炼、戒烟、健康饮食和保持充足的睡眠。现在，事实证明这些生活方式不仅可能会起到双重作用，同时也有助于保持大脑健康。

此外，您的心脏健康和大脑健康之间似乎有重要的联系。研究表明患有某些心血管系统疾病（如高血压、高胆固醇血症）的患者，其卒中和认知功能减退的风险也相应更高。另外，防治或控制高血压和高胆固醇似乎是维持大脑健康的重要因素。

如果您正在朝着一种保护心脏健康的生活方式迈进，那么这对您的大脑健康也是极有益处的，因为这些措施同时也可视为有益于大脑健康的措施。另外，如果您不对那些能够损害您心脏健康的生活方式进行改变，考虑一下它对大脑健康的影响，这可以作为促进您保护大脑健康的额外动力。现在您已经充分了解了日常生活方式的选择会影响到两个最重要的身体器官——心脏和大脑。所以您所做的每一个积极的改变对您的健康都有双倍的好处。

坚持运动

您可能或多或少知道一些定期进行身体锻炼的益处。它可以改善您的心血管系统、肌肉力量和灵活性。它可以增强您的协调能力、敏捷度和速度。它能使您情绪更开朗，性格变得更乐观。它可以帮助控制您的体重，降低包括心脏疾病在内的许多疾病和癌症的患病风险。

现在，越来越多的证据表明，运动应该放在生活方式列表中的首位，它最有可能降低患阿尔茨海默病的风险。

越来越多的研究将定期的身体锻炼与拥有更好的大脑认知功能及更低的认知衰退和痴呆风险相联系。一项以护士作为研究对象的健康研究表明，对于70~81岁的女性，定期的身体锻炼有助于改善智力，相应受试者的智力整体上可达到比其实际年龄年轻大约3岁的水平。在另一项以65岁及以上年龄的人群为研究对象的研究中显示，每周锻炼3次或3次以上的人患痴呆的风险会降低35 %~40 %。

这些研究结果可能有几种机制在起作用。运动消耗会增加大脑的血流量，这会同时增加运输到脑细胞的氧气和营养的供应。锻炼有助于提升情绪和能量水平，这可以提高大脑的处理能力和记忆能力。身体锻炼还可以促进脑细胞再生或者新细胞的发育。

在有关大鼠的临床研究中显示，运动似乎可以抑制大脑中一些类似阿尔茨海默病的变化。这些研究表明与运动量较少的大鼠相比，运动量越多的大鼠，大脑中的淀粉样斑块越少。这种斑块为阿尔茨海默病特有的异常结构。

每天进行锻炼也可以收获额外的好处。身体锻炼通常是学习新事物和与他人交往的机会，两者都可以拓展您的想象力和锻炼您的大脑。所以当您和朋友一起散步、参加集体锻炼课、尝试新的事物如水中有氧运动或跳舞时，会收获更多。

运动量的多少

您不需要为了提高您的记忆力和增强其他认知技能，成为"铁人三项"的冠军——并非只有剧烈的、长时间的运动，才能对您的健康有积极的影响。在"护士健康研究（NHS）"中显示，女性每周散步至少一个半小时——大概是每天15分钟——就能获得可观的精神受益。

客观地说，更多活动通常等于更大的健康收益。为了降低罹患阿尔茨海默病的风险，您需要参与可提高心率的运动，每天至少30分钟，一周至少3次。

为了获得最大的健康收益，美国卫生与公共服务部建议，对大多数成年人来说，一周最少需要150分钟中等强度的运动。

事实上，很多人——尤其是老年人——目前尚未达到这一建议的标准。如果您是其中的一员，请您记住，稍加运动也都比什么都不做要好。

一项研究表明，为了降低阿尔茨海默病的风险，参与多种不同的运动比只参与一种运动要有效。家务劳动如拖地、修剪花卉，以及休闲活动如徒步旅行、瑜伽和保龄球，这些都很重要。

成功的策略

无论您已经在做什么运动，以下建议可以帮助您多锻炼几分钟：

尽量多走路。 步行是一种温和的、低强度的运动，可以帮助您逐渐达到更好的健康状态。将短时间的运动融入日常生活中也是一个很好的方法。

尽量走路，而不是开车到附近的地方，比如学校、零售店或朋友的房子。有意将车停在远离目的地的地方，步行一段路程。走楼梯而不是乘电梯，还有组织一家人散步——尽可能去做任何可以让您运动起来的事情。

安排定期锻炼的时间。 确定在一周中，至少可以留出三个30分钟的时间进行身体锻炼活动。将这些时间标记在您的日历上，并且对待它们就像您的任何其他重要的约会那样。试着挑选感觉最有活力的一天或一周进行运动。

选择您喜欢的运动。 报名瑜伽课；加入保龄球俱乐部；或沿着新的路线遛狗；

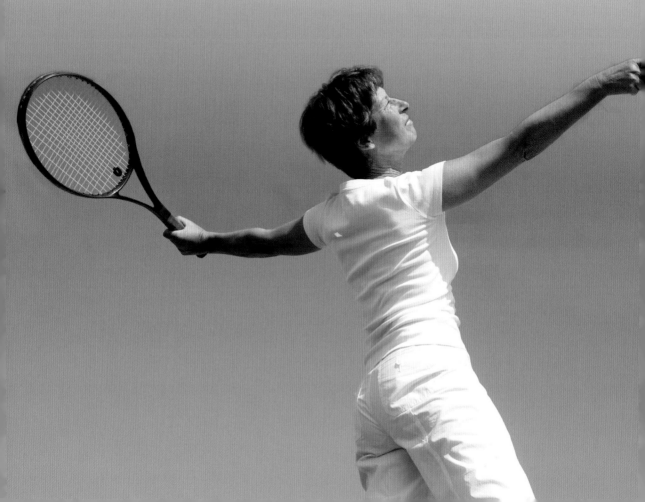

试试步行程序

定期步行可以帮助您保持活力。但是在开始进行之前，如果您久坐不动或有严重的健康问题，这个时候您应该和医生谈谈。

试着一周至少步行5次。以5分钟慢走热身开始，以5分钟慢走结束来自我平复。

以一个您觉得舒服的速度开始。然后逐渐加快速度，直到您走得很轻快——相当于大约每小时5.6公里的速度为宜。

走路的时候，您应该呼吸急促，但仍能与同伴交谈。每周多增加几分钟来步行，直到您达到每周至少150分钟的适度有氧运动的要求。

骑自行车或划独木舟；与您的孙子或孙女伴着音乐跳舞。根据经验，当您做着中等强度的活动时，您也许不能唱歌，但可以轻松地与同伴交谈。

健康饮食

您在杂货店和餐桌上做出的饮食选择，可以帮助您预防心脏病和高血压。目前研究表明，食物的选择可以帮助您大脑功能处于最佳状态，并有可能降低认知衰退风险和罹患阿尔茨海默病的风险。

此外，如果您超重的话，健康饮食结合有规律的锻炼可以帮助您减肥。越来越多的研究发现，中年肥胖与增加痴呆和阿尔茨海默病的罹患风险有关。

有一点可以确定，虽然身体脂肪过剩和痴呆之间的联系并不明确，而且不能保证减肥就可以预防阿尔茨海默病，但是身材苗条肯定不会对您有害——至少可以改善您的健康状况，并且还能带来其他健康好处。

您可以尝试在日常饮食中添加以下对大脑有益的脂肪、维生素和营养。如果您

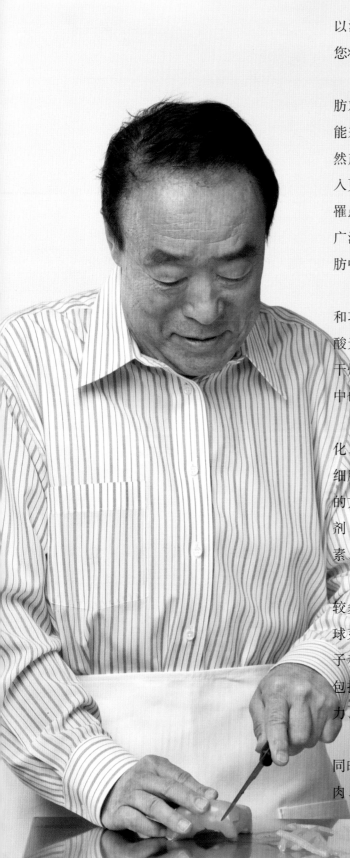

以添加剂或维生素形式摄入这些物质，您将难以收获同等的效果。

ω-3脂肪酸。这种类型的不饱和脂肪对维持您的大脑和神经系统的正常功能来说是必不可少的。您的身体可以自然产生这种物质，但若能够在饮食中摄入更多，可能会有助于降低认知衰退和罹患痴呆的风险。您会发现ω-3脂肪酸广泛存在于亚麻籽、核桃和某些鱼的脂肪中，如鲑鱼、鲭鱼、鲱鱼、金枪鱼。

叶酸。这种B族维生素也在大脑发育和功能维持中起着至关重要的作用。叶酸天然存在于绿叶蔬菜、柑橘类水果和干燥豆类中。合成的补充剂和强化谷物中也含有叶酸。

抗氧化剂。这种物质可以减缓氧化，它是天然存在于机体内的一种阻止细胞损伤的物质。您可以通过很多美味的方式从诸多有益的食物中获取抗氧化剂，包括维生素C和维生素E、胡萝卜素、番茄红素和类黄酮。

一般来说，深色水果和蔬菜含有较多的抗氧化剂，包括紫甘蓝、菠菜、球芽甘蓝、花椰菜、甜菜、蓝莓、覆盆子和蔓越莓。其他富含抗氧化剂的食物包括豆类、坚果、绿茶、红酒、黑巧克力、肉桂、生姜和姜黄粉。

在您的盘子里装满上述的食物，同时您也要限制不健康脂肪和黄油、红肉、高脂乳制品及其加工食物的摄入。

如果这类食物摄取过多，可能会引起炎症和大脑动脉的狭窄，进而影响大脑功能和记忆力。

尝试植物性饮食

如果您喜欢对大脑有益的饮食方式，但不了解哪些营养是必需的，那么地中海饮食习惯可能很合适您。这种饮食方式中包括鱼、果蔬、橄榄油以及调味料如罗勒叶等，沿袭了地中海沿岸国家的传统烹饪风格。

近年来，地中海饮食因为其具有降低罹患心脏病风险的能力，所以在美国家庭里很流行。现在，研究表明，坚持地中海饮食也可能降低罹患痴呆和阿尔茨海默病的风险。

患病风险的下降可归因于地中海饮食的核心食物是各种各样促进大脑健康的食物，也有可能是这些食物的特定组合使他们发挥出更好的效果。

如果您想尝试地中海饮食，请遵循以下基本模式进行，即可成功：

· 主要吃植物性食物，例如水果、蔬菜、谷物、豆类和坚果。

· 用健康脂肪代替黄油，例如橄榄油。

· 加入地中海风味调味料，如百里香、牛至叶、罗勒叶、大蒜或柠檬汁来代替盐类。

· 每周至少吃两次鱼。

· 限制红肉的摄入，每周1次或每月2~3次。

在真正的地中海饮食传统中，您可能经常与一大群家人和朋友共享餐食——或者来一杯红酒（如果您想喝的话）。参加丰富的、令人愉悦的社交活动也可以防止记忆力丧失和痴呆症。

成功的策略

虽然尝试地中海饮食听起来很有趣，但改变传统的饮食习惯不是那么容易的。您还可以尝试其他基于植物的饮食，例如妙佑医疗国际饮食。以下策略可以帮助您逐步改变饮食习惯，去摄入更多对大脑有益的食物。

从这3种食物开始。不需要一开始就将所有新食物都纳入您的饮食，而是应当从这3种开始——浆果、富含油脂的鱼和深色的叶菜。这3种食物里富含脂肪酸、叶酸和抗氧化剂，您可以轻松地将这些食材添加到您目前的食谱中。

例如，撒一把蓝莓或草莓在您的早餐麦片或酸奶中。用菠菜炒菜或做面食。或者在您最喜欢的沙拉中搭配烤鲑鱼，作为一顿丰盛、健康的晚餐。

多吃蔬菜和水果。一些研究表明，吃大量的蔬菜和水果可能是降低认知能力损害风险的关键。吃晚餐时您可以试着用蔬菜填满您的餐盘，把肉放到一边。

吃一些不需要加工只需要清洗的蔬菜和水果，例如嫩胡萝卜、樱桃番茄和葡萄。一天一定要从一样水果或蔬菜开始。可以将冰沙与普通低脂酸奶以及任意组合的新鲜或冷冻水果混合，或者放一些红辣椒、西红柿或菠菜在炒鸡蛋里。

在一些日子里不吃肉。只食素可以大幅度减少不健康的脂肪和胆固醇的摄取——自然增加了您的蔬果摄入量。从挑战自己在星期一不吃肉开始，然后到每周有几天晚餐没有肉。您也可以将很多汤、馅饼和砂锅做成素的。如果需要的话，换成蔬菜或豆类。

良好睡眠

睡眠是生活的基本需求之一，与氧气、食物和水并列在必要列表的顶端。好的睡眠可以使您的身体获得更好的休息，让您感到精神焕发，准备好迎接未来的每一天。

充足的睡眠对保持大脑和神经系统的正常功能很重要。一些专家认为，睡眠提供给大脑中一些神经元重要的休息和修复的机会，而其他重要的神经元连接在睡眠时仍在活动。睡眠似乎也会对学习和记忆处理产生影响。

当您睡眠不足时，您可能感觉自己不那么机敏，会感到更糊涂、易怒和疲劳。睡眠剥夺也会导致健忘和注意力集中等问题——这会使随着衰老出现的记忆力下降和大脑功能衰退变得比正常情况更严重。

大多数成年人每天需要7~9个小时的睡眠才能保持健康和最佳状态。

不幸的是，每过10年，睡个好觉就会变得更难。随着年龄的增长，很多人会减少睡眠时间，或者减少高质量的睡眠时间。年纪越大的人往往越容易醒来，这使得他们很难拥有一整段安宁的深度睡眠时间。

建立良好的睡眠模式可以帮助预防很多健康问题。良好的健康习惯也可以帮助减少对睡眠药物的需求，这种药物通常会产生损害记忆的副作用。

成功的策略

您再也不能像一个婴儿那样睡眠了——而您也不需要那样。但是如果您认为在您的年纪可以少睡，那么您的这种想法是错误的。下面的方法可以帮助您提高睡眠质量和延长睡眠时间：

严格遵守睡眠时间表。试着每天晚上在同一时间上床睡觉，试着每天早上同一时间起床。即使在周末，您也应该遵循睡眠时间表。

形成一定的就寝规律。睡前须营造一个安静、舒缓的氛围。洗个热水澡，或者看杂志放松一下。把您卧室里会分散注意力的东西扔掉，如破旧的床垫或任何引起大的噪声或光亮的东西。将电视机和电脑搬离您的卧室。

避免干扰睡眠的因素。咖啡因、尼古丁、酒精和大量的夜宵，还有一些特定的药物都会干扰睡眠。

压力管理

压力是您身体的自然警报系统。当您的大脑感知到威胁或挑战时，它会向身体发出信号，让其释放一系列的荷尔蒙，让您做出反应——一种被称为"要么战斗要么逃跑"的反应。

一些压力是有用甚至有趣的精神层面的刺激——例如，当您要参加一个比赛，收到工作面试或上台演讲。

然而，如果您的自然报警系统常常发出警报，那么压力既无用又无趣。源源不断的麻烦、要求和责任可能使您处在崩溃的边缘。长期的压力对您的健康有害。

一种持续的被生活挑战压得喘不过气来的感觉会干扰您的认知过程，例如推理、分析和决策。压力可能导致海马体（大脑的一个重要记忆区域）的萎缩。海马体损伤会导致记忆力衰退更加严重。持续的压力也会损害免疫系统，导致疲劳、沮丧、焦虑、愤怒。

您不可能消除生活中所有压力的源头，但您可以管理您所面临的压力带来的情绪。这种方式可能有助于减少压力对您的大脑结构和记忆方面的消极影响。

成功的策略

本章节讨论的一些方法可以帮助您降低压力对生活的负面影响。例如，锻炼可以缓解肌肉紧张，改善睡眠，提高内啡肽水平，内啡肽是一种身体里的天然止痛药。以下是其他控制压力的方法:

找出您的压力源。列出可能导致压力的前10件事情，它可以是生活中的重大变化，工作任务的最后期限，甚至是早上的交通状况。找出您可以控制和难以控制的压力源，想出一些简单的方法来解决它们。对于您无法改变的压力源，您更多的是需要接受它。有些压力源，可能需要您放手——不需要您浪费时间和精力去处理这样的压力源。

追求积极和有意义的活动。投入更多的时间到那些对您有意义的事情上来，可能会减少您在担心无法控制的事情上花的精力和时间。有意义的活动也能带来内心的平和和使命感。

试试冥想或瑜伽。这些放松的方式可以帮助您提高抗压水平，提高深呼吸的能力和应对新挑战与意外惊喜的能力。

戒烟

烟草几乎伤害人体的每个器官和组织——大脑组织也不例外。一些研究表明，与那些从来不抽烟的人相比较，吸烟者具有更高的认知能力下降、患痴呆和阿尔茨海默病的风险。

不幸的是，这一结论未能得到应有的重视。一些学术期刊和流行杂志宣扬了一种错误的观念，认为尼古丁是一种有益的可以保护人体大脑的刺激物，从而保护人体不受阿尔茨海默病的侵害。

如果您听说过并相信这一点，那么您应该知道这个理论已经被新的研究驳斥了。

吸烟似乎是阿尔茨海默病的独立危险因素——这意味着它增加了疾病本身的风

险，且不必和其他因素相互作用，就会对机体产生伤害。

但实际上，吸烟可能会对您造成双重打击。众所周知，吸烟是许多心血管疾病的诱因，通过使血压升高，使血管变窄并增加血栓的风险引起疾病的发生。研究表明，这些血管问题也会导致罹患阿尔茨海默病的风险增加。

然而，这种风险似乎只适用于正在吸烟的吸烟者，而不适用于曾经吸烟者。这可能意味着一旦您戒烟，吸烟对大脑的影响会消失，卒中和心脏病发作的风险在戒烟后不到几年就会有所降低。

所以如果您吸烟，阿尔茨海默病的高风险患病率应该成为您戒烟的一个有力理由。

有很多资源、产品以及药物可以帮助您改掉这个习惯。遗憾的是，这里没有足够的篇幅能涵盖您可能需要的所有详细的信息。但是，您可以从自己所在社区中受信任的在线组织和本地团体中找到所需的知识、工具和支持。

适度饮酒

喝少量或适量的酒——比如晚餐时偶尔喝一杯红酒——可能会降低阿尔茨海默病和痴呆的患病风险。红葡萄酒中的某些物质似乎能为您的心脏和大脑带来益处。这可能与红酒中含有的抗氧化剂多酚有关。但即使如此，饮酒未必对每个人都有利。

总之，如果您还没有喝酒，医生不会同意您为了健康而喝酒。如果您已经饮酒，那一定要适度。

喝太多的酒会抵消任何您可能得到的健康收益。过量饮酒会对大脑有直接影响，导致注意力和判断力下降和运动功能受损。

酗酒还会带来远期的不良影响。经常过量饮酒的人会因为营养不良而遭受永久性的脑损伤。他们也会有更高的风险出现记忆问题和痴呆。

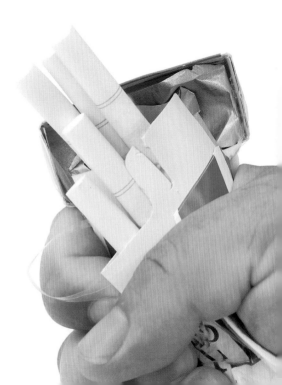

多少才算太多

适宜的饮酒量与年龄和性别相关。所以随着年龄的增长来调整您的饮酒量是很重要的。

美国国家酗酒问题研究所建议65岁及以下男性每天的饮酒量应不超过两杯。女性和65岁以上的人每天饮酒不应超过一杯。年纪越大，摄入酒量要求越严格的规定表明，随着年龄的增长，身体代谢酒精的速度也会变慢。

酒精的标准摄取量大约等于350毫升的普通啤酒，120~150毫升的葡萄酒或30~45毫升40度的烈酒。尽量不要使用过大的杯子，如果您的杯子太大，就会一次倒普通杯子的两倍。

注意您平时的饮酒量，然后尽量减少。如果您很难坚持这一原则，请与医生讨论哪些项目可能对您有所帮助。

吃5，动10，睡8

您可以通过这个简单的、为期两周的、可以快速开始的项目来帮助您开启健康大脑之路。所谓的快速开启——意味着您可以马上进行。"吃5，动10，睡8"计划是您在接下来的两个星期里的行动目标。

· 每天吃5种蔬菜和水果。

· 每天比您平时多走10分钟。

· 每晚睡8小时。

当然，您还可以做更多的事情来保护您的大脑。正像您在本章所学习到的，您可以通过吃富含ω-3脂肪酸的食物、减轻压力和戒烟来保护大脑，它们对您来说是同样重要的。但您不需要马上去做所有的事情。这些可以快速开始的计划是您现在就可以采取的重要步骤。

在这两个星期中，您会了解到可以提高您的记忆和保护大脑的方法并不复杂。简单来说，每天的行动都能对您的大脑起到保护作用。关键是把这些行动变成长期的习惯。

若您已经在采取这些行动，那么祝贺您。这种努力可以让您变得更健康，更自信——它也可以让您为改变其他生活方式做好准备。

步骤一：进行基线测试

为了您更好地开始执行计划，首先回答下面3个问题。您的回答不需要那么精确——估摸着回答就可以：

您每天吃多少份的蔬菜和水果？ 请您在1~10份的范围内给出答案。

如果您的答案是5份或者更多，那么您的状态很好，可以进行下一步——您吃的份数越多越好。如果您的份数是4份或者更少，您需要增加更多的份数。

您每周用来参加中等强度的体育活动的时间是多少分钟？ 按照以下的方式给出您的答案：0=无，1=少于30分钟，2=30~69分钟，3=70~109分钟，4=110~149分钟，5=150分钟或者更多。

成功的小贴士

一系列专门的科学研究指出为什么有些人能够成功地做出长期行为的改变，而其他人总是失败。这里有一些小贴士来帮助您保持动力和实现您的目标：

积极自信。 相信自己。相信自己许下的承诺，您的自我掌控力比您想象的要更强。经常以积极的话语来鼓励自己。

创造一个良好的氛围。 将您成功所需的东西放在您的身边。将一碗备好的浆果放在冰箱里，这样就可以更容易地将它们加到您的早餐和午餐中。与一个运动达人进行组队，这样可以保持您进行散步的动力。

组建一个支持的团队。 让您的家人和朋友对您进行鼓励。告诉他们您的目标，并让他们用特定的方式来帮助您。

庆祝小的成功。 达到目标时奖励自己。选择一种对您来说很棒的奖励——无论是新出的畅销书还是在您最喜欢的高尔夫课程上畅快挥杆。

您参加的运动越多，对您的大脑和整体健康越好。如果您的回答是4或者5，这意味着您已经有很可观的运动量了，如果您的回答是2或者3，您可能需要更多的运动，若答案是0或1意味着您不够活跃，需要加大运动量。

您一周内有几晚可以得到充足的睡眠？请从0~7天中选择答案。

事实上，这是一个主观问题——某个人认为的睡眠充足对其他人来说并不一定适用。这个测试中，"充足"意味着您在清晨很容易醒来，并且醒来时感觉神清气爽，反应敏捷，并且在这一天的日常活动中都不会感觉到疲惫和困倦。理想情况下，在一周中的大多数时间里，您都拥有充足的睡眠。如果您的回答是4天或者更少，那么拥有更多充足的睡眠对您来说是当务之急。

步骤二：为实现您的目标而努力

每个人每天都在吃饭、运动和睡觉。因此对快速入门的计划定一个期限——用一个具体的数字来代表您每天想要达到的目标。

坚持两周的时间，并使用您所学到的本章的成功策略。从您的基线测试中得到结果，发现您的强项和弱项。

在快速开始阶段，最好使用日志或计分板来追踪您的进步——可以是一个简单的笔记本页面，上面标记着行和列。每天，在每个目标下面放一个复选标记，如果您没有完成，则留下空白，即您没有达成目标。写下并追踪自己的进展可以帮助您成功。

步骤三：检查您的计分板

在两星期后分析您的计分板。结果可能会帮您发现什么样的方法对于建立新习惯是最有效的或如何打破旧习惯。

将您达成每个目标的天数加起来。

- 哪些目标对您来说是容易达到的？
- 列出为什么您在实现这些目标上会做得更好的原因。
- 实现哪些目标对您来说是困难的？
- 列出为什么这些目标对您来说更具挑战性。

·想一些方法来帮助您更好地实现这些更具挑战的目标。想出至少1~2个您现在就可以实施的策略。您也可以尝试运用您在本章中学到的方法来帮助自己。

将您每天达成的目标数加起来。

·一周中的哪些时间段您表现得更好？

·列出为什么您在这些天做得更好的原因。

·在哪些天您会更努力地实现自己的目标？

·列出为什么有些天更具挑战性。尝试判断它们是否有某些共性。是不是一周中的这些天对您来说总是更具有挑战性的？

·思考能够帮助您做得更好的策略。想出至少一个您可以立马采取的策略。运用本章的方法来帮助您自己。

在这个快速开始的程序中，表现完美是不可能的，或者说是不必要的。基于这个观点，您的目标是持之以恒而不是表现完美——在大多数时间里能够实现大部分的目标即可。如果您没有在每天都实现每个目标，也不要灰心。

请记住：快速开始计划只是您一生努力的一个开始而已。在建立新习惯的同时，利用这段时间坚定地摆脱旧习惯。享受这个过程并且在各种经历中不断学习。找出能够更好地提高和完善自我的方法。

在两周之后，您可能已经为新目标做好了准备。或者您可能想要尝试新的策略来更好地实现对您来说更具挑战性的目标。没有回头路了！在漫长且有益的大脑健康之路上继续前进吧！

长远来看

当您采取措施进行减肥时，您经常在几个星期内就会看到一些成果。您可以用体重计或是卷尺来衡量您的成功。

当您采取措施来帮助您提高记忆力和减少罹患阿尔茨海默病的风险时，衡量您的进步是很难的。这可能需要几年甚至几十年才能知道您获得了多大的成功。

这种不能确定是否成功的结果会让人感到灰心，特别是如果您对未来感到担忧的话。您可以通过记录小的进步来保持积极的心态。如果您比之前几个星期吃了更多的水果和蔬菜，那就是进步。如果您锻炼得更多，使您的血压和胆固醇有所下降，那么您肯定取得了一些进展。

以任何您能够采用的方式来计算自己的成功——无论是您的睡眠时间增多还是上周您在社区聚餐上记住了更多的名字。同时注意您的整体健康状况。当您改变习惯时，花时间来感受您的心情、拥有的活力和生活的满足感。这些也是衡量成功的标准。

最后，随着年龄的增长，先天因素和后天训练的效果可能在您大脑功能的发挥中占到了同样的比重。关注您可以控制的因素，就像您为降低罹患心脏疾病或者其他疾病的风险所做的那样。

当您花费时间在反思过去，担忧未来，和对抗那些您不能控制的事情上面时，您就会感觉到过多的压力。这种内心的斗争会消耗人体很多宝贵的能量。在不可避免的衰老过程中，用一种接受和感恩的态度生活，您会感到更加愉悦。

试着活在当下，而不是担忧未来。如果您已经尽己所能地做着所有可以保护您的记忆和其他认知能力的事情时，您的人生必定会是一段丰富、刺激、充实的旅程。

护理人员行为指南

本护理指南较为系统地介绍了护理人员与患者一起经历的痴呆症的疾病发展过程。您可以一次性地阅读各个部分的贴士和方法，也可以在不同的阶段选择性地阅读。您对护理旅程的理解越深入，您就能越好地应对今天和未来的护理岁月。随着痴呆症的发展，您可能会以新的、不同的方式来解读和改进这些内容。

在本章节中，与本书其余部分一样，我们使用"医生"一词来指代提供医疗护理的人员。但是，我们应当知道还有许多医疗保健专业方面的人员，包括护士、治疗师和护理阿尔茨海默病患者的专业护士。

行为指南1

接受诊断

您刚刚从医生那里得知，您的亲人——父母、兄弟姐妹或朋友——被诊断为轻度认知障碍或阿尔茨海默病。您可能一直不敢相信，希望听到医生说您的亲人是由于自然的衰老导致的健忘和意识不清，或他们的症状会随着药物治疗而有所好转或消失。您对诊断结果充满了怀疑。您很难想象这样的疾病发生在与您这么亲近的人身上。

直到现在，您可能也很难接受现实，然后把这些担心告诉您的医生。因为痴呆的发作经常是渐进性的，症状通常被误认为是老化过程的一部分表现而被忽略掉。加上痴呆往往被贴上了一些您最害怕的标签：无法治愈、意识丧失、完全依赖他人……

这些都会导致强烈的逃避和抵触情绪。您的亲人可能不认为自己身体出了问题，或可能拒绝就医。所以现在您和您的亲人必须一起面对这一诊断结果。

家庭成员通常在诊断阿尔茨海默病中扮演着重要的角色。他们通常是第一个注意到亲人出现记忆中断、方向迷失和心情波动的人。他们可能是这些变化首当其冲的受影响者。家庭成员出于担心亲人的身体出了状况，才开始主动求医。

一般来说，家庭成员开始注意到亲人出现令人担忧的症状时，并不会及时就医，造成延迟。这种延迟可能是由于大家对于什么是正常的老化和什么是疾病之间的区别存在疑问。通常，延迟是这个就医过程的一部分—— 家庭成员会逐渐意识到亲人的症状没有变好，反而变得更糟。

"拒绝"，通常是家庭成员所感受到的来自内心的最早和最强烈的情感波动。这是对不愿面对的困境的正常反应——当家庭成员意识到自己的亲人罹患一种渐进的、无法治愈的疾病，他们一定会担心未来的发展和他们处理问题的能力。"拒绝"为这种不确定性提供了保护性的缓冲。

情绪的波动

阿尔茨海默病或其他病因导致的痴呆可能会引发以下情绪波动：

·不信任　　　　　　　·愤怒

·震惊　　　　　　　　·悲伤

·恐惧　　　　　　　　·绝望

·如释重负　　　　　　·怅然若失

·窘迫　　　　　　　　·麻木

有时候，家庭成员感受到的不是拒绝，而是愤怒。而且恐惧和焦虑的情绪往往混杂其中。他们可能会想，"只要她（或者他）更加努力！"——本质上是把责任推给了罹患疾病的亲人。愤怒表达了对于罹患这种疾病感到的不公平："为什么是我们？为什么是现在？"

从拒绝到接受的过程不是一蹴而就的。接受诊断的患者、家庭成员和朋友或早或晚，都会在这条"接受现实"的路上相遇。人们会根据自己的节奏来调整自己的感觉和情绪。

在过去，如果被怀疑是阿尔茨海默病，那么去看医生似乎是没有意义的。有什么用呢？它几乎是不可治愈的疾病。但是现在的情况已经不是这样了。若在出现痴呆症状的早期，服用一些帮助控制痴呆症状的药物，这些药物将会发挥它们最大的效力，极大地提高生活质量。

有时，阿尔茨海默病的诊断实际上带来了一种解脱感。家庭成员们终于可以理解为什么他们的亲人记忆力变得这么差。他们也终于可以理解其他方面所发生的变化。

如果您觉得自己是唯一处在这种情况下的人，那么请记住您从来不是孤单的。世界上正有数以百万计的人在面对阿尔茨海默病和其他神经退行性疾病所带来的影响。

知情是必要的吗

"医生刚刚诊断出我年迈的母亲患有阿尔茨海默病。她的短期记忆已经受损。我应该告诉她诊断结果吗？如果是的话，我该告诉她多少？"

在决定是否告诉您母亲她患有阿尔茨海默病时，考虑一下这些信息可能对她的整体心态有什么影响。您母亲知道她有记忆问题吗？如果她因为自己无法记住事情而感到沮丧，她认为自己是愚蠢的，诊断可能会提醒她，问题是由疾病引起的。告诉她，"妈妈，您不傻，您得了阿尔茨海默病"，这可以减少她的自我责备和消极情绪。

另外，如果您母亲不认为她有记忆问题，试图让她相信她患有阿尔茨海默病可能只会让你们都感到沮丧。一些照护者对于保守秘密和隐瞒信息感到痛苦；其他照护者则不希望让他们所爱的人因为了解真相而心烦意乱。做您觉得对的事就可以了。

如果您决定告诉您的母亲，她可能不会像您期望的那样回应您。阿尔茨海默病会让人们忘记他们自己的身体状况——所以您可能需要不止一次地告诉您母亲。这种疾病会损害她完整地理解自己病情的能力，她可能对此根本就没有反应。如果是这样的话，不要感到惊讶。

如果您决定不告诉您的母亲，这可能有助于与她探讨她的记忆问题而不是忽视它们。您可以说："妈妈，我们买了一个'一周药品整理盒'来帮助您更好地按要求服药。这将使您的生活更轻松，并帮助您解决记忆问题。"

痴呆的早期症状

人们通常会在行为和心理功能的改变已经开始明显地扰乱生活后，才选择就医。下面列出了一些常见的、最为重要的痴呆早期症状。因为个体情况有差异，而且导致痴呆的原因也是多样的，大多数人不会经历所有的这些症状。此外，症状可能以不同的方式和不同的程度表现出来。

记忆力减退。痴呆症的患者经常会忘记一些最近发生的事情。

难以执行往常熟悉的任务。痴呆症的患者会有完成任务的困难，比如以前可能按照食谱做菜很轻松或能够很好地使用器具，或有规律地排列文件，现在这些都做不到了。

语言障碍。痴呆症患者常常会忘记简单的字词或写错别字。患者可能会因此变得沉默寡言。

迷失方向感和时间感。痴呆症患者可能会在熟悉的地方迷失或感到困惑，因而无法回家。

判断力下降。痴呆症患者可能会购买他/她不需要的东西，或不理智地大量消费。

抽象思维能力下降。痴呆症的患者可能会忘记银行账户上面的数字所代表的含义或如何使用该账户。

将东西放错地方。痴呆症患者可能对东西做一些不同寻常的放置，比如在冰箱里放一个熨斗，或者在糖碗里放一块手表。

情绪或行为的改变。在没有明显的原因或行为不当的情况下，痴呆症患者也可能会经历极端的情绪波动。

个性的变化。痴呆症患者可能与往日的他/她不再相同，患者的个性变化包括：多疑、易怒、焦虑或脾气暴躁。

失去主动性。痴呆患者可能变得被动和孤僻，比平时睡得更多，看电视的时间可达数小时。

通知您的亲人

关于如何把这个消息告诉被诊断出患有阿尔茨海默病的患者并没有官方的指导。需要考虑的因素是痴呆症的症状达到什么程度，患者对您所说的情况能理解多少。在大多数情况下，将所有事实告诉他/她应该是最普遍的做法。

阿尔茨海默病协会认为如果患者有能力去理解自己的疾病，人们在道德和法律上均有权利知晓他们的诊断结果。但不幸的是，即使在疾病早期阶段，有些患者已经无法记得他们被告知了什么。在更严重的阶段，如果患者已完全失去理解能力，解释可能变得更没什么价值了。

一般来说，在疾病的早期阶段，了解诊断的结果可以让患者在他们的未来生活中扮演更积极的角色。有了这些知识，他们可以：

- ·进行一些对早期阶段有效的药物治疗。
- ·计划出能带来舒适和快乐的生活。
- ·为疾病晚期阶段的特定护理准备法律文件。
- ·考虑参加研究项目和临床试验。
- ·参加支持性团体。

卫生保健专业人员和家庭成员们一直努力尝试着如何委婉地把诊断结果告知患者，使患者理解，"原来我所感受到的一切都是因为这个原因"。人们被诊断出患有阿尔茨海默病可能会有一种解脱感，因为诊断为他们的担忧提供了一个理由。

有些人会对医生告诉他们的病情表示怀疑。不用专业名词比如痴呆或阿尔茨海默病，将诊断描述为"记忆问题"，这可能更容易被接受。

作为护理人员，您的目标是以一种体贴的方式为您的亲人提供关于诊断的信息，并避免不必要的绝望。如果家庭成员觉得他们的语言和行动对这个患者是有好处的，他们很可能已经选择了最好的方法。

通知其他人

护理人员需要考虑该告诉哪些人关于患者的诊断结果以及何时告诉他们。这可能会让您的亲人感到恐惧——他/她可能讨厌这种"在显微镜下"的感觉，因为人们需要密切关注疾病变化的种种迹象。您可能会在保护您的亲人的隐私和分享您正在经历的情感之间左右为难。试着考虑以下建议：

· 创建一个您认为可能会支持您的人的名单。从告知他们开始。一个强有力的支持网络是一种宝贵的资源。

· 考虑通知您的邻居。如果他们注意到您的亲人不同寻常的行为，或表现出迷茫和困惑，他们可能会及时联系您或直接提供帮助。

· 准备一封信，详细说明您的亲人的诊断情况，您的亲人现在的症状和体征，疾病将如何发展。同样的信可以寄给许多不同的人。

· 您对需求的回应越具体越好。与其表达您开车穿越整个镇子的不满情绪，不如对亲人说，"我们正在想办法如何按时赶上跟大夫的预约"，相比抱怨或者不相信您的亲人可以独立生活，您不如对患者说："您一周能帮忙做一次家务和照料家庭吗？"

· 一定要注意自己和亲人的需要。应当感谢那些可以提供谈心的机会、情感支持以及帮助的人们。

· 考虑几个月更新一次您亲人的情况，让人们意识到您的亲人的现状。

向孩子们解释疾病

成年人可能会向自己的小孩隐瞒家中亲人患上阿尔茨海默病的事情，但孩子们往往都能察觉，有时候有些事情不太对劲。您的亲人的行为可能看起来很可怕或者很令人不安，特别是孩子们不明白为什么长辈会做出这样的举动。在这个充满不确定性的时期，有些方法可以保护您的孩子们：

· 以孩子们能理解的方式分享信息。向他们解释时，更加侧重行为，而不是关于疾病的科学知识。这可以帮助孩子们理解他们观察到的患者的个性变化。

· 对于所发生的事情，孩子们可能会感到害怕、困惑、尴尬、愤怒、悲伤或内疚。安抚他们，让他们知道这不是任何人的错，您的亲人无法控制他/她的所作所为。

· 孩子们经常问一些直率的问题："奶奶疯了吗？""她下一步会做什么？"尽可能诚实地回答这些问题。

· 通过询问孩子们观察到的亲人的变化来讲出您的担忧。

· 对于以后可能发生的变化，提前帮孩子们做好心理准备。比如患者的语言问题、异常行为和简单任务的无法完成。

· 注意孩子是否有逃避现象：学习成绩下降、头疼和胃疼，这表明孩子可能在应对长辈生病的问题上有困难。

· 帮助并建议孩子以更多的方式与患病长辈进行互动："奶奶很难理解我们，所以我们需要慢慢地温柔地和她说话。"

· 提议进行一些孩子与长辈在一起能够乐在其中的活动，比如看图片、听音乐或做些简单的工艺品。

· 当地的阿尔茨海默病协会可能有让孩子们感兴趣的介绍资料。

放弃工作

有些人在阿尔茨海默病的早期诊断时期可以继续工作一段时间，但是很快，他们需要离开他们的工作岗位。结束事业可能是一个痛苦的过程。下面的建议可以帮助您的亲人有尊严地经历这种转变。

· 在您的亲人接受诊断后不久就通知雇主。询问工作任务是否有可能简化或减少工作时间。这样的话，对于患者来说，逐步放弃工作可能会更容易，而不是突然辞职。

· 阿尔茨海默病会影响判断能力、反应时间和解决问题的能力。考虑一下这份工作是否有危及人身安全的决策过程。看看是否有可能重新分配更容易的工作给您的亲人。

· 您的亲人可能会将复杂的感受主动告诉与他/她共事的同事。如果合适的话，继续让同事知道病情的发展。

· 一个固定的日常安排可以帮助您的亲人更好地完成工作，这使得工作不需要依赖于他/她的记忆能力。

· 无法工作可能会加速患者自我认同的丧失。安抚您的亲人，支持他/她的事业。收集他/她工作生活的亮点，例如，一组照片、纪念品和同事们的寄语。

· 将一些与工作相关的任务替换为他/她仍然可以参与的活动。在家里多向您的亲人提供各种帮助。

· 离开一份工作后，保持您亲人正常的工作时间可能会有所帮助。例如，如果您的亲人之前上午8点开始工作，您可以在那时候与他/她一起离开房子去喝杯咖啡。

· 您的亲人也许能够在正常工作时间参加老年护理项目。很多护理人员发现将其描述为"去工作"，会很有帮助。

· 注意，患者工作技能的丧失可能会导致抑郁。抑郁的迹象包括食欲的变化，睡眠模式的改变。其他特征还包括过度的哭泣和愤怒。

行为指南2

成为一名护理人员

您的配偶或父母刚刚被诊断出患有阿尔茨海默病，您会有很多问题。医生可能会向您推荐当地提供的护理服务资源，但您需要一些时间来消化这些信息。

通常情况下，人们并不清楚自己何时成了护理人员。也许您感觉您一直在扮演护理人员的角色而且已经有一段时间了。或者您从来没有想过自己是一个护理人员——即使是现在，您也不确定您是否能成为一个合格的护理人员。

可能是在您第一次注意到您的亲人出现症状的时候，您就开始扮演护理人员的角色了——即使您还没有做好准备去接受您的亲人记忆的丧失比正常老化要严重。也许您的父亲再也不能支付他的账单或按时吃药；也许他需要帮助才能穿衣服或使用咖啡机。这在当时看起来像是很小的帮助——但是第一次的帮助很快就变成了越来越多的责任。

或者，当您听到诊断结果的时候，您才变成了护理人员。想要更好地了解您亲人的现况可能会激发您想要扮演好一个护理人员的角色的愿望。

事实上，人们扮演护理人员的方式并不相同。它可能是一个有意识的决定，也可能是顺其自然发生的事情。但是不管您的决定是什么，重要的是您正在努力满足您的亲人的需求和一切利益。

什么是护理人员

护理人员是对另一个人一切的基本需求负责的人，无论是临时的，还是永久的。这可能包括身体护理、日常引导以及陪伴和情感支持。

护理人员可能需要做出关于患者治疗的重要决定，争取医疗服务，以及合法地代表亲人的利益。其中也涉及许多平凡的琐事，比如打扫房间、洗衣、庭院劳动、跑腿和接送。

与此同时，护理人员必须也要照顾好他/她自己的身心健康。这同样是承担事业重任和家庭责任的表现。

护理人员无法控制患者的记忆损失和其他症状，但他们可以决定要如何照顾他们的亲人。护理人员也需要加强自己的能力以便应对那些耗费巨大心力和体力的照顾责任。您可能在几个月乃至几年中，都会在您亲人的生活中扮演一个非常重要的角色。

了解关于阿尔茨海默病的所有知识。您对疾病了解得越多，您就能更好地引导他/她走过整个疾病的过程。疾病相关的变化并不那么神秘，您可能会发现调整自己来照顾患者并不那么困难。

对您能不能提供护理应当有一个客观的预估。您会成为您的亲人生命中的中心。努力提供最高质量的照顾，但您也要做好心理准备，愿意承认提供护理的有限性，并预计到会产生一些失误。

您的亲人可能还能在几乎没有监督的情况下执行简单的任务。但也有一些能力，比如理财和驾车——即使在疾病的早期阶段，也可能已经丧失了，因而患者不能再继续做这些事情，因为这些事情都有着很高的危险性。请阻止您的亲人再做这些事情，越早越好。

如果护理人员和痴呆症患者之间的关系在以前一直是僵化的，会怎么样？当然，以前的关系会影响您现在护理的思维方式。事实上，不管发生什么事，放下过去，原谅您自己和您的亲人是非常重要的。的确，这可能是困难的，但是把过去的情感带到现在是没有好处的。它只会消耗您的精力，让您倍感压力。

有个故事讲的是一个儿子从小和他的父亲关系很不好。然而现在，儿子全身心地照顾他的父亲，他们从来没有像现在这么亲密过。父亲已经忘记了他们之间的许多矛盾，儿子也意识到是时候选择放下过去了。他从没想过他会照顾他的父亲，一个他生命中大部分时间都不喜欢的人，但是，"过去的已经过去了。"儿子说。

痴呆的不同阶段

如果您是护理人员，可以通过患者对您不断变化着的需求，来评估您亲人身体和情感的健康状况。人们提出许多理论来描述阿尔茨海默病的自然发展史，但每一个患者会有不同的病情发展模式。没有一种理论描述能够充分反映出每个人的经历。

然而，下面的划分可以帮助您计划和组织整个的疾病护理过程：

轻度阶段。 处于轻度阶段的痴呆患者最好留在最熟悉的地点，例如在家里，以及遵循良好的时间表。他们可以在监督下完成饮食起居和履行一些家庭责任，并可能借助一些书面的提醒和记忆辅助手段。

有些患者可以意识到简单的错误，并能自我纠正。当提供一些指导时，他们可以学习新的技能。他们可以从家庭健康服务和每日检查中获益。他们可以进行有限的外出旅行。

中度阶段。 中度痴呆阶段的患者在有持续、可预知的日常流程指引以及外界要求降至最低的情况下，能够最大限度发挥个体现有功能。他们能为自己提供食物并进行简单的个人护理。

他们的注意力持续时间很短，一般来说不会超过1~3分钟。他们通常需要视觉提示才能开始并持续进行某项任务并继续执行它们。突然的情绪变化和极端的情绪波动是常见的现象。背景噪声和视觉刺激应该尽可能地保持在最低限度，因为他们无法排除这些因素的干扰。

在这一阶段，安全成为需要您首先关注的问题。他们愿意走路，但容易走丢，而且他们无法躲开在行进过程中出现的障碍物。

重度阶段。 严重的痴呆症患者将需要协助才能完成日常生活，包括进食、洗澡和如厕。他们可能会坐在轮椅上面，需要手把手的帮助来使用餐具。患者可以通过握住放在手上的物体和移动部分身体来回应轻微的触碰。他们的目光常追寻着反差强烈或鲜艳的色彩，对熟悉的音乐和声响仍有所反应。在触碰他们前最好让自己提前进入他们的视野中，避免引起他们的惊讶。如果他们变得焦躁不安，轻柔地按摩可能会使他们平静下来。

角色的转变

当亲人经历认知损伤时，护理人员通常会变成负责决策、组织事务和管理日程的那个人。当这种转变发生时，您可能会意识到您和您的亲人的角色已经发生了深刻的变化。

角色不同于您和您的亲人之间一般意义上的责任或职责。角色是某人在家庭中所承担的责任和占据的位置，可以是父母、配偶、家庭主妇或决策者。角色是在多年的时间里建立起来的，很难从一个人转移到另一个人身上。

不同的角色和责任并不意味着一段关系的终结，只是它会改变。您可能会扮演一个以前您的亲人所扮演的且让您的亲人感到特别自豪的角色。配偶对于承担曾经对方担任过的角色，比如家庭主妇，经常会感觉不舒服。您可能不愿意洗衣服或做饭，如果这曾经不是您的责任的话。

您可能会对您的亲人认为属于他/她私人的事情负责。您可能需要限制或移除您亲人珍视的事物。孩子们常常在为父母做决定时犹豫不决，例如，从私人的家庭住宅搬到辅助生活区。

这些变化需要情感上的调整适应。尽管他们可能会觉得尴尬和不舒服，但您必须接受这样一个事实，即痴呆患者即使是在疾病的早期阶段，也需要有人介入和帮助他们。即使您的亲人似乎对您的帮助心怀怨恨或愤怒，您也必须这么做——因为疾病相当于同时降临到你们两个人的身上了。

您需要从很多新的维度来适应新角色和责任承担的过程，这些维度取决于在过去这段关系的运作方式。随着时间的推移，这个过程可以是非常积极的体验。对于一些护理人员来说，它开启了个体潜在的韧性、耐心和同情心。

避免极端的反应

在一次访问中，莎拉注意到她的母亲穿着脏衣服。她还发现了几周未打开的邮件。莎拉怀疑是出了什么事情，因为她的母亲一向是一丝不苟、井井有条的。经过医学评估，她的母亲被诊断出患有阿尔茨海默病。之后莎拉越来越多地参与到对母亲的照顾中来，她的母亲变得焦躁不安，有时还会对她生气。

当痴呆患者感到沮丧或害怕时，他们通常会发脾气。其他情绪可能会使他们的反应更极端——一种被称为灾难性的反应。这可能是由于患者感到不安全或被忽视造成的，或是患者感觉自己像个孩子一样被对待，感到尴尬，或被斥责造成的。您可以做一些事情来降低患者的焦虑：

·确保您的亲人有充足的睡眠来减少疲劳。

·不要期望太多。几个月前您的亲人可以做的事情现在可能就变得困难了，根据需要调整护理计划就可以了。

·建立一些日常任务以提供一种目标和成就感。

·不要和您的亲人争论。不要说，"记住我告诉您的了吗？"，应该让问题变得更清晰易懂。

·保持家庭环境的简单和一成不变。即使是很小的变化也会造成患者巨大的情绪波动。

·尽量不要表现出不耐烦。以一种平静的方式回应。

·理解患者。对患者说，"对不起，这太困难了"，或用拥抱或背部按摩来消除患者的疑虑。

·承担责备。如果您的亲人责备您，要意识到这是患者疾病表现出的一部分。不要与患者争论。

·不要用身体对抗来回应患者。考虑一下"5R原则"：保持冷静，对患者的感受做出反应，让人安心，适时离开，然后再回来。

·咨询医生。疼痛，不适，身体疾病或抑郁等症状会加剧焦虑情绪。

调整您的期望

当您的亲人经历这种疾病时，他/她将越来越需要您的帮助。您可能最终会一周7天，一天24小时为您的亲人"随时待命"。很多活动，如清扫房屋、购物和支付账单可能都会变成您的责任。

您也可能成为您亲人的主要情感支持，患者可能会密切关注您的反应或下一步做什么。患者会和您一直生活在一起，当然，对一个人来说，在令自己的生活维持正轨的情况下这将是很大的压力。

了解您的亲人现在所具备的能力可以让您轻松一些。有意识地观察他/她还能做些什么事情，什么事情对他们来说可能是太困难或复杂的。亲人在某些事上的糊涂可能打乱了第一天的日常，但您将不会让其在第二天重演。

想象一下您的亲人变糊涂了，把鞋子穿在相反的脚上。这时您不要问："您在做什么？"而是以一种您的亲人可以理解的方式来表达，让他不会感觉受到威胁。

举个例子，您可以温柔地解释一下您想看看这双鞋子，然后趁机修正患者的这种错误，帮助其正确地穿上鞋子。这会使体验变得更积极。

您不能期望在任何情况下都能保护您的亲人不受伤害。患者每一天都会有轻微的情绪波动。会有误解和紧张的时刻。试着把这些时刻放在疾病过程的背景下来看待。

远程支援

即使您住在很远的地方，您的支持也会对初级护理人员有至关重要的帮助。与护理人员保持频繁的接触，通过电话、电子邮件、网络电话或即时通信等一切方式，寄送卡片和信件来表示支持。如果对护理人员有帮助的话，可以试着去拜访他们并让他们有一些喘息的机会。问他/她是否需要特殊护理人员的帮助。

也许您能做的，支持护理人员的最重要的方法就是避免评价他/她做出的决定。对于这种情况，仔细听，耐心问，但不要以为自己知道所有的事情而对护理人员指手画脚。仅是情感支持和鼓励就是很有价值的。

当然，护理人员也需要调整对自身的期望值。制定每天的时间表和待办事项清单是很好的方法，但是由于存在很多不确定因素，以及疾病的反复无常，您不能期望能完成所有的事情或计划，或压缩时间，匆忙地完成。

从过去的经验中学习可以帮助您为未来的变化做准备，相应地，也可以帮助您的亲人更轻松地走过这段旅程。

对职业生涯的影响

为了照顾患有早发性痴呆的父母或伴侣，您可能需要对自己的职业生涯进行重新规划。 您可能会在照顾他人的时候感到痛苦，在您的亲人和工作责任间徘徊。即使您有令人满意的工作安排，但如果您的亲人在晚上睡不着觉，您可能也会睡眠不足。

·一些护理人员通过削减工作时间，减轻工作量或放弃休假，建立新的工作时间表来继续工作。

·您在工作的时候，如果担心您的亲人，可以寻求一下可提供护理的社会资源。

·如果您想放弃您的工作，考虑一下这个决定的结果。不再工作可能意味着失去收入、福利保障，还有社会认同感。然而，如果您不能安排替代照顾者的话，继续您的工作可能也会很困难。

在做一个决定之前，请将您自己的需求也考虑在内。许多全职护理人员发现，与他们离开工作岗位之前相比，离职后当他们进行全职护理时，自己和亲人都有了更大的压力。把您的亲人安排在一个专门负责照顾的场所中可能是更好的解决方案。

家庭影响

当您过渡到照顾他人的角色时，您可能发现您将逐渐忽视生活中所扮演的其他角色。您可能没有时间和精力与您的孩子或配偶一起享受生活。与其为此感到内疚或把自己困在这种情况下，不如想办法把您生活的各个方面整合起来。

·考虑定期举行会议更新家庭成员所掌握的有关您的亲人的病情状况和你们都

亲密关系

当您开始照顾患有痴呆症的配偶时，你们的性关系会发生变化。您的亲人可能会因为疾病或治疗的影响而增加或减少性冲动。与此同时，您也可能会经历一些变化，当您承担更多的角色和责任时，您的性欲望会发生变化——您更像是在扮演父母的角色。您可能也不确定您的亲人是否能够同意发生性行为。慢慢建立一种新的关系，并运用您的直觉来确定这段经历是否让你们俩都感到愉快。如果您的伴侣对这种经历感到不舒服，那么它就不应该发生。

不管您的亲人有什么认知方面的缺陷，触摸都是一种强有力的工具，您可以用它来表达爱意和安慰。触摸可以有多种方式，包括牵手和拥抱。在交谈中使用触摸可以表明您正在看您的亲人和听您的亲人说话，并且表示您关心他/她说了什么。

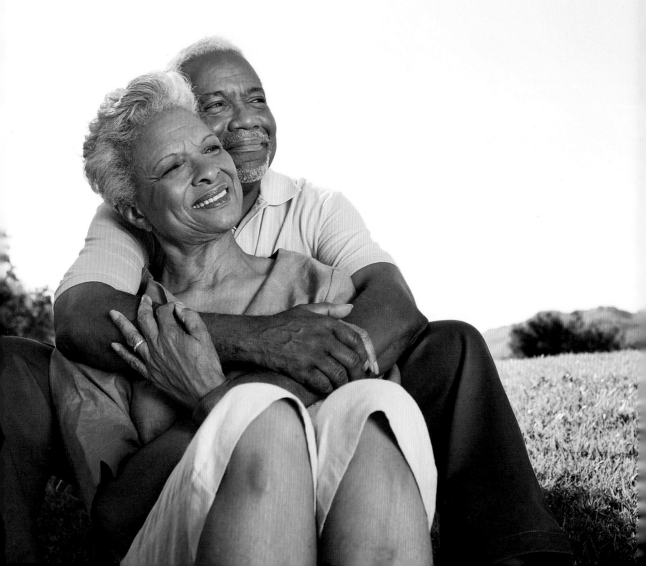

要面临的挑战。

· 仔细聆听并回应家人的问题，但与此同时，确保别人能够听到您的想法。

· 让家庭成员对您提供帮助，如果他们愿意这样做。创建一个包含您的需要和您亲人的需要的列表。与家庭成员一起来完成任务，委派给每个人让他们感到能轻松应对的任务。

· 不对儿童和青少年隐瞒关于疾病的信息，对他们持开放态度。他们应该得到一些关于患者身体和行为变化的解释，这些症状他们可能已经观察到了。

· 有些家庭觉得与社会工作者、心理学家、护士或其他专业人士见面对他们来说很有帮助，帮助他们对该疾病有进一步的了解。这些专家可以帮助您规划未来，确定患者的需求和做出决策。

克服拒绝

大多数家庭成员都想要得到支持，但有些人可能会否认诊断结果或小觑疾病对您和您亲人的影响。否认是人们可能会表现出的一种自然反应，帮助我们在痛苦消息的包围中得到缓冲。持否认态度的家庭成员可能会影响您的判断，并阻止您使用必要的资源。试一试与他们分享信息，但要认识到您可能永远无法做到使他们相信患病这个事实。

分享医生的书面报告，详细说明您亲人的诊断结果，也许会有帮助。然而说服他们的最好方法就是多花点时间和您的亲人在一起。

对自己好一些

作为一个护理人员，您应该知道您的支持是对您的亲人的爱和尊重的表达。您在为依赖您的配偶、父母、兄弟姐妹提供安慰。希望您作为护理人员也能因您投入的时间和努力而感到一些满足的喜悦。

尽管如此，阿尔茨海默病不仅仅对于患者本人是一个很大的挑战，可能对护理人员来说也是如此。您作为护理人员，一个人的思考和两个人的行动会消耗您大部分时间和注意力。您会发现您的生活已完全围绕着满足您亲人的需求转。

您可能想知道您是否还能拥有个人生活，起码应有最低限度的隐私。当您的亲人逐渐失去对某些问题的感知能力时，您不断地经历着令人心碎的场面。

为了满足护理的需求，护理人员是身心俱疲的。有时，您可能会感到疲惫不堪和不知所措。您可能会出现一些症状，比如疲劳、头痛、肌肉疼痛和抑郁，这表明您处于巨大压力之中。对于护理人员来说，感到内疚、与社会隔绝和对他们所照顾的人感到沮丧是很常见的。

了解您可能会面临的个人挑战和为您的亲人提供优质的护理都是很重要的问题。本章节旨在帮助您认识到这些挑战并提供策略来克服它们。

专注于您自己

许多护理人员会过于专注他们亲人的需要以致经常忘记或忽略他们自己的基本的需求。例如，一些护理人员不会花时间安排自己的健康饮食、进行充分的锻炼、拥有充足的睡眠和在日常护理工作中偶尔给自己一些休息时间。

长此以往的结果是什么？护理人员常常变得沮丧，疲惫不堪，筋疲力尽。护理人员会感到倦怠，这种情绪低落和身体疲惫的状态，直到护理人员结束照顾、放弃他/她的职责才终止。

为自己着想似乎与您决定成为护理人员的初衷不一致——您所有的注意力都应该集中在患者身上，不是吗？但专注于您自己的需求和欲望，这并不是自私或以自我为中心——事实上，这是护理人员工作的基本原则。

保持自我健康是长期照顾患者的最好方法。保持积极性会同时增加您和您亲人的幸福感和安全感。

考虑另一种选择——如果您生病了或很疲劳，您要怎样履行照顾的责任？如果您的情绪低落，没有意愿参与与护理相关的决策，您的亲人会得到什么样的护理？这就是为什么护理人员进行自我护理是至关重要的，需要优先考虑并对自己的身体和精神健康做出承诺。

找到一个平衡

为了避免被照顾的责任所压倒，重要的是要在您的生活中找到各种平衡。您可能面临的最大挑战之一是如何平衡您的护理职责与其他重要责任（包括对其他家人、工作和社会生活的责任）之间的关系。

为了防止出现倦怠，以下是您可以采取的策略，这些策略可以提高您的护理技能，同时还能满足您的个人需求。

承认您的情绪。首先，接受这样一个事实，在很多情况下，照顾他人是困难且孤独的。与其被内疚打败，不如试着接受愤怒和沮丧的感觉。找到健康的释放这些情绪的渠道。

在一个安全的环境中分享您的感受。例如，找一个善解人意的朋友或者加入一个支持小组，进行一场徒步运动，捶打枕头，或者大哭一场来缓解压力。

尽量不要把您的反应直接告诉阿尔茨海默病患者。疾病会引起您亲人的行为变化——他们没有控制这种行为的能力。

设置限制。列出一长串您想为亲人做的事，可能不是很难——但您的好意只能到此为止。因为您能完成1/3您在清单上写下的东西，您就很棒了。事实上，护理任务是无止境的。护理的过程只会加深您的挫败感，因为您似乎永远都做得不够好。

5个帮助您应对的方法

当您花时间照顾您的亲人时，您可能会忽视您自己的健康。阿尔茨海默病协会推荐这5个技巧来帮助您：

1. 管理压力。考虑压力如何影响您的身体（胃疼、高血压）和您的情绪（暴饮暴食、易怒）。找到放松的方法。

2. 接受现实。许多行为是无法控制的。丢弃悲伤，专注于积极向上的时光，并享受美好的回忆。

3. 信任自己。告诉自己，您已经全力以赴了。为了支持和鼓励自己，您可以加入一个支持小组或在线护理社区。

4. 休息一下。没有人能独自完成所有护理工作，所以适当地给自己休息的时间。

5. 接受改变。在疾病晚期阶段，您的亲人需要更密集的护理。您需要了解不同的护理方案，这样当发生变化的时候，您可以从容应对。

试着接受这样一个事实，您不可能凡事亲力亲为。您对自己的期望不应太高，制定一些让您觉得您可以安心舒服地度过一天或一个星期的目标。无论您在这段时间内取得的成就多少，心甘情愿地接受，这些就已经足够了。

定期休息。一个有价值的计划是应该将休息时间考虑进去的——在日常护理中定期休息。如果您想要照顾别人，您需要注意让自己保持电量满格的方法。如果您想要保持精力充沛却没有得到足够的睡眠，忽略了您自己的身体需要而透支，还要在每个醒着的时刻都专注于您关心的亲人，那是很困难的。

考虑应该留出每周至少两次、每次两个小时的休息时间给自己。把一部分时间花在一些与照料无关的活动上。如短时间的散步、独自在家、拜访朋友，这些都可以帮助您恢复精神。

如果没有定期的休息，您很可能会精疲力尽、生病，或失去积极地照顾您亲人的能力。

在您需要的时候寻求帮助。 您会有需要帮助的时候，即使只是为了出去逛逛或抓住一个小时去休息。您可能需要克服的障碍是您自己不愿意寻求帮助。您可能担心您的亲人与其他护理人员在一起会感到不舒适。也许您认为没人能像您一样地提供护理。

事实上，获得帮助可以减轻护理负担，无论是身体上还是情感上。援助可以提供您可能不曾掌握的资源和技能，并帮助您恢复精力。或许因为有机会与更多的人交往，或许因为您压力减小，您会觉得亲人的情绪似乎也会有所改善。

压力管理

很多不同类型的、来自不同方面的压力会打击护理人员。压力的来源可能每天都在发生改变，这就使压力具有不确定性。常见的压力源包括：

- 有太多事情要做。
- 附加的、不可预见的责任。
- 超出您控制的烦恼。
- 您生活方式、社交活动和未来计划上的改变。
- 感到不能胜任护理工作。
- 反复出现的问题。
- 琐碎的事情。
- 与承担照顾责任有关的身体和情绪上的变化。
- 在护理您的亲人的某些问题上与他人意见不合。
- 关于您的未来的不确定性。

花点时间思考一下什么是日常生活中的主要压力源。然后制订一个压力管理计划来处理这些问题。

确定您的压力源。 当您感觉快被压力压垮了，记录下这种压力情况。随着时间的推移，找出您行为模式的规律。意识到这种压力可能是由外部因素，如环境、家庭关系或不可预测的事件等，以及内部因素，如消极态度、不切实际的预期或完美主义——共同造成的。

压力的预警信号

了解早期预警信号是良好压力管理的基础。通常情况下，护理人员在他们经历一个或多个征兆和症状之前，都不会意识到自己压力过大。阿尔茨海默病协会列出以下症状和体征，作为护理人员常见的压力的预警信号：

- 否认患者的疾病及其进展。
- 向患有阿尔茨海默病的患者发怒。
- 退出朋友圈和社交活动。
- 对未来充满焦虑。
- 沮丧。
- 筋疲力尽。
- 失眠。
- 易怒。
- 注意力减退。
- 健康问题开始造成精神或身体上的损害，或者两者都有。

检查您的压力源。　试着从根源确定这些压力的产生原因。问问自己，"我怎么能改变这种情况呢？"或者"我该如何改进我处理这个问题的方式？"一定要记住，您生活的有些方面是无法改变的，比如，您的工作职责或者早上的交通状况；有些方面是可以改变的，比如，简化您的工作安排。

选择一个压力源。　最好的办法是，集中注意力专注地消除一个压力源。选择一个您感觉最容易的去处理。当您成功释放压力，转而到下一个压力源。

建立可实现的目标。　想想您可以在生活方式中做出哪些改变，这可能有助于阻止或缓解您的压力。做出您最愿意做的改变，或做出最实用的、可行的改变。如果这不起作用，试试其他的办法。

学会放松。当您发现自己变得紧张，找到一个能帮助您放松的办法。

例如，作为一名护理人员，您可能感觉好像把所有的精力都花在照顾您的配偶或者父母上。您本可以早上和邻居一起散步，但现在看来您再也没有时间去做这些。这让您有一点心烦意乱和沮丧。

设定一个目标，让您有时间锻炼。以下是一些实用的方法，或许能帮您实现这个目标：

·安排某人与您的亲人每次待上30分钟到一个小时，每周几次。

·如果您的配偶可以短时间独自一人在家中，您可以每次步行15分钟，一天几次。

·在房子里运动。您可以购买跑步机、健身固定自行车，或做伸展运动、有氧运动。

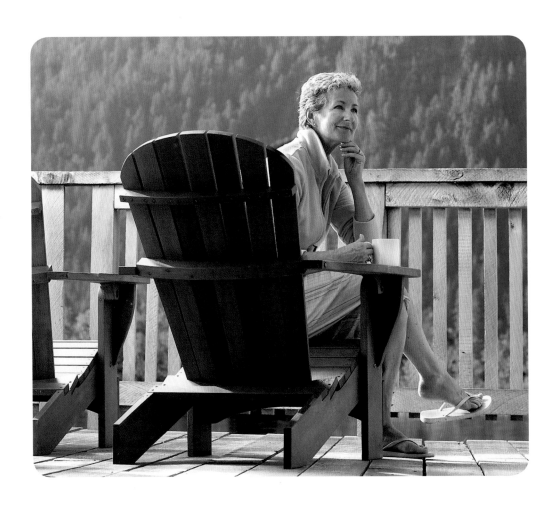

学会放松

当您感到焦虑或紧张时，正常的反应是——您准备起身和这些威胁战斗或逃离它。护理过程中的许多时候都可能会面对这种情况，如果它们反复发生，可能会损害您的健康。比如，如果您与已经变得固执且咄咄逼人的亲人打交道，您的健康可能会受到影响。

为了避免这些情况，您可以尝试一些帮助您放松的方法。放松可以让您的身心不再处于紧张状态。许多人通过让自己放松的方法来减轻压力的影响，得到的健康收益如下：

· 更少的症状，如头痛、恶心、腹泻和疼痛。

· 更少的情绪爆发。

· 更有活力。

· 注意力提高。

· 更好的应对能力。

· 更有效率的行动。

除了技巧，放松还需要耐心和练习。如果您不觉得自己能立即获益，也不要气馁，相信自己会成功。以下是一些您可能会用到的技巧来帮助您达到身心平和的状态：

放松的呼吸。也叫作横膈膜呼吸（腹式呼吸），这种技巧帮助您更有效地呼吸，即使在您处于压力很大的状态下。

渐进式肌肉放松法。这种技巧有助于减少肌肉紧张，逐步放松肌肉。

自生放松法。这是一个通过重复能使自己平静的话语或其他让自己感到放松的建议来减少压力的过程。

意象心理。意象心理，或可视化，是一种在脑海中形成能让自己觉得放松的环境、地点、情境的心理技巧。

太极、瑜伽、冥想和自我催眠。这些都是常见的，可以帮助您放松的技巧。向医生或护士咨询相关的技巧以及如何学习它们。

呼吸训练。这个练习可以帮助您做深度放松的呼吸。您需要进行练习直到呼吸变得自然。

· 躺在床上或沙发上，或舒适地坐在椅子上，双脚平放在地板上。

抑郁：是时候寻求帮助了

护理人员偶尔感觉到悲伤、孤独和易怒是很正常的。在一段时间后，很多人可以摆脱这些情绪，开始重拾积极心态。但是如果长时间处于这种情绪中，您可能正在经历抑郁。阿尔茨海默病协会罗列了以下抑郁的常见症状和体征：

- 变得易怒和沮丧。
- 感觉自己毫无价值或有负罪感。
- 感觉没有希望。
- 疲劳或丧失活力。
- 在日常活动中失去乐趣和不再感到快乐。
- 难以进行思考和集中注意力。
- 食欲或者体重的改变。
- 身体症状，比如头疼或其他部位疼痛，没有好转。
- 关于死亡或自杀的想法。

如果您出现上述任何症状已有很长一段时间，请去看医生。如果您发现您在思考自杀或计划自杀，立刻去寻求医疗帮助。

- 把一只手放在您的腹部，另一只手放在您的胸口上。这会让您感受到呼吸的自然运动，以便您更好地控制其运动。
- 闭上嘴，肩膀放松，用鼻子慢慢地吸气，从1数到6。让空气进入您的肺，同时扩张您的腹肌。
- 暂停一秒钟，然后慢慢地通过您的嘴巴释放空气，从1数到6。让每一次呼吸都像波浪的运动一样平稳地过渡。
- 暂停一会儿。然后重复这个练习几次，直到您感觉状态变好。如果您感到轻微头晕，减少您的呼吸长度和深度。

积极的想法

每天在您的头脑中进行的无尽的思绪流动被称为"自我暗示"。如果自我暗示是负面的、消极的，它会使您泄气，甚至绝望。

另一个极端是积极的自我暗示。积极向上的自我暗示，是建立自信和动力的有力工具。当您骑着自行车上陡坡时，您可以用积极的自我暗示，不断地告诉自己，"我能做到！我能做到！"

有些护理人员没有意识到他们正处在较大的精神压力中。照顾他人似乎是吃力不讨好的。不仅得不到回报，甚至有时感到被孤立，这常常会导致护理人员产生消极的想法。您也可能会感到焦虑或抑郁，这也会削弱您的情感力量，减弱您照顾亲人的能力。

如果您经常对自己或您作为一个护理人员的处境充满抱怨，那么请对自己多一点积极的肯定。尝试其中一个或多个技巧来改变您的态度。

用积极的自我暗示取代消极的想法。在白天，停下来片刻，评估脑海中涌动的思绪，质疑任何令人沮丧的想法。当您认为自己的想法很消极的时候，用积极的态度来代替这些想法。要相信自己已经是亲人生命中必不可少、积极向上的一种存在。

建立自信和自尊。专注于您做得好的事情。避免自我批评，不要在重大事情上做过多的自我保证。把您作为护理人员的优点列出来。再列两个清单，一个是您喜欢自己的哪些方面，另一个是别人喜欢您的原因。

与家人、朋友、医生分享您的忧虑。他们的支持可能是情感上的，犹如可以依靠的肩膀；也可能是很实用的。积极正面的安慰可以帮助您避免消极的想法。

自我保健策略

自我保健包括所有能让自己保持健康快乐和积极生活的事情。这些行为可以是非常简单的，也可以是很复杂的。从包扎伤口到服用降压药，以及知道如何应对中毒等紧急情况；从家常便饭、日常健康饮食的准备到经常锻炼，以及记得避免二手烟。

自我保健对于维持您作为护理人员的角色尤其重要，因为您正在与另一个人分享您的精力和耐力。尽量把健康的自我保健方法融入您的日常生活中。保持定期的体检和牙科检查。监控您的酒精摄入量和药物摄入量。

同时，注意抑郁的迹象和管理您的压力。如果您已经感觉到忧虑，或有任何健康状况不佳的迹象，建议您去看看医生。

从下面的列表中，至少确定四件您可以做到的、对自己有益的事情，然后去做。记住，如果您想很好地照顾您的亲人，您需要让自己保持健康和精力充沛。

- 每天至少吃一顿健康的、均衡的饮食。
- 充足的睡眠。
- 定期锻炼身体。
- 按照医生处方来服药。
- 参与日常的放松活动。
- 安排定期的休息时间。
- 寻求帮助并接受他人主动提供的帮助。
- 参加一个支持小组，分享您的一些经历。
- 当您感到不知所措时，向一个值得信赖的朋友寻求支持性咨询或谈话。
- 保持幽默感并继续做您喜欢的事情，不管您是不是在照顾您的亲人。

照顾好自己会同时增强您照顾亲人的能力。即使是10分钟的散步也能调节您的情绪，让您进入一个更加积极的状态，更容易集中精力。您自己的需求和愿望都应该包含在您作为护理人员的工作中，不要忽略他们。

线上支持小组

您可以在互联网上找到各种聊天室、博客和支持小组。您需对从这些来源获得的信息要保持谨慎，因为这些信息可能并不可靠。利用好您对互联网资源的优良判断力，并与一个值得信赖的医疗专业人员核实互联网上的这些信息。

寻求支持和帮助

在整个护理过程中，护理人员可能总会寻求各种支持。通常支持分为两大类：非正式和正式。

非正式支持指的是来自家庭、朋友、邻居和社区的支持。这些组织通常由您的亲人在发病前就认识的人组成。在您需要帮助或支持，抑或是安排临时护理时，他们是值得信任的帮手。他们的时常造访，可以帮助您与社会保持联系，这对您和您的亲人来说，都是有益的。

然而，一些护理人员认为，尽管非正式的支持是很有意义的，但随着时间的推移，他们有时会联系不上，使得护理人员变得无助。

如何保持非正式支持系统？您需要明确地告诉他们您的情况和您照护时的优先事项。通过电话、信件、电子邮件或私人拜访，告诉他们您亲人的诊断结果、症状和行为。描述您当前需要哪些帮助，并就他们来访期间可能会对您和您的亲人有所

使用非正式的支持系统

当有人说"如果您需要什么，请告诉我"，您可以列出以下清单，让他/她提供帮助：

- 为去医院看病提供交通工具。
- 每周打电话或拜访一次。
- 送卡片、信件或电子邮件（可以语音播报的那种）。
- 帮助处理医疗费用。
- 提供一顿热饭。
- 购物或跑腿。
- 打扫房间、洗衣服或庭院劳动。
- 偶尔询问一下您的情况。
- 做一个倾听者，或者提供可以依靠着哭泣的肩膀。

体验支持小组

男性护理人员支持小组的成员由年龄55岁到90岁不等的商人、医生、农民、神职人员、消防员、木匠、教师和退伍军人组成。他们都有两个共同特点：他们都有一个患有痴呆症的亲人——最常见的是，妻子。他们决定分享他们的护理经历。

支持小组每月定期举行两次会议。那些曾经觉得没人能够理解他们的男人，在这里都找到了支持和陪伴。这种方法可以促进友谊的建立。他们之间相互倾听和学习，成为更自信的护理人员。在不同的时期，他们扮演着学生和良师益友的角色。

乔曾经是一名"学生"，希望能在小组成员里找到各种问题的答案。自从几年前他的妻子被诊断为阿尔茨海默病以来，他一直是他妻子的护理人员。乔也是一位"导师"。乔向别人展示，照顾他人意味着帮助所爱的人维持他/她的身份和尊严——即使这涉及一些他不熟悉的东西。当乔帮他的妻子做头发和化妆时必须做得"恰到好处"，因为他的妻子过去对这方面总是要求很高。乔总是在他俩的日程计划里安排去很多"美"的地方，因为他妻子过去希望自己周围的一切都是美好的事物。对于乔来说，照顾他的妻子意味着尊重曾经的她的一切，也尊重现在的她的一切。这个小组的成员从乔的例子中学习到了很多。

对于乔这样的人来说，参加一个支持小组并不容易。他是一个相当安静、矜持的绅士，他从来都喜欢低调处事。但无论如何，乔找到了自己的道路，并继续参加小组会议。请求帮助和支持与变得依赖他人是不一样的——这可能是我们能从乔身上学到的最重要的经验。

帮助的各种活动提供建议。

准备一份日常需要做的事情的清单，让您的"助手们"选择适合他们的任务。

另一种方法是列出您在日常所做的事情的清单，根据他们的性格和时间以及他们可以提供的资源分配任务给这些助手们。

您也可以根据您对这个助手的了解来分配任务。有些工作可能包括体力劳动，而其他的可能涉及账单支付或联系当地的各种资源。家庭成员和朋友们经常说，帮助别人是值得的——这是一种他们表达关心的方式。

正式的支持系统包括非营利或营利机构，这些机构可以向个人提供护理方面的援助。正式支持包括家庭健康机构和老人护理中心。各式各样的居住设施可以给您和您的亲人提供一个更好的生活的地方，这样你们才能继续在一起，或者选择让您的亲人与其他也患有痴呆的患者共同居住在一个社区。

一个支持小组通常由与您情况相类似的护理人员组成。他们经常见面分享经验和心路历程。会议一般是由专业人士或者是受过训练的志愿者协助主持的。

参加一个支持小组可以使您找到其他与您经历类似的人，并且听到他们分享的经验。您也有可能不是在寻找新的想法或建议——您只是想成为这样一群人中的一员，他们理解您在经历什么，会与您产生情感共鸣。

近年来，人们对痴呆的早期诊断投入了更多的关注，针对轻度痴呆或早期阿尔茨海默病患者的组织和支持团体越来越多。

在您的社区中寻找支持团体，联系阿尔茨海默病协会或当地的老年机构。有些群体可能是专门为阿尔茨海默病的护理人员服务的，有些可能包括更广泛的其他疾病的护理问题。

行为指南4

日常活动

日常活动是指人们在日常生活中为照顾自己，保持健康所要完成的一系列活动。这些活动包括洗澡、打扮、穿衣、如厕和进食等。对大多数人来说这些不过是每天的"例行公事"。当阿尔茨海默病患者开始在完成这些活动的时候出现问题时——这些活动曾经是如此轻而易举——很多挫折和烦乱的情绪随即诞生。

与痴呆相关的认知功能障碍通常伴随着精细运动技能的损害——包括小肌肉的能力损伤，比如手指肌肉。这就使得按下按钮、梳理头发、用牙刷刷牙或者用餐具吃饭等行为都变得困难。

失去理智和判断力使患者不能根据天气选择合适的服装，对衣服进行合适的搭配，甚至分清左右正确地穿鞋都会变得困难。失去注意力和分析思考的能力会影响一个人学习和改正错误的能力。记忆丧失使得这些日复一日执行着的动作被遗忘。

疾病的早期阶段，阿尔茨海默病患者可能仍然可以在温柔的提醒和偶尔的提示下完成大多数日常起居活动。随着时间的推移，护理人员的帮助变得不可或缺，不仅是提醒患者这个任务需要完成，而且需要教患者如何做，包括手把手地教他们。

尽管如此，您在日常活动中的表现可能会让您的亲人觉得受到了侵扰，增加患者的紧张情绪。即使以一种温和的、帮助性的方式，您的亲人对您的回应可能也是愤怒、固执己见和不愿合作，甚至是过激行为和彻底不配合。

在您帮助亲人进行日常活动的过程中，以下的指导原则可能会帮助双方减少护理过程中的恐惧情绪和心理负担。

慢慢来。您的亲人可能很难记住所有的穿衣服或刷牙的步骤。试图匆忙完成这些事情只会增加混乱和减慢进程。最好慢慢地完成任务。如果患者需要您给出指令，那么把任务分解成一系列简单的步骤。

保持熟悉感。试着保持您亲人过去的习惯。您母亲总是在晚上洗澡吗？请保持这种习惯。一种熟悉的日程安排对你们两个人来说都是有益的，它能使照顾工作进行得更容易。当然，每个人都有好的状态和不那么好的状态。如果他/她对某项平时的任务不适应，那就适当做出一些灵活的调整。

一起参与。让您的亲人尽可能多地参与进日常生活中来。尝试给他/她二选一的机会，他/她可以自己做主选择两套衣服中的一套——而不是从一整柜子的衣服中选择。如果您仔细地向他/她展示应该如何使用牙刷，那么您的亲人可能愿意自己刷牙齿。如果找不到其他能让患者参与其中的活动，请在提供护理时，让您的亲人手握一个东西。

要有礼貌。无论您的亲人是否需要帮助才能吃东西或去上卫生间，尽可能地保持他/她的尊严。即使您提供了所有的帮助，您的亲人可能仍然会感觉到某些行为应该是非常隐私的。在穿衣和洗澡的时候记得关上门。在向您的亲人喂饭时，用餐巾帮助您的亲人保持干净。

让人安心。如果某项任务使您的亲人感到恐惧或不安，用冷静的声音和沉着的态度来回应这种情绪，确保他/她的情绪稳定。通过唱一首患者最喜欢的歌，讲一个故事或提供零食，试着转移他/她的注意力。小心地掩饰您的焦虑有多强烈。有时，您的这些情绪可能会刺激到患者的情绪。试着用好您的判断力。

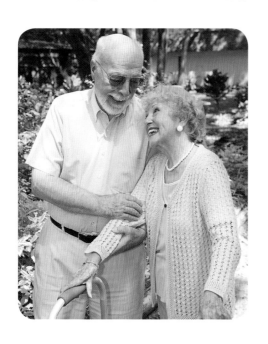

随着阿尔茨海默病的发展，痴呆的症状很有可能在数月或数年内恶化。患者的情况每天都在变化，您今天的策略可能在明天就不那么管用了。坦然接受每一天的到来，需要的话，尝试不同的策略。您甚至可以重新尝试在过去失败过的方法——它们现在可能会带来成功，这也许会让您大吃一惊。

您所做的一切都有一个潜在的前提：耐心。对您的亲人及您自己要有耐心。作为一名护理人员，您正在探索护理的新领域，并且您也不知道它的捷径。

沐浴和梳洗

随着痴呆的发展，您的亲人可能会经历从需要您提醒洗澡，到手把手的帮助，到完全依赖您。他/她可能发现这种经历是令人恐惧或困惑的。这里有一些小贴士可以帮助您：

· 维持一个固定不变的日程。例如，确保您的亲人在一天的同一时间洗澡。考虑安排在您亲人一天中最有活力的时刻——通常是早晨。

· 提前准备好一切。包括随手就能拿到的沐浴用品以及提前准备好的洗澡水。

· 确保房间的温度足够温暖，让人在没有穿衣服时也感到舒适。准备一条额外的毛巾和一件浴袍。

· 提供足够的时间来完成每个任务。避免仓促行事。

· 给出简单的指令或要求。温柔地告诉患者您将要做什么，一步一步来。

· 允许他/她尽可能地参与进来，即使只是简单地拿着一块额外的毛巾。

· 保护隐私。如果镜子分散患者的注意力，遮上它们。用毛巾裹住肩膀或者盖住大腿也会有所帮助。

· 鼓励您的亲人去闻洗发水和肥皂的香味来触发愉悦的感觉。

· 将防滑条放在浴缸或浴室地板上。考虑安装扶手来确保安全。

· 可以在沐浴的时候做头发护理和剃须。电动剃须刀用起来可能更方便。

· 根据需要修剪手指甲和脚指甲。

· 将乳液涂抹在任何干燥的皮肤部位。避免使用粉状的护肤品，除了可以少量涂抹在腋下。粉状的护肤品容易在身体的褶皱中形成结块。

· 把牙膏涂在牙刷上，让您的亲人刷牙。如果需要的话，演示一下这个动作。

· 梳梳您自己的头发，您的亲人也会这样做。如果需要的话，您可以在最后抚摸一下您的亲人。

· 为您的亲人涂上他/她最喜欢的香水。

穿衣

您的亲人在选择穿什么衣服上会有越来越大的困难。穿上衣服和脱掉衣服都会有问题——特别是当有纽扣、拉链、袖扣和带扣的时候。为了让大家的生活变得轻松一些，可采取以下小贴士：

·注重衣服的舒适度，而不是光鲜的外表。寻找布料经久耐用的、容易清洗并且有容易系的扣子或有弹性腰身的衣服。

·将难以穿脱的紧身衣替换为织物性的衣服。为短拉链套个钥匙环，使之更容易拉开。

·每天在同一时间穿衣服，使它成为日常之一。

·如果着装困难的话，买一件比所需尺寸大一些的衣服。

·不要让您的亲人在着装选择上不堪重负。只提供两个选择，而不是几个。

·把搭配好的套装放在一起，或者买搭配好的衣服。

·如果您的亲人想要每天都穿得一样，晚上及时洗衣服或购买几件相同的套装。

·把衣服按照穿上时的顺序放好，例如，首先是内衣，然后是衬衫、裤子，最后是袜子和鞋子。

·避免穿尼龙长袜，穿上它们将是很大的挑战，而且容易撕裂。

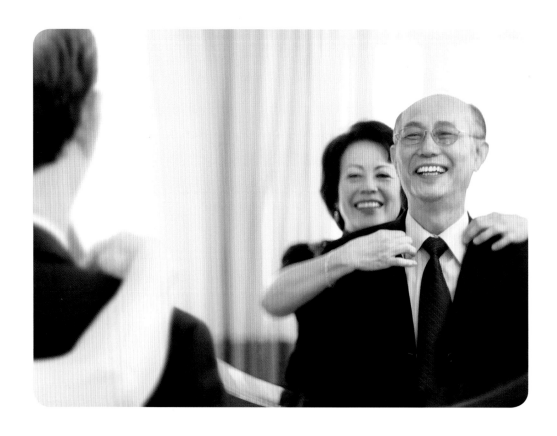

·如果您的亲人需要提示，请提供清晰的指示，一步一步来。必要时进行演示。

·如果您的亲人坚持要穿很多层衣服也没有关系。当他们觉得不舒服时，您随时可以帮他们脱掉多余的部分。

·容忍亲人搭配不当的、不干净或穿反的着装。

·如果您亲人的乳房不需要额外的支撑，可以用汗衫替代胸罩。

·如果您的亲人在穿衣服时，拒绝移动胳膊或腿，考虑一下他/她是否因为感到难受。

·如果您的亲人拒绝更换衣服，那么提供一些舒适的衣服，比如运动套装，既可以在白天穿也可以在睡觉时穿。

饮食和营养

您的亲人需要在生病期间拥有一个均衡健康的饮食方式。营养不良和脱水会加重患者的意识紊乱和应激状态，引发身体问题，以及降低您亲人应对疾病的能力。

在阿尔茨海默病的早期阶段患者——尤其是独居的人，可能会忘记吃饭或如何准备饭食。

随着病情的发展，患者可能会忘记餐桌礼仪，直接从别人的盘子或从碗里获取食物。有时候，患者失去控制冲动的能力，会吃任何看得见的东西，包括不是食物的物品。

在疾病的晚期，食欲不振是常见的症状。这个时候您应该让您的亲人吃得舒适和快乐。提供那些很吸引人且容易摄取的食物和饮品。在疾病的终末期，他/她可能无法正常地咀嚼和吞咽，可能被食物噎住。

为了满足您亲人的营养需求：

·请意识到您亲人的食欲将随着病程的发展不断下降。因此在患者状态最好的时候尽量提供食物，充分利用患者最喜欢的时段进餐。

·在一个轻松舒适的地方提供食物。如果可能的话，与您的亲人同一时间用餐。

·尽一切努力让您的亲人独立饮食。

·不要强迫您的亲人吃东西。听从他/她的意愿。

·如果您的亲人在吃几口之后就饱了，那就少食多餐，或提供卡路里和蛋白质含量更高的食物。

·用食品加工器将食物加工一下，使它们变得更容易吞咽。

· 用吸管和带盖子的杯子帮助患者喝水。

· 如果患者使用餐具有困难，可以食用便于用手抓取的食物。

· 在进餐前避免让您的亲人做那些会让他们感到沮丧或挫败的事情。以免不良情绪影响随后的进餐。

假如进食失败

· 在阿尔茨海默病的早期阶段，提供简单的就餐提醒。比如，在快到吃饭的时候给您的亲人打电话。

· 如果您的亲人独自生活，留下如何准备简单饭菜的步骤说明。

· 在整个就餐时间和您的亲人在一起。如果需要您提供帮助，请使用简单的命令或演示步骤。

· 提供充足的用餐时间。避免时间冲突。

· 提供不需要餐具的简单食物。

· 将不需要用到餐具的食物放在容易拿到的地方。

· 在一天内提供几顿小餐。

· 确保用餐区光线充足。

· 减少环境干扰比如吵闹的电视或音乐声。

· 在有吸引力的桌子上展示食物。提供各种质地、颜色和味道的熟悉的食物。

· 在餐桌上使用对比色可以帮助您的亲人找到食物。例如，使用一个白色的盘子放置深色的食物。例如避免把土豆泥放在白色盘子里。

· 除非超重明显，否则不要过分控制吃甜食。

· 将营养奶昔与新鲜水果和冰激凌混合，以改善口味。

· 在就餐前让患者闻一闻柠檬油或薄荷油，因为这可能会刺激食欲。

· 安排医疗检查以明确是否由抑郁、不合适的假牙、疾病或药物等原因导致食欲下降。

· 请注意，在晚期痴呆症患者中，有些人拒绝进食可能意味着他们想结束他们的生命。

假如进食太多

· 除了在用餐时间，把食物放在患者视线之外的地方。

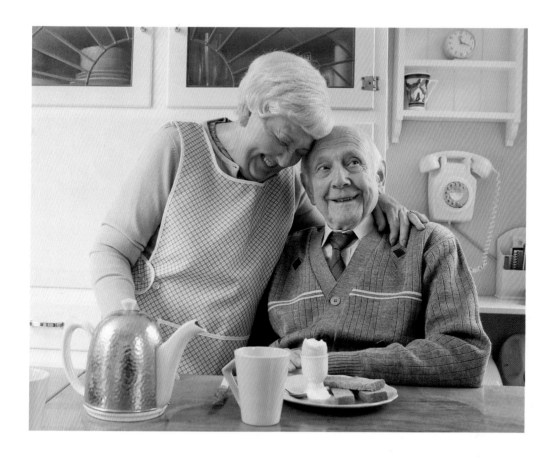

·相对于用碗，用盘子更容易控制食物的分量。

·把食物切成小块，避免患者因吃得太快而窒息。

·将不可食用的物品从饮食环境中移除。

·如果您的亲人从别人的盘子里拿东西吃，请耐心地加以处理。

如厕

和日常生活中的其他活动一样，您的亲人最终将需要帮助才能如厕。护理人员在提供帮助的同时，也会面临隐私和卫生方面问题的特殊挑战。

提供任何帮助都做到：耐心、冷静和理解。

很多患有阿尔茨海默病的患者都会经历失禁——患者对膀胱或肠道无法进行控制。如果这是新近出现的问题，考虑一下可能的原因：是您的亲人忘记厕所在哪里了吗？或者他/她在解开衣物扣子上有困难？是膀胱感染、药物影响或者前列腺出现了问题？如果不是，可能是痴呆的原因。这里有一些方法可以帮助您解决问题：

· 帮助患者形成规律的卫生间使用习惯。提供定时提醒。一般来说，每1~2小时使用一次的模式效果较好。您可能需要把患者带到卫生间，并帮助患者解开衣服。

· 在卫生间的门上面，附上一张马桶的图片，旁边是"厕所"这个词。避免"洗手间"或"浴室"这样不太直白的词。

· 让卫生间的门一直处于打开状态。夜灯或自动感应灯可以帮助您的亲人很容易找到卫生间。

· 把所有的从卫生间经过和通往卫生间的走廊的地毯移走。一些护理人员会在地板上面贴反光胶带，并以箭头形状指向卫生间的位置。

· 注意您的亲人是否有表示自己需要上厕所的非语言信号。您的亲人可能感觉不出膀胱充盈或缺乏语言能力来表达紧急需求。您可能会发现您的亲人正在拉扯他/她的裤子，来回踱步，或者有其他焦躁不安的表现。

如果您的亲人有失禁

各种各样的产品可以帮助您的亲人缓解失禁带来的不适感。在当地医院的药房或药店里一般都有出售。

· 如果您的亲人只是尿失禁，可以把类似于女性月经期使用的小垫子放在患者内裤里。如果您的亲人有大便失禁或者小的垫子没有足够的容量容纳尿液，特别设计的成人纸尿裤是最好的选择。根据失禁情况的不同，有些人会白天使用垫子，晚上穿纸尿裤。您的医生或药店工作人员可以帮助您的亲人选择最适合的产品。

· 在床上放置一个塑料垫或橡胶垫，以供夜间使用。尿失禁一次性垫子，具有很高的吸水性和防水背衬，无须频繁地更换床垫。

· 晚上，您可能发现当患者躺在床上而不是坐在马桶上时，更换垫子或纸尿裤更容易。而在白天，当患者坐在马桶上时，更换可能是更容易的。

·通常，在您意识到亲人想上厕所时，几乎没有可反应的时间，失禁就发生了。如果您的亲人对这件事会感到沮丧，您需要表现出理解并加以安慰。

·避免穿扣子复杂的衣服和紧身衣。弹性腰带和针织性衣服通常更容易穿上。女性患者穿长筒袜而不是裤袜，可能会更方便。

·对于痴呆患者来说，脱水症状是很常见的，也是很危险的。不要减少液体的摄入量，除非患者喝了过量的液体——每天多于8~10杯。

·不鼓励晚餐后喝过多的饮料，以减少夜间尿失禁。

·失禁情况的任何新变化都需要及时经过医生的仔细评估。常规检查可以确定这一次失禁是否是由尿道或膀胱感染引起的。

特殊的场合

当患有痴呆症的亲人需要参加庆祝活动和节假日活动时，对于家人来说，可能是极其紧张的，并且在情感上也是很痛苦的。

在这种情况下，您可能会考虑为这个特殊的日子做一些计划。如果您的亲人不能参加大型聚会，家里还应该举行这些聚会吗？是修改您最喜欢的传统方式还是尝试一些新的东西呢？下面的策略可能在您准备庆祝活动时会有所帮助：

制定符合实际的期望值。您可能不会像在您的亲人确诊之前那样来庆祝节日，但是您仍然可以让这个节日变得有意义。

·如果您的亲人不能参加所有的活动，您可能会感到内疚。但是最好是将参与度限制在合理的水平。

·将季节性举办的活动融入您的亲人的日常生活中。完全改变日程或改变环境很可能会使患者感到迷惑。

·要预见到在整个活动中您将感受不同的情绪。不同的场合可能会令您痛苦或是愉快。通过休息、与朋友或与支持小组谈心来平复情绪波动。

只参与您觉得舒服的事情。护理人员可能会觉得在参与许多活动、拜访他人或旅行时感到有压力，如果您真的不想去，那么和您的家人在一起分享您的时间。

·对您的亲人来说，可能参加几次短时间的小型聚会，比参加一个大型聚会更容易些。

·如果您计划了一个大型家庭聚会，要注意控制音乐、电视、谈话、准备饭菜

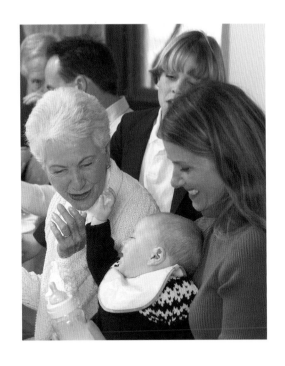

等所引起的刺激。

· 为您的亲人预留一个安静的房间来远离庆典，让他/她放松。如果这个群体太嘈杂或太活跃，请努力把气氛缓和下来。

· 不要害怕享受独自一人的安静的时光，或在亲人不在身边时参加活动。

简化您的计划。 作为一个护理人员，您可能没有时间，也没有精力做所有的准备工作来参与所有您曾经参与过的活动。同样地，您的亲人也不能够承受过量的刺激。

· 在家里为大家准备一顿家常便饭是一个很好的选择。

· 限制您的烘焙种类，例如制作2~3种美食，而不是10多个品种。

· 考虑寄送一封简单的节日祝福信给每个人，而不是私人问候的卡片。

确定哪些传统是重要的，哪些是无足轻重的。您可能需要修改一些活动的模式：

· 随着时间的推移，您的亲人可能会感到疲惫不堪，所以考虑把节日大餐安排在一天的早些时候进行。

· 避免与您的亲人在假日购物，这将是商店最拥挤的时候。您可以选择在线上购物。

· 一起做节日烘焙。让您的亲人搅拌面糊，或把面团揉成球状，哪怕只是简单地看着您干活也行。

· 一起包装礼物。由您的亲人系上礼盒的蝴蝶结。

· 为您的亲人通读收到的卡片、信件，帮他/她回忆寄出它们的人。

· 开车到镇上去看一看节日或季节性的装饰品。

· 策划简单的娱乐。一起唱节日歌曲，或者让一个家庭成员阅读喜爱的故事，或大声地朗读诗歌，或玩一些简单的游戏，比如猜测歌曲的名字。

· 避免摆放一些不可食用的装饰品或一些外观形似食物的物件，例如，仿真水果。 这些可能会被误认为是零食。

·避免闪烁的灯光装饰，因为它们会加重意识紊乱。

节日来临时是否将您的亲人从护理之家或疗养院接回您的住所是个困难的抉择。试着提前做个小旅行，作为一种测试看看效果如何。

有些患者习惯了他们的生活住处，当他们远离熟悉的环境，开始的时候会感到焦虑。组织家庭人员一起拜访护理之家1~2个小时，持续几天后可能会使患者适应。也可以考虑让亲人参加护理之家在假期或节日安排的活动。

行为指南5

良好的交流

沟通不仅仅是说和听——它包括您的声音、面部表情、手势和行为举止。所有的这些因素都是充分传达消息、事实、想法、观点、需求、欲望、感觉和情感的必要条件。

随着阿尔茨海默病的进展，新的沟通方式对患者是必要的。记住，痴呆症患者并不是在试图制造困难或麻烦。您的所见所闻，以及他/她的行为变化，都是疾病导致的结果。您亲人的症状是由大脑内的剧烈变化引起的。

您的亲人可能经历的早期的交流问题通常包括经常在话说到一半的时候，需要在脑海里查找正确的词和想法。这些小挫折大多数是可以克服的，您和您的亲人还可以继续沟通。

在疾病的中度阶段，您亲人说的话会变得越来越难以理解。词语和句子变得混乱。换句话说，您可能会发现很难找到一种他/她能理解的方式进行沟通。这种情况可能会让您的亲人感到沮丧、尴尬、情绪激动和不安，甚至有攻击行为。

如何更好地与一个患有阿尔茨海默病的患者进行沟通？当您能够接受他/她的患病的事实和疾病症状的时候，你们就可以开始沟通了，您将做出一些改变并适应一种新沟通方式。

当您的亲人渴望交流的时候，这是与他们进行互动的最好时机。这要求您进入您亲人的世界——与您自己的一个完全不同的世界。

在您的亲人的世界中，过去和现在的区别往往是模糊的。他/她可能担心一些不可能再发生的情况，涉及孩子（现在已经长大了）、父母（可能已经去世）或回家（到他/她之前多年生活过的地方）之类的问题。

向您的亲人证明真相通常是徒劳的，反而会使他/她产生焦虑。有一个更好的方法是尝试让他/她的世界变得不那么可怕，而是让人十分安心的。您要做的就是走入他/她的世界并支持他/她，而不是让他/她回到现实生活中。

当您与您的亲人进行交流的时候，将谈话集中在感觉和情绪上。您的目标是提供舒适、温暖和安全的氛围。不要让谈话被事实所困——名字、日期、地点和数字——这些对您的亲人来说都是一些障碍物。也可以使用非语言的方式进行交流，例如面部表情、手势和触摸。

基本技巧

无论处于疾病哪个阶段，基本的沟通技巧可以帮助您理解您的亲人并与之互动。

成为一个积极的聆听者。眼睛和耳朵在良好的沟通中扮演着重要的角色。积极倾听的目标不仅是要理解患者说出的话语，还要理解潜在的意义——即使患者的表述并不清楚。

营造一个平和的环境。有些环境适合交流，另一些则不然。患者可能对一些景象、声音和周围的喧哗有些敏感。最好在不受干扰的地方交谈。太多的噪声和活动会阻碍良好的沟通。

定下一个基调。向您的亲人展示自己良好的沟通能力是至关重要的。您感到紧张或者皱眉了吗？您说得简单明了吗？您的面部表情或肢体语言发送负面信息了吗？

患有痴呆症的人可能很难理解口语，但是可以高度适应非语言信号。他们也会以同样的方式回应这些信号。

和您的亲人说话的时候：

·用一种轻松的语调，以及自然、愉快、积极的态度进行交谈。

·保持您亲人的注意力集中。在说话之前面向患者。说出患者的名字或使用温柔的触摸可能都会有所帮助。

·用正常音量讲话，如果患者听力存在困难，稍微提高音量。礼貌地询问患者是否在倾听以及是否理解。

·保持眼神交流和放松的肢体语言。让患者知道您在关心他/她在讲什么。

·使用熟悉的词语、短句和简单的概念。避免复杂的问题。在冗长的回复中避免逻辑和推理。

·对您亲人的声音中包含的情绪做出判断。如果他/她很明显地感到心烦，紧握

沟通的挑战

有些时候，我丈夫思维仍很机敏，我们和他交流得很好。然而另一些时间里，与他进行任何沟通都是困难的。

让他有反应的最好方法之一就是肢体语言。我用我的语调、手势和姿势来证明这一点。如果我表现平静，他通常表现得更平静，我们的互动变得更积极——至少大多数时候是这样。这种病充满太多不确定性。

记住，平静是我的样子——可能不是我的感觉。就像一只鸭子在池塘里游泳。对一个观察者来说，鸭子平静地漂浮在水面上，但在水面以下，它正像疯了一样地划水。

让我的丈夫在没有打扰的情况下进行谈话也很重要。如果他捕捉到一个想法，并且似乎想要获得帮助时我才会出声。这就像一个填空游戏。我想要对他有所帮助，并根据他所提供给我的线索猜测他的想法，但最终，我想让他自己表达他的需求。

我也试着用简短的句子来暗示我的丈夫，而不是与他对话。我的技巧是用一次只传达一个想法的句子。像这样的命令，"我们要去商店，所以请上个洗手间，穿上您的鞋子，在几分钟内做好准备。"这样做不会得到想要的结果——最好的情况是，他会记得使用洗手间。更有效的方法是，"请去洗手间"，然后指出正确的方向。完成任务后，我再给他下一个指令。

尝试和患有痴呆的人交流有时候会让您感到非常无助。我的支持小组帮助我克服挫折。有一个临时志愿者每周都来和我的丈夫玩纸牌。他喜欢这种陪伴，而我也需要一段离开他的时间。

一下他/她的手或一个拥抱就足够了，然后说："我知道您心烦意乱。我很抱歉。"

·使用非语言暗示，比如微笑或者让人安心的抚摸。需要重复您说过的话时请不要犹豫。

更多的交流技巧

·用一些简单的方法给出指示。完成一个步骤后，再给出下一步指示。

·问题要问得直接，一次问一个。避免诱导性的问题，例如问题中包括了答案——"您觉得很舒服，不是吗？"患者可能会同意您说的任何东西。

·给您的亲人留出足够的时间做出回应。他/她做出一个回答可能需要2~3分钟的时间。如果您的亲人看起来不确定问题是什么，重复一遍您的问题或换个说法。

·不要打断您的亲人的讲话。患有痴呆症的人可能需要更多的时间来表达他/她想要说的话。温柔地提示一个词或短语，如果患者正在努力表达一种您大概知晓的想法。

·如果您不明白患者在说什么，提供一个您认为最接近的猜测。安慰可能比了解真相更重要。

·您的亲人可能会坚定不移地发誓说他/她所说的是事实，但其实只是虚构的事件。考虑是否真的有必要纠正这些"事实"，或者干脆听之任之。

·注意他/她在说话的时候使用的面部表情和手势，它们可能会取代被遗忘的词语。

·避免批评您的亲人，或和您的亲人争吵。这往往会造成更糟糕的局面，痴呆症患者很难保持理性或逻辑，因此他/她不太可能像您那样来看待事物。

·当给予指令时，避免用"不要"、"您不能"和"我不是这么说的"这样的词来表达。与其说"您不能"坐在那里，不如试着说"另一个座位是更舒服的"。

·避免出题"考验"您的亲人，或者问一些需要运用记忆的问题。与其问"您知道这是谁吗？"，不妨试试说"这是您的孙女苏珊，她来拜访您了"。

·不要贬低您的亲人。对待他/她时仍像对待一个正常的成人。

创建一个积极的氛围

利用您的家庭环境形成您与您的亲人进行沟通的一种方式。正如痴呆症患者对情绪和情感的反应一样，痴呆症患者对家庭环境也有特定的反应。如果您的亲人感到在家里放松、舒适、安全，这将增加你们以更加积极的态度进行交流和互动的可能性。

·如果一个嘈杂的房间似乎让您的亲人感到不知所措，关掉电视，限制背景噪声，换成舒缓的音乐——且最好不要被广告打断。

·如果您的亲人被一群访客弄得焦虑，试着限制他们的数量或鼓励他们进行短时间的访问。建议访客在他们来之前打电话。如果您或您的亲人正在经历糟糕的一天，不要害怕重新安排下次访问。

·一条长长的有很多门的走廊，可能让人很难找到一个可以小憩或上厕所的地方。提供线索帮助您的亲人寻找这个地方。用胶带做成箭头贴在地板上，指向特殊的地方。贴一张马桶的图片在卫生间的门上；贴一张您亲人的照片（年轻时候的照片）在卧室的门上——对于难以进行阅读的人来说，这些照片显示了私人空间的含义。

·接受您的亲人的现状，无论疾病带来了什么改变。责骂帮不上忙，因为责骂对于他/她找到卫生间没有一点帮助。温柔地引导，而不是强迫您的亲人到正确的地方。提醒自己疾病是导致这一切的原因，而不是您的亲人。

·走出家门，您可能需要避免去很嘈杂的地方，比如游乐园、体育场，或者有许多小孩的操场。熟悉的目的地会使您的亲人更容易感到放松。尽量不要在一次短途旅行中安排太多的活动。计划好两次活动之间的休息时间，如果有必要的话，找一个安静的地方休息。

什么样的行为是在表达他/她的想法？

当痴呆限制了您的亲人的认知和语言能力，行为经常成为他们向别人提出需求的方式。虽然这些行为有的是刻意的，但可能不是故意的——您的亲人不是故意地做那些有害的或令人尴尬的行为，而是他/她传递信息的方式发生了变化，无法再通过语言表达。

除了言语之外，考虑一下手势和动作可能会告诉您哪些信息。试着从您亲人的视角来看待这个问题。不要纠正他/她脑海里的"现实"。

做一点"侦探"工作可能会对您理解行为背后的信息有所帮助。例如,激动,可以有很多原因。在环境里寻找线索——房间里太吵了或者过于通风了;也许是因为您的亲人觉得完成一个任务太困难了;也许是因为您的语气听起来太苛刻。

固执和缺乏合作可能是由于您的亲人感到尴尬害怕或不理解您的指令的表现。您的亲人可能感觉到他/她已失去对生命的把握和控制。

例如,您的丈夫可能焦躁不安,不停地要求回家。然而他可能不再认识他称为"家"的地方。在他的世界中,他可能认为自己更年轻,并沉浸在童年的记忆中。

家常与舒适、熟悉、安全与归属感联系在一起。您还有其他方法来帮助您的丈夫吗?例如,一起裹着熟悉的毛毯,手牵着手,翻阅一张张老照片,也许可以提供一些他所寻求的安慰。

纠正您的亲人

有时候,您的亲人会说一些不符合实际的事情。这是痴呆的一种常见症状。他们的陈述中可能存在一些小的错误,比如一个错误的名字或日期,或者这个错误可能会让您和别人觉得不安、受伤或尴尬。

也许您的妻子告诉一位访客,说您强迫她待在家里,从来不允许她离开房子。您会试图直接纠正您的妻子吗?您怎么让别人知道她的陈述是错误的呢?"真相"在这种情况下真的很重要吗?

考虑一下您为自己设定的作为一个护理者的主要目标。这个冒犯性的陈述会影响您和您亲人的关系吗?哪一个更重要:坚持绝对的真理或是帮助您的亲人?或者您早已厌倦了一直对错误陈述保持容忍?

您可以试着温柔地纠正,但须密切关注您亲人的反应。例如,如果您的妻子笑着说:"哦,是的,这是对的,今天早上我们去散步了。"您的纠正并不是什么大问题。如果她继续反驳您或生气,那么您的纠正可能是弊大于利。

也可以等到晚些时候,您已经脱离了您亲人的听力范围——去向他人纠正或澄清错误的陈述。眨眨眼或在说话的时候轻微地晃动一下您的脑袋也可以暗示您的朋友。大多数人可能会意识到是您的亲人糊涂了。

如果在一次与医生的见面中,患者进行了错误的陈述,则很有可能会误导诊断，在心里记下患者的错误陈述，然后与医生单独交谈。

社交场合

喧闹的活动，噪声，一大群不熟悉的面孔——所有这些因素会使患者感到迷惑甚至吓坏他们。当他/她不知道该做什么或期待什么时，让您的亲人在环境中与您保持亲密的距离。

事先准备可能会有所帮助。如果有可能，在去一个场合之前，和您的亲人一起查看与会者的姓名。果断地通过提示来缓解患者的担忧，例如，"您记得对面街上我们的邻居乔吗？他会在那里"。

一些护理人员会带着一张卡片，上面写诸如"陪伴我走过阿尔茨海默病的人。谢谢您的耐心"等文字。这张卡片可以给职员、收银员、服务员等，来悄悄地解释您亲人的行为，而不是公开宣布，这可以避免他/她的尴尬。

有些痴呆症患者可能会觉得过度的保护会令他们喘不过气。提前考虑您的亲人需要多少帮助。也要认识到无论您做的或多或少，他/她可能永远不会对您提供的帮助感到满意——您需要忍受这种不满的冲击。

拜访

有些人会觉得拜访一个患有痴呆症的人是可怕的或痛苦的。从某种程度上来说，这可能是由于他们不了解情况，或没有与那些患有阿尔茨海默病的人群有过接触。

一般来说，在访问之前如果您得到的有关患者的信息越多，您可能就越会感到自在。尽您所能地了解关于患者的家庭和朋友、性格特质、生活方式、工作经历和日常生活。这些信息将提供给您谈话的主题和分享您自己故事的机会。

提供一些共同参与的活动——如果以他们的能力可以参与其中。回忆是与某人建立联系的一种很好的方式。可以一起看一本相册，讲述一个熟悉的故事，谈论心爱的宠物或听音乐等。

患有痴呆症的人对别人的情绪、表情、肢体语言和声音语调都很敏感。表现出积极的心态，不要在拜访时携带着日常生活的压力。用温暖，令人心安的话语和自信的微笑赢得他们的信任。

行为指南6

异常行为

阿尔茨海默病或相关的痴呆症的一些最令人困惑的症状和体征是人格和行为上的改变导致的。在疾病发生之前，原本随和的、令人信任的人现在可能会变得孤僻和多疑。随着病情的发展，一个曾经温文尔雅的人现在可能会变得易怒、暴躁和有攻击性。

家庭、朋友和护理者必须认识到并接受这样一个事实，即他们过去与亲人互动的方式——在疾病发生之前——可能不再合适或有效。他们需要调整自己在关系中的角色，以适应于严重的人格变化，并为应对患者的异常行为而学习新的策略。

本章节可以帮助护理者更好地理解这些变化的本质并提供实际的管理策略。异常行为对患者来说是随疾病发展产生并在意料之中的——这是阿尔茨海默病的一部分。一个痴呆症的患者没有能力改变他/她的行为。然而，护理人员可以帮助减少这种情况的发生并减轻它们的影响。

理解异常行为

为了表述的需要，在本节中，所谓的行为是指"任何可以看到的和可描述的动作"。能够被看到意味着允许您收集关于它的信息——它发生的频率，发生的时间和是由于什么因素触发的。

异常行为通常是指出于某种原因让您或者其他人无法接受的行为。这可能意味着这种行为对某人来说是危险的（比如重击或拍打），或损坏某些东西（例如投掷或打碎物体），或不愉快的经历（例如大喊大叫和争吵）。多种异常行为可能同时发生。

痴呆症患者通常在他们失去理解他人的能力之前，就已失去他们口头表达自己的能力。行为成为一种越来越重要的方式来弥补语言表达的缺失，以及表达迫切的被理解的需求。

当您的亲人展示了不受欢迎的行为——比方说，拒绝洗澡——您的自然反应是阻止或改变这种行为。然而，由于患者大脑认知功能的变化，您不能跟您的亲人讲道理或教他们新技能。所以一个更合理的、建设性的目标是降低患者异常行为的频率或强度。

当您考虑如何回应的时候，记住，您的亲人不是故意这样做的。虽然您可能会感到愤怒或沮丧，但是最好不要做出消极的反应。尽量不要给对方贴上"坏"或"有问题"的标签——这只会让您的亲人觉得自己很没用。

以下因素可能会造成许多不良行为：

身体不适。异常行为可能由于疼痛、发烧、感染，需要去洗手间或其他不适引起。

环境。异常行为可能是由周围环境引起的——不熟悉的地方，噪声或灯光，或一个不舒服的温度。一个环境可能包含过度的刺激或者刺激不足，这两种情况都可能会导致异常行为。

任务。异常行为可能是由您的亲人无法进行一项活动或任务引起，这些任务可能太复杂或容易做错。

关于异常行为的关键问题

阿尔茨海默病患者脑功能紊乱的症状之一是其自我认知的改变，他们已不再是从前的自己。与其试图控制他们的行为，不如问问我们自己：

1. 我能适应这种行为吗？

如果这是不可能的，那么问题就变成：

2. 我能做些什么改变这种行为——改变环境、活动，改变我的行为还是方法？

管理异常行为

　　毫无疑问，您的亲人的行为肯定有一个目的，尽管有时它可能不合时宜或不合逻辑。您需要接受患者的这些异常行为，而且您几乎很难改变它。例如，如果您的亲人坚持睡在地板上，在此基础上为他/她创造舒适和安全的环境是更有意义的，而不是直接拒绝。

　　看看以下策略是否可以帮助您处理异常行为。

　　确定诱因。明白异常行为是一种被触发的事件是很重要的——它不会无缘无故地突然发生。其诱因可以是疼痛，也可以是需要睡眠。它可以是一个拜访者说的或做的事；它可以是环境中的某些东西，比如令人烦躁的风；它可以与您的亲人想做的事情相关。如果能确定诱因，您完全可以阻止患者的一些异常行为。

　　是主动，而不是被动的。您对待异常行为的方式将极大地改变其解决方式——您可以建立一种情感基调。当您的亲人变得焦虑或无法弄明白发生了什么时，他/她可能根据您的举止和声音的基调来回应您。如果您紧张或沮丧，您的亲人可能会产

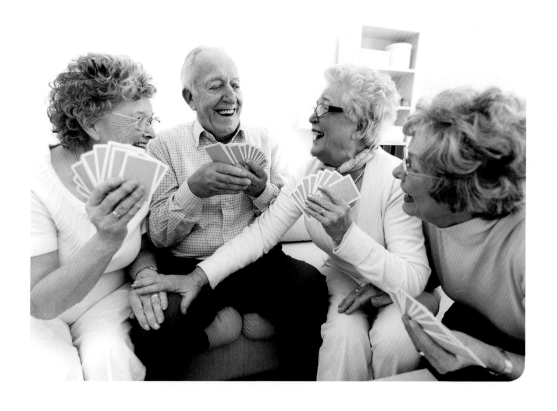

生镜像心理。

- 保持冷静、实事求是的态度。
- 不要与您的亲人当面争吵。
- 不要以居高临下的方式说话。
- 避免使用消极的词语，如"不""不行""停止"。

把一切与生命历程相联系。您对您亲人的过去了解得越多，您可能会越理解他/她当下的行为。有时候行为似乎与很久以前的事有联系。例如：

问题——一位阿尔茨海默病的女患者总是在下午4点左右变得焦躁不安。当她年轻时就很喜欢娱乐，经常参加社交聚会。

解决——安排一个每天4点钟的下午茶活动，使患者的烦躁不安变得更容易处理。

设定合适的刺激量。经常回顾您的亲人对他/她周围环境的反应。在疾病的早期阶段，一个人通常会受益于一些结构化活动和社交刺激。没有可做的事会导致无聊——无聊和痴呆混合后增加了产生异常行为的风险。

在后期，刺激反而变成了一个棘手的问题，因为很多刺激都可以触发异常行为。一个更平和、更安静的环境可能会更好。触觉刺激（基于触摸）经常容易获得成功——譬如一条温暖的毯子或一个可以握住或轻抚的动物毛绒玩具。

提供给患者一种他们可以自控的错觉。没有人喜欢被某人一直命令的感觉——这也适用于痴呆症患者。如果护理人员使用一种让您的亲人感到他们没有自主决定权的交流方式，患者通常会是愤怒的。护理人员应当适应新的沟通方式——能够给予患者更多的尊严和自我掌控的感觉的方式。

转移注意力，但不要试图走捷径。一种成功的处理异常行为的方法被称为"加入，响应，转移"——加入他们的现实，评估他们的感受，然后找到分散他们注意力的方法。请多花一些时间在与亲人的互动上，而不是为了转移注意力跳过前面的步骤。

除非您的亲人感觉他/她被理解了或他/她所关心的问题被解决了，不然转移注意力是不起作用的，一旦您提供某种保证，您更有可能引起您亲人某种新的担忧。

避免让行为处于"真空"。我们总是太容易就关注到不愿意亲人去做的那些行为，他们更多时候如人所愿的行为却得不到应有的回应——应该怎么做呢？这需要您鼓励您的亲人加入您想要他/她参与的行为中。如果您能安排一些有意思的活动，

解决愤怒和躁动

泰德在阿尔茨海默病的早期阶段，由他的妻子莫琳陪伴着参加家庭婚礼，那是离家两天车程的地方。在彩排晚宴后，坐在旅馆停车场的车里，泰德告诉莫琳他已经准备好回家了。莫琳解释说，今天已经很晚了，婚礼在明天下午才举行，他们不会回家了。泰德生气了，对他的妻子说："我睡在车里好了！"并拒绝让步。

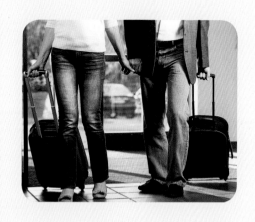

在忙碌的环境中度过了漫长的一天之后，泰德这样的表现并不奇怪。疲惫不堪且易激动的泰德想要回到舒适熟悉的环境中——他自己的家。莫琳拒绝的反应只会让泰德更坚定地留在车里。莫琳可以改变她的方式，说："泰德，我知道你想回家。这是漫长的一天，我也累了。如果你今晚想睡在车里，那也好。为什么我们不能去把酒店房间里的毯子和枕头拿过来，这样不是更舒服吗？"

听到这个，泰德很有可能跟着莫琳进入酒店房间。他知道他的情绪诉求已经被听到了，他的妻子理解他的请求，他觉得自己有掌控能力。在酒店房间里，莫琳会说："放松的感觉真好。你愿意在回到外面之前看会儿电视并订个房间服务吗？我感觉有点饿了。"在一段短暂的平静的时间后，泰德很可能会忘记他回家的要求，并继续待在酒店的房间里。

您的亲人大概率不会用异常行为来回应。

接受您的亲人的世界。记住，作为一个护理者，您必须学会接受您的亲人的世界——一个在当下很难构想出来的"现实"。您的亲人已无法通过逻辑与理性将自己与"真实世界"相连。接受意味着允许您的亲人去经历疾病，去爱他/她的世界。

保证。不要放弃安慰您的亲人。触发异常行为的那些情感，无论多么极端或多么不合理，都是您的亲人心底最真实的感受。用令人安心的话语、表情、手势和抚摸来积极回应这些情绪。

痴呆异常行为的症状表现

攻击。攻击行为包括以击打、抓挠、推搡或威胁为形式的对抗和挑衅行为。攻击可以在护理人员协助患者完成日常生活的活动时发生，比如洗澡或穿衣。应对这种异常行为很重要的一点是，在患者对自己或别人造成伤害之前，尽量使患者放松，让行为缓和下来。

躁动。躁动涉及激烈的语言和动作，这表明痴呆症患者正在经历某种痛苦。这种行为可能具有破坏性并且不安全。躁动的症状包括喊叫、抱怨、诅咒、指责和踱步。

愤怒和沮丧。愤怒和沮丧的患者似乎是因为无法解决问题而处于长期的紧张和不安全感中。这种情绪的波动往往表明他们因为不满而想要对抗。

为了减少这些情绪，您可以尝试在发生之前预料到引起这些麻烦的事件。然而，请务必记住，愤怒和失望是应对由于痴呆而产生的精神和身体上的损失的自然反应。您无法阻止所有情况的发生。

焦虑。焦虑通常包括对即将发生的未来的事件的极度恐惧——危险可以是真实的或想象的。痴呆症患者可能会对家庭、工作或未完成的事情存在不必要的担忧，即使这些事情不再是他/她的责任。焦虑的人可能会不安，无法入睡。

冷漠。冷漠是最常见的异常行为，也是护理痴呆患者的人员最常报告的行为。行为特征表现为患者在通常会引起强烈的感情波动的情况下依旧表现得很冷漠。冷漠可能包括缺乏动力，呆坐并茫然地盯着天空，仿佛已经脱离了这个世界。

妄想。妄想是一种无论您以多充分的理由都无法说服您的亲人去改变的错误信念。妄想症状常出现在阿尔茨海默病中，可能会引起怀疑和偏执。

应对意识紊乱和偏执

凯瑟琳处于阿尔茨海默病的中度阶段。有一天晚上吃晚餐时，凯瑟琳瞥了一眼乔治，她46岁的丈夫，突然问道："您是谁？"尽管被这个问题吓了一跳，他仍回答说："我是乔治，你的丈夫。"凯瑟琳说："哦，我也是这么想的。"这似乎让她放心了。

那周晚些时候，凯瑟琳在走向乔治的时候非常沮丧，说："孩子们还没到家呢！他们现在应该到家了。一定是发生什么事了！"凯瑟琳和乔治的三个孩子都长大了，最小的一个已经在18年前离开了家。乔治深深地吸了一口气，回答说："孩子们只是打电话说他们今晚跟朋友住在一起。对不起，我忘了告诉你。他们将度过一段快乐的时光，并且说明天他们会来看你。""哦，"凯瑟琳说，"这听起来不错！"

阿尔茨海默病患者经常会有妄想症。凯瑟琳可能没有认出她的丈夫，因为痴呆症已经把她的世界转移到了她生命的早期。凯瑟琳现在可能认为她是一个在家照顾孩子的年轻母亲。当她从桌子对面看着她年迈的丈夫，她不认识他，不知道他是她嫁的那个人。因为她所担心的是孩子们不在家。

尽管妻子的困惑使乔治感到难过，但他的回答是她能理解和接受的方式。对凯瑟琳来说，相信她有年幼的孩子对她来说是绝对真实的——任何人说相反的事实只会增加她的焦虑，产生更多的偏执症状。当乔治告诉凯瑟琳孩子们是安全的，他已经接受了她的疾病的现实情况，给了她安慰和她需要的保证。几分钟后，凯瑟琳就忘记了她对孩子们的担忧。

抑郁。 抑郁症在阿尔茨海默病以及相关的痴呆症患者中是很常见的。这种疾病会导致一种持续性的悲伤感觉以及各种情绪和身体问题。症状和体征包括愤怒和易激惹，频繁地哭泣，食欲变化和睡眠模式变化，以及冷漠。

幻觉和错觉。 幻觉是看到或听到一些不存在的东西，比如在一个空的后院看到一个孩子或听到断断续续的声音。错觉是看到一个物体，把它误认为是别的东西，比如看到一把椅子，认为它是一种动物或试着从有花朵图案的地毯上摘花。错觉通常是无害的。幻觉可能是无害的，但也可能提示某些药物或疾病产生的反应。

隐藏和囤积东西。 阿尔茨海默病患者可能会出于不同的目的在不同寻常的地方隐藏东西。您的亲人可能因为担心物品会被偷而把它们藏起来，或者担心它们丢失而把它们收起来，以便妥善保管。这种把能给他们带来心理满足的物品藏起来的行为可能会让患者安心。

不恰当的性活动。 性需求和感觉是成年生活自然的一部分。尽管痴呆患者的性需求可能会改变，但是对于触摸和抚慰的需求可能仍然存在。您的亲人所展示的一些行为可能本质上是性需求，但通常的表现是错觉。

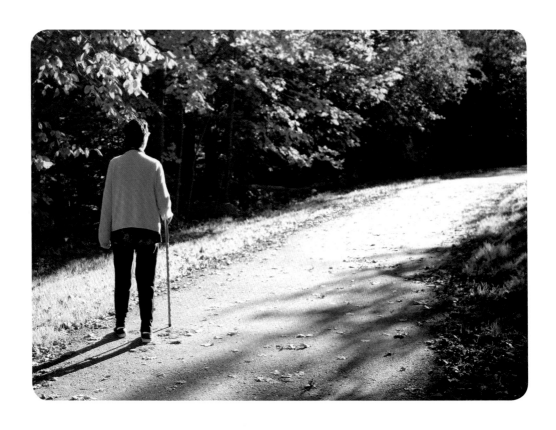

处理尾随

在妻子50岁出头被诊断出患有阿尔茨海默病后，马克成了一名专职的护理者。经过一年的内心挣扎，他接受了诊断结果，马克安排提前退休照顾他的妻子。他有一个支持度很高的家庭。他参加了一个提供建议、帮助他管理自己的情绪的支持小组。

他的妻子喜欢读书，会花很多时间在书上。只要马克为她提供阅读活动，他就可以自由地管理其他方面的护理。然而，随着他妻子病情的发展，马克注意到她开始像小狗或影子一样总是跟着他。每当他离开房间，她就会变得焦虑起来，跟着他走。在他做各种家务的时候紧随其后。引导她去阅读变得更加困难，因为她无法保持注意力。

最终，马克注意到自己因为没有个人隐私而变得易怒。他几乎不能去洗手间，一旦去了他的妻子就会不停地敲门和打电话。支持小组的成员也注意到马克的沮丧，并引导他去做一些缓解情绪的项目。他们鼓励他通过寻找一些熟悉的物体来短时间代替他作为"安全毯"的角色——家庭相册，音乐，甚至毛绒玩具，这些都能给他的妻子带来一种安全感和满足感。他们提醒马克增加让人放心的信息——哪怕一张只写着"我爱你"的字条。

就他自己而言，马克记得他的妻子喜欢跳舞。虽然他自己从来都不喜欢跳舞，但有一天晚上马克放起了音乐，试着和妻子一起跳舞。他注意到他的妻子似乎特别放松。他于是将与伴侣共舞安排为自己的一项晚间常规活动。这似乎给了妻子很大的安慰和帮助。而且，马克说："好歹我自己也做了一点运动。"

异常行为包括对不忠贞的指责，性侵犯，在公共场合手淫，粗俗淫秽的语言。自控能力的缺乏可能会让您的亲人触摸他/她的生殖器或者在公共场合脱衣服——也可能是因为他/她觉得不舒服或者需要上厕所。尽管这些行为可能在本质上不是性需求，但在旁观者看来就是那样。

重复。 阿尔茨海默病患者可能会重复问同样的问题，或一遍又一遍重复同样的活动。由于记忆的丢失，他们可能没有意识到自己一直在重复。这种行为也可能是由于错觉或焦虑。

不安和徘徊。 徘徊可能包括来回踱步，没有目的地地从一个地方到另一个地方或者干脆离开家。它可能是由不稳定的环境、身体不适、挫折或无聊引起的。您的亲人可能在寻找一个家庭成员或尝试完成一项与职业有关的任务。您可以在紧急响应程序中登记您亲人的情况，如果您的亲人走丢了这将有助于找到他/她。

到处翻寻。 痴呆症患者可能会花很长一段时间在自己或他人的物品中翻找什么，看起来像一个无方向的、随意的行为。有时，他/她可能不知道自己在找什么；有时，被寻找的东西根本不存在。

尾随。 有时候，痴呆症患者会密切关注护理人员，无论他们走到哪里，会模仿他们的行为，不断地交谈或打断别人的谈话。跟踪行为是由于害怕被遗弃或不确定感。您的亲人可能想要一直站在您身边，以及完全依靠您度过一整天。您的亲人可能还会关注您的情绪和表情以知晓如何应对各种情况。

猜疑和偏执。 信任缺乏往往随着您的亲人记忆力衰退而恶化。例如，您的亲人可能会忘记他/她把钱包放在哪里，自动地假设有人偷了它。您甚至可能被指控为小偷。因为痴呆，您的亲人也可能产生偏执——一种非常强烈的被迫害感，例如，有人"想要抓住"我。记住这些情绪是您的亲人最真实的表达。不要忽略、对抗或试图强加您的想法。相反，要试着安慰他们。

行为指南7

住房和护理的选择

如今，有大量的社区服务和家庭护理机构可以帮助您，为您的亲人提供一个舒适安全的生活环境。您可以对这个环境做一些安排，使它能够适应由于疾病发展所发生的变化。

有时候，太多的选择只会让护理人员感到混乱。但大多数时间，护理人员只知道一种选择——例如，疗养院——他们可能认为这不适合他们的亲人。最好的办法是要观察您所在社区中的所有可用资源，充分利用它们的优势。本节概述了可提供护理服务的一些选择，并提供一些贴士来帮助您做出决定。

您所决定的生活安排应该同时考虑您的亲人的需要和舒适感，以及您作为护理者的需要和能力两方面因素。您的亲人处于疾病的什么阶段？您需要什么样的帮助？您需要在外面工作还是有其他不能让您履行照顾责任的事情？

不管哪种情况，护理人员每周最好都有几个小时的休息时间。休息意味着需要您把照顾的责任暂时转移到别人身上一段时间。这段时间您可以通过家庭成员，朋友或邻居的帮助，或通过正式的渠道，例如社区服务或者老人护理项目来获取。一些生活辅助机构和疗养院可以为您的亲人提供短期的照护服务以便让您有一个休息的时间。

居家照护

很多处于痴呆早期、中期甚至是晚期的患者都继续在家中生活，通常有配偶或护理者的陪伴照护。痴呆患者通常喜欢生活在熟悉的环境中。也常可从家庭成员、朋友和邻居中获得一些额外的帮助。一些社区有志愿者或者是专业的护理人员，在您有需要的时候可以联系他们。

随着病情的发展，让患有阿尔茨海默病或其他类型的痴呆症患者继续留在家里，会变得越来越困难。阿尔茨海默病的中晚期患者可能不再具备基本的生活自理能力并且需要不间断地看护，他们有对自己或家庭造成伤害的风险，在家里照顾将花费大量的时间和精力。

一些护理人员认为自己能够满足这些需求，但大家应该意识到没有人应该或能够独自承担所有。比如通过临时看护和成人白天护理项目，护理人员可以更好地满足这些需求。他们可能需要家庭健康助理的定期探访，或需要把亲人送到一个提供24小时医疗护理的护理机构中。无论做出什么决定，这些变化并不意味着护理者的失败。

临时看护

研究表明，护理人员在履行责任期间适当地安排定期休息，或寻求在家中提供的支持性服务能更好地应对压力并使他们的亲人留在家里的时间更长。这些策略可以指导您如何安排休息。

越早越好。提早安排一个临时看护——在必须要有临时看护之前。这可以作为

应对护理的情绪

许多护理人员在向朋友和家人寻求帮助或雇用看护服务，或者在看护期间休息一下时都会感到内疚，记住这些要点：

- 在您的生活中，您很好地完成了很多事情。
- 您有权拥有自己的生活。
- 您寻求帮助的做法是正常的。
- 照顾好自己是您送给您的亲人的礼物。
- 您不能满足每一个需求。
- 您感到内疚，因为您在乎。

安全考量

这些警告信号可能表明您的亲人不应该再一个人留在住所里：

· 持续的焦虑和对独处的恐惧。

· 离开家后会迷失方向。

· 厨房里的炉子一直烧着，忘记关。

· 食物遗落在厨房的柜台上。

· 冰箱里的食物不新鲜，或没有好好包装。

· 忘记吃药。

· 强烈的气味或尿失禁。

· 出门在外穿着不得体。

一个试验阶段，当风险较低时，如果这种安排效果不太好，您可以试试别的。

在痴呆的早期阶段，一个临时的护理人员可以更多地成为您的亲人的伙伴，而不是代人临时看护的角色。很有可能能让他们建立起更有意义的联系。随着病情的发展，临时的护理人员会过渡到能提供更多直接护理的角色。

不要寻求您亲人的同意。如果您希望得到您的亲人的同意请临时看护，可能一开始您就不会得到批准。一般来说，患有痴呆症的患者缺乏理解他/她的需求和受限的能力，比您认为的需求少很多。请临时看护的决定只能由您做出，请放心，您已代表您的亲人做出了最好的决定。

在日常生活中小心地引入一个临时看护。尽量以看护之外的名义向您的亲人传达护理人员的到来。如果您只是说，"在我出去的时候会有新的人和您在一起"，您可能会面临很大的阻力。对于新的人，新的情况和熟悉的程序的任何改变，您的亲人都会感到焦虑。没有人喜欢失去自我控制的生活方式，最好是尽自己最大的可能消除他们的疑虑。

考虑介绍一下临时看护，比如，"我真的需要帮助，所以玛莎会花一点时间在家里待一会儿"，或者"我很高兴您能见到约翰。他是一个非常想要认识您的大学生……（想了解您的爱好、职业、家庭或旅行故事）"。

一些护理人员建议，最好什么都不要说。当临时看护到达时，请他/她进来，吃个午饭，认识一下，之后稍等片刻，不经意地提到您需要出去一下。

接受内疚的感觉。 护理人员可能会对他们的决定感到愧疚，其中一个原因是他们为自己或为患者所提供的照顾设定了不合理的高标准。他们觉得任何少于百分之百的投入都是不应该的行为。

您请临时看护的决定并不意味着您对这个人的爱有任何的减少。您只是简单地选择让其他人帮助您提供护理。这个决定对您的亲人和您自己来说都是最好的。

您不可能消除所有的罪恶感，这是不现实的——爱常常伴随着内疚。

家居服务

如果您的目标是让您的亲人尽可能久地待在家里，您可能需要额外的支持，一开始是偶尔的帮助，后来变为定期的帮助。家庭保健机构可以为您提供很多的帮助。各个机构的服务多种多样，可能包括熟练的医疗和非医疗护理和陪伴服务。一系列的支持项目可能包括个人护理，比如洗澡和穿衣，简单的家务活，准备膳食和跑腿。

一些最有帮助的服务包括将新人引入家庭。您可能不情愿邀请陌生人回家帮忙。然而，家庭援助可能是最有效、最安全地获取临时看护的方式，它会帮助您减少精力耗尽的风险，延迟您的亲人到护理机构的时间。许多护理人员也认为他们的亲人能从与一个家庭看护建立长期关系中受益。

因为家是最熟悉的，安全的，可预测的，所以，这是一个安排其他人照顾您的亲人的理想地方。以下列出了各种熟练的专业人员，根据您的需要，可提供的多种家庭服务：

·非医疗的护理和陪伴服务为您的亲人提供看护和陪伴。他们可以协助患者的活动和外出。他们可以做家务、准备膳食、洗衣、购物和提醒吃药（虽然他们不能管理药物）。

·家庭健康助手可以提供手把手的帮助，包括洗澡、梳洗、如厕、穿衣和喂食。

·护士可协助注射，服用药物和静脉注射；伤口护理；涂抹药膏或乳液，测量血压和使用医疗设备。

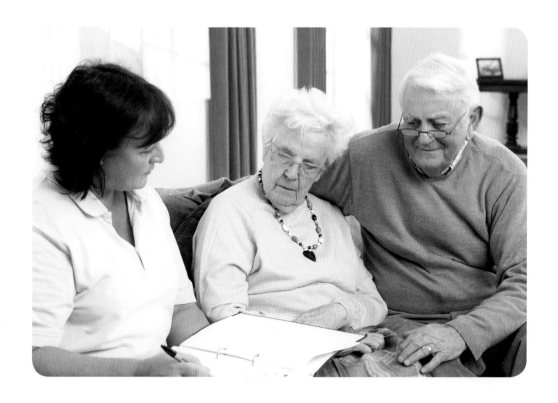

· 职业治疗师可以评估家庭安全，推荐一些设备，比如无障碍扶手和淋浴用的椅子，以及创建一个活动日程表。

· 物理治疗师可能会帮助您的亲人从卒中或髋部骨折等继发性疾病中恢复。

家庭保健机构可能会提供一些医疗设备，例如您可能需要的便盆、马桶、助步器、轮椅、失禁产品、氧气呼吸器和雾化器。这些都可能对疾病有所帮助。某些机构可能会提供杂工服务，包括小型屋宇维修和庭院打理。

专业服务

美国膳食车轮协会能为老人提供送餐服务，将新鲜又有营养的食物直接送到您家。工作日通常每天提供一次餐食服务。一些社区可以提供在老年中心或宗教中心的团体用餐。

高级伙伴项目可以提供一个志愿者朋友和您的亲人交往的服务，保证他/她的安全，并使您得到休息。这些志愿者可能会引导您的亲人去散步，利用相册回忆往事，带着宠物进行拜访，或听音乐。

如果您考虑家庭服务

以下的问题可以帮助您评估一个特定的家庭服务项目是否适合您：

· 该机构经营多长时间了？

· 该机构是否得到行业主管部门的认证？是否符合卫生和安全要求？

· 该机构是否由州授权？大多数州——但不是全部——都要求机构得到授权和定期审查。这些审查的结果可以从美国国家卫生部门获取。

· 员工的专业培训是什么？

· 在您家里提供看护的人员的职责是什么？

· 是否有关于提供什么服务和费用的解释？如何收费？在服务开始之前，应该先提供相关文件。

· 该机构对紧急情况有什么处理程序？护理人员提供24小时的看护吗？

· 机构如何保护个人信息？

· 该机构是否经健康维护组织或补充保险的认可？

成人日托服务

成人日托服务为成人群体提供个性化的服务和治疗活动，成人群体包括在认知和身体方面受损，虚弱和社交缺失的成人。这些服务包括监护和协助他们进行日常活动。有些项目是专门为患有痴呆症的人设计的。

这将是您休假的机会，您的亲人有机会与他人在一个安全、有组织的环境中度过时光。即使您为丢下您的亲人、一周休息几个小时而感到内疚。请记住，暂时的休息从长远来看，会帮助您成为一个更好的护理人员。

工作人员团队通常由专业人士组成。通常是护士，有时是社会工作者及治疗师。大多数服务中心都是从早上一直开放到下午较早的时候，一个星期开放5天。您通常可以根据自己的需要安排时间。大多数中心提供午餐和往返于您家的接送服务。

有些中心有周末或夜间服务。夜间服务为处于阿尔茨海默病晚期的患者提供看护，也为护理人员提供了一个夜晚的休息。

您可能会怀疑您的亲人是否会喜欢被留在陌生人中间。很多时候只有尝试过才能有答案。您可能会惊喜地发现您的亲人被看护人员照顾得很好，并且享受这一过程。

以下是日托中心可以提供的成人日托服务的项目列表。一个机构可能不会提供所有的服务项目，但是，并不是所有的服务都是必要的。

·提供活动可能包括歌唱聚会、游戏、艺术和手工艺项目、电影、琐事和宠物疗法。

·为客户及其家人提供咨询服务。

·一些健康服务。

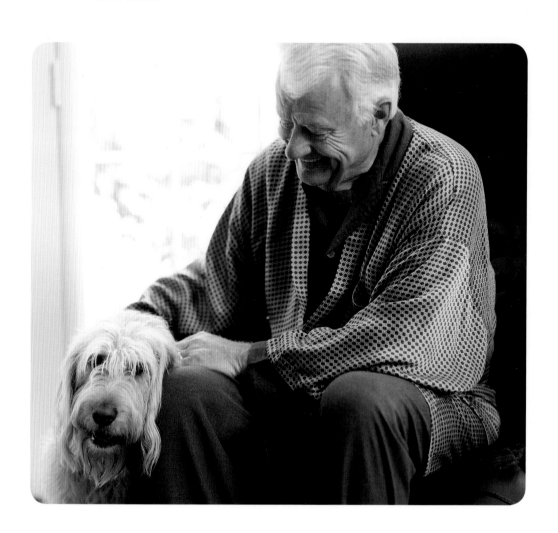

· 餐饮和零食。

· 个人护理，比如打扮、如厕和洗澡。

· 管理异常行为，如游荡、失禁和幻觉。

· 物理、职业和言语治疗。

· 可服务于使用轮椅或特殊设备的患者的无障碍设施。

应急响应服务

痴呆症患者四处游荡导致走失的风险很高。由于他们在认知上的损伤，很多情况下，没有能力再回家，也无法在得到帮助时提供家庭住址。

"医疗警报+安全返回"系统可对这些患者身份进行识别。这个系统是由医疗警报基金会和阿尔茨海默病协会联合组成的。

这是它的工作原理：一个家庭在项目中登记后，关于痴呆症患者的基本信息被放置在一个机密的数据库中，可在全美范围内24小时进行查询。

患者和护理人员都会收到鉴别身份的手环或项链，上面有姓名、身份证号和24小时应急电话号码。钥匙链、钱包卡、别针还有服装标签都可用于此提供这些信息。

患者和护理人员须始终穿着或携带至少一件这些衣服或物品。一旦患者走失，护理人员可以立即打电话给响应中心。

在通知上，"医疗警报+安全返回"的响应者会激活社区服务网络，包括当地阿尔茨海默病协会分会和法律执行机构，帮助找到患者，把他/她送回到护理人员和家人身边与他们团聚。如果有需要，可以向紧急响应中心提供医疗信息。

任何试图帮助走丢的患者的人可以拨打急救电话。身份证号码有助于确定走丢患者的身份。"医疗警报+安全返回"系统中心将从联系人列表中通知护理人员和家庭成员。

如果出于某种原因，护理人员不再能够履行责任，患者身上携带的身份识别物品可以表明痴呆患者将需要援助。

参加这个项目的患者和护理人员需要缴注册费，以及每年的续订费用。

非家居照护

被诊断出阿尔茨海默病的患者的现实情况是，很多人最终需要转移到能够提供更多帮助的护理机构中去。由于疾病的自然发展，痴呆症的患者需要更多的照顾，这比任何一个护理人员在家里能提供的照顾要更多。

您需要决定什么时候做出改变。这是在您的亲人整个患病过程中所面对的最重要也最困难的决定之一。您的内心可能会拒绝这种让您亲人搬离的想法，至少在最初是这样。

何时让患者去护理机构，没有绝对的标准——或者说没有对错。所有的患者和护理人员是独一无二的个体。他们在不同的环境中有着不同的生活方式。您比任何人都更了解自己的处境。依靠自己的直觉，积极主动向家人、朋友和专业人士寻求帮助。

找出当地可用的住房资源。在您的亲人需要长期护理之前，尽可能早地做功课是很重要的。不要等到危机爆发，再考虑其他选择。您的亲人的健康和您自己的健康是不可预测的——不要让危机为您制订计划。

对大多数人来说，决定让亲人搬离是基于身体、情感和医疗多方面的考虑，可能包括下面的一到多个原因:

- 护理人员自身的健康状况正在恶化（包括睡眠不足）。
- 照料患者时护理人员自身的身体限制（包括抬起和搬动）。
- 护理人员无法进行基础性工作、日常生活和承担家庭责任。
- 不能得到充足的休息或承担不起家庭护理的任务。
- 亲人的疾病症状极难在家处理（例如失禁、攻击、偏执、四处游荡）。
- 您亲人需要比在家中能提供的更多的看护。
- 对您的亲人来说，家庭环境不再安全（上下楼梯和门廊，进出浴室等）。
- 您的亲人越来越依赖别人进行日常生活（喂食、穿衣、洗澡）。
- 无法再对您亲人所吃的药物进行有效管理。
- 您的亲人正在经历体重损失，有脱水症状或者干脆拒绝进食。
- 您的亲人不再认识自己的家。

家庭成员、朋友和健康护理专业人士可能会对您应该采取的行动提供不同的意见。在您认为最好的方法和他们的建议之间取得平衡。当您做出把您的亲人搬到附近的决定的时候，最受影响的方面通常是家庭，尤其是孩子。

即使是深思熟虑后的决定，这也是一件令人心痛的事情。而且对于参与其中的一些家庭成员和护理人员来说，经常会感到不确定、恐惧和内疚。这些感觉都是正常的。

关于没有坚持对父母或者配偶的承诺，护理人员可能会感到内疚。或者他们可能担心其他人会如何看待。或者他们可能会害怕在新的看护场所中，患者无法得到周全的照顾。或者这个决定与他们的亲人不可避免的病情恶化有某种关联，导致护理人员进一步的悲伤和痛苦。

许多家庭都认为此举比他们想象的要困难得多。一些家庭可能会认为他们等了太久才行动。通常您计划安排得越好，您也越容易做好对这一过渡的心理调适。换句话说，如果家庭成员感觉他们花了很多时间去研究过所有的选择，并做出了他们能做出的最好的决定。这种经历似乎就不会那么痛苦。

要记住，一旦您的亲人搬出去，住在别处，护理者的角色也不会突然结束。只是角色发生了变化。您还是您亲人的主要保护者，但没有直接的护理职责。

请记住，即使您的亲人有阿尔茨海默病，您仍然有资格拥有自己的生活。当需求过多时，主要的护理人员经常会比他们看护的人面临更多的健康问题。

请考虑把好好照顾自己作为送给您的亲人和您自己的礼物。您根本不能满足所有的需求。您感到内疚是因为您的爱。

找到一个住房选择

那么对于患有阿尔茨海默病或其他类型痴呆的患者，什么样的长期护理是您应该寻求的？您应该想要用那种可以比在家里看护能提供更好的专门护理的场所。许多社区通常能提供两种类型的住宿护理：生活辅助机构及疗养院。

目前，美国有27个州立法，要求生活辅助机构和疗养院陈述他们所提供的特殊服务项目。包括提供关于培训员工，费用，专门活动，以及照顾有行为及记忆损伤的居民的项目的书面信息。

生活辅助机构。 生活辅助机构包括未获得许可作为疗养院的各种项目。对于生活辅助的定义和具体设施，每个州都有各自的区别。典型的护理场所将为患者提供独立住所，也可以在必要时为其基本需求提供支持。该护理场所试图运营得像一个家，而不是像一个医院。

生活辅助机构涉及多种多样的选择，包括成人托管看护之家，集合住宅和记忆方面的护理和生活辅助。护理场所一般提供24小时的员工服务，娱乐活动、膳食、家务、洗衣和接送。虽然有些护理场所接受国家资助，比如医疗补助，但生活辅助机构通常是个人支付的。

成人托管家庭提供膳食并帮助进行一些日常活动，比如资金管理，交通安排，用药提醒，洗衣和家务。这些住宅也可以称为膳宿护理院、养老院，或者住宅式护理院。一些托管家庭专为痴呆症设计，提供24小时看护，协助日常护理和社会活动的协助。

记忆护理是超越基本的辅助生活的第一个层面，出于痴呆患者提出的各种需求，患者生活在有监督和安全设施的护理场所里，食物和日常生活的活动，包括药

评估住房选择

安排多个护理场所的实地考察。看看这些中心是如何运作的。试着在每天不同的时间访问每个中心。带上家庭成员或朋友来帮您评估。

当您参观的时候，观察以下几点：

·护理场所是否配备了合适的员工？员工是不是看起来过于匆忙？是否有后备的员工以顶替那些不能来上班的员工？

·如何处理紧急情况？

·该护理场所对痴呆症的护理理念是什么？员工怎样处理异常行为？万一您的亲人四处游荡的话，护理场所是否安全？

·员工如何与患者互动？他们会微笑着叫出患者的名字吗？他们在吃饭的时候和患者交谈吗？

·要求查看活动时间表。问一问在您探访期间，您是否可以参加一个项目或者活动？

·检查环境。护理场所是否干净，维持得好？背景噪声来源，如电视、收音机、网络和警报是否在可控范围内？

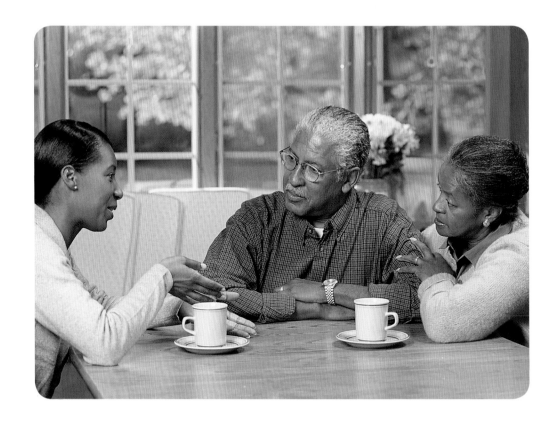

物，都由员工管理。

大多数痴呆症患者都可以在护理场所中度过整个的疾病过程，除非医疗情况要求提供疗养院中的技术服务。

疗养院。疗养院提供全方位的技术护理需要，包括急性治疗以及长期护理，具备针对痴呆症以及各种并发症的医疗条件。一些疗养院提供阿尔茨海默病特别护理或记忆护理的单元来满足其痴呆居民的特殊需要。特殊护理单元通常分布在疗养院的一层楼或一个区域内。

做出决定

您可能会拥有各式各样的住房选择，但其中的一些选择会比其他的更适合您。因此，问题就变成了如何缩小您的选择范围。当您进行选择时，考虑以下这些问题：

· 您的选择，尤其是在农村地区，可能受到距离的限制。所以需要您考虑您愿意到多远的地方。

· 考虑一下您将如何支付护理费用。您可能会需要咨询理财规划师或社工。比较每种护理场所的付款方式，询问具体服务是否收取额外费用。

· 考虑您的亲人的需求是您最应该关心的问题。根据您的亲人的需求对这些服务进行优先级排序。

· 准入涉及什么步骤？询问具体的入院和出院标准。

· 需要排队入住吗？需要等待多长时间？

寻找一个可以高效运行、干净、安全，满足您的亲人和您的需要的护理场所。做出一个最好的选择。

一旦您做了决定，请在签署之前，仔细阅读合同条款和财务安排。如果能有个律师和您一起审阅这些文件，也许会很有帮助。

搬家日

当您决定开始一个新的生活安排，您可以开始进行调整的过程。您确实是转移了一部分看护您的亲人的权利。虽然其他人对您亲人的照顾可能与您不同，但您在新系统中仍然有巨大的影响力。

这里有一些在您处理迁移到新的生活场所中的事务时可能有帮助的小提示：

· 事先，当您认为合适的时候，或多或少地与您的亲人分享关于迁居的信息，对于说多少，专家给予的建议不一。您应该按您认为最好的方式去做。并没有一个唯一正确的方式来处理这件事。

· 您可能考虑在搬家那天告知这个消息，避免过多地解释。只需要简单地陈述："妈妈，今天我们要搬新家。"冗长的解释往往导致失望和争吵。您不太可能说服您的亲人改变他/她对生活环境的要求。

· 试着用积极的态度应对。用患者可以听懂的方式来解释搬家这个词。使用诸如，"我希望您是安全的，我确信您会喜欢那个地方"或"新家会帮助您结交新的朋友"。帮助您的亲人建立安全感，您也许能介绍一个内部护理人员，一个护士或一个新朋友给患者。您可能将入住老年护理中心称为"去上班"或与"朋友待在一起"。

· 确认您的亲人有愤怒、悲伤、低落的情绪。您可能发现道歉是有帮助的。感谢您的亲人对搬家这件重要事情的理解。

为不可避免的事做准备

我的母亲正处于阿尔茨海默病的早期阶段。她一个人住在她和我父亲共同生活了40年的家中。我父亲去年去世了。我担心我的母亲将无法独自生活，但想要她搬家是非常痛苦的。我该如何为搬家做准备呢？

搬家会引发几乎所有人的焦虑，尤其是从一个住了很多年的家中搬走的时候。对阿尔茨海默病患者来说，迁移到一个陌生的环境可能会带来极大的压力，尽管这样做通常是为他们的最大利益考虑。

在决定何时何地让您的亲人搬家时，并没有所谓正确或错误的答案。朋友和邻居会给一些建议，但是决定权在家庭。最好是由知情的家人们一起决定。

现在就为您决定搬家的那一天提前计划。查询所有的可供选择的住房信息，和您的母亲谈谈——当她仍然可以对于自己的需求做选择时。最好的方法可能不是直接问您母亲是否想要搬家，因为答案肯定是否定的。相反，以一种随意的方式提出这个话题。例如，如果您母亲说她不吃东西是因为她不想为自己做饭，您可以说："让别人来帮您做饭不是更好吗？"这可能会让她愿意享受另一种方式的生活。

随着搬家日的临近，不要过多地关注它。不要提醒您母亲说"一周内搬家"。在当天，让您的母亲在她认为的一天中最美好的时光——不管是在早上还是下午的时候搬家。这可以使搬家过程更加顺利。在白天留出时间和您母亲一起回忆，看看相册或储物盒。这样的活动有助于缓解焦虑，不仅是对她，对您也有帮助。

·在搬家过程中尽量保持冷静和安心，有时，人们会发现护理人员比痴呆患者更难接受搬家这一过程，您的亲人可能会密切地关注您的动向以确保情况是安全的。如果您感到紧张，则痴呆患者可能也会感觉到，也同样变得焦虑起来。

·尝试提前把所有的许可文书全部填好，这样您就可以专注于搬家和确认您亲人的情况。提前向护理场所的工作人员寻求建议。您可能是有关您亲人情况的"专家"，但工作人员已无数次地通过这个复杂的过程帮助了很多家庭。所以你们可以一起拟订一个计划。

·通过提供有关他/她的个人经历和现在的治疗需要来帮助员工了解您亲人的情况。一份书面清单更容易被所有员工传阅。带上一本相册或剪贴簿，上面描述了有关您的亲人的重要事件，以及朋友、旅行、爱好。您可能想要留下一份视频或音频，交给员工来播放，可以给您的亲人传递让他/她放心的安慰。

·注意周一到周四是搬家最好的时间，这时很有可能护理场所的全体员工都在岗。周五与周末离得太近，这时可能会有很多访问者。

·如果可能的话，尽量安排在午餐或者晚餐前，带您的亲人去新的护理场所。就餐能够分散注意力，也为搬离提供了一个很好的借口。

·在您的亲人搬进去之前，考虑一下如何装饰住所。布置熟悉的物品，比如照片和小饰品，为患者提供一种身份感、安全感和舒适感。

·提前计划好您会在新的住所停留的时间。多陪在您的亲人身边可以为患者提供一份安全感，但不要让他/她适应了有您的新环境。您的亲人和护理场所的员工需要时间来熟悉彼此。

·到了您离开的时间，按照您与新的护理人员提前计划好的安排继续实施，您可能借口自己只是出去一下或只是简单地说，"我会很快回来"。为了避免患者对您的不在场的注意，您可以决定不说再见就溜走。

·善待自己。这可能是一个人和其家庭成员所做的最困难的事。用心花时间做任何需要您去做的事来让您自己感觉好一些。

评价服务质量

当您试图评价专业服务人员提供的护理质量时，尝试公平客观地评价，既不要过分追捧夸赞，也不要因为一些小问题否定员工。您可能会觉得在某些问题上无法把握和控制。在一些对您的亲人影响很小的方面放手，不要过于纠结。

与此同时，重要的是在您的亲人的需要是否得到满足的问题上参与决策。保持沟通渠道的畅通，发挥您作为团队成员的作用，以一种温和、自信的方式与工作人员接洽，并倾听他们采取一些特定的方法的理由。

在询问护理者一个您关心的问题之前，问问您自己：

· 最关心这个问题的是哪个人？

· 我的亲人有可能受到身体上的伤害吗？

· 我的亲人的生活质量会提高多少？

举个例子，如果您的父亲和一个疗养院室友经常相互穿彼此的衣服，这件事里谁最困扰？另外，如果您的父亲在一个特定的工作人员的照料下洗澡时，情绪激动，提出以上问题可以避免上述情况的发生。

当改变是必需的

您的亲人的安全与幸福是最重要的。如果您真的很担心其中一点，您可能需要一个新的环境或者新护理场所。如果您对一个特定的护理人员的工作不满意，请立即寻求帮助。向当局投诉，报告身体上、情感上或经济上受虐待的迹象。

看访您的亲人

请记住，在看访期间，您不应该继续为您的亲人提供护理。您也没有保护工作人员免受您的亲人的异常行为侵害的责任。您现在不是护理人员团队的一员。允许员工来控制您的亲人。专注于享受这次看访，为您的亲人提供爱和安慰。

· 与工作人员一起确定什么时候和多久去一次。利用间隙给您自己"充电"，恢复精力和热情，发现一些被您忽视的、在护理之外的生活。

· 当您进行看访时，请期待您的亲人在这里有所改变。适应一个新的环境，这自然是一个挑战。随着时间的推移，您的亲人会逐渐适应的。

· 试着计划在您的亲人最警觉、最活跃，看起来自我状态最好的那一天进行看访。您可能会带来一些熟悉的事物，或者和您的亲人一起做熟悉的事情，比如看照片或播放音乐。您可以在看访期间进行这些活动，或在不需要的时候跳过它们。

·您的亲人往往不能记住您访问的频率或时间。您可能听到像"你在哪里？"或者"你为什么不来看我"的话，不管您两次看访的间隔有多短。

·该离开的时候，家庭成员们可能需要知道一种最好的说再见的方法。一句简单的"再见，妈妈，我有些事要去做，我会很快回来的"通常是最好的说法。

·把一件私人物品，比如围巾或帽子留给亲人并对他/她说"一直留着直到我回来"也许能让您的亲人安心。

支持小组

护理人员和家庭成员常常很乐意有机会和别人谈论他们的照顾经验，以及疾病的发展如何影响他们的生活。这样的地方就是支持小组。对于个人来说，支持小组能提供一个安全的论坛来分享具有相似情况的人们的情感、变化经历和关心的问题。支持小组可以是发泄不满，解决异常行为相关问题，从别人的经历中学习甚至开怀大笑以减轻疾病的负担的地方。

各式各样的疾病相关场所可能都有支持小组，比如医疗诊所、疗养院、教堂、社区中心和老年中心。主持者可能是专业人士或者是一个受过训练的志愿者，通常负责组织这个支持小组。会议可能每周、每两周或每月一次，大约一个小时。

您的社区中也可能有这样的支持小组，可为家庭护理人员和处于痴呆症早期阶段的患者提供帮助。一般来说，不是必须要和患有痴呆症的家庭成员生活在一起，才能参加支持小组。

如果您想分享经验但是不想加入一个群，试着和信任的朋友、家庭成员、训练有素的专业人士进行交谈。

您还可以要求和您当地的社工或诊所的护士交流。甚至经常和朋友一起出去吃午饭或喝咖啡，也能减少看护的压力。

临终关怀

临终关怀是为疾病不可治愈的晚期患者设计的——许多患者可能只有6个月的

生命了。这是一种特殊的关怀，关注的是舒适而不是治疗，关注生活质量，而不是生命的长度。

重点不再是治愈疾病。相反，它解决了一个垂死的人可能有的两种担忧——害怕疼痛和害怕孤独。

为了使用临终关怀服务，您必须在符合法律规定的前提下，决定只关注您的亲人生存质量的治疗方式。

许多临终关怀项目都是由非营利的公立组织来运行。一些项目与医院、疗养院或家庭健康看护机构有关联。

临终关怀可以在受过医学训练的员工指导下在家里或者在专门指定的临终关怀机构中进行。整个家庭的支持——不仅仅是生病的人——是临终关怀的核心要素。

预测一个痴呆患者剩余的生命长度，是很困难的。即使是严重的阿尔茨海默病患者也可能会有长达两年的预后。他们的生存通常取决于各种并发症，以及他们所接受的治疗的全面性。获得临终关怀的资格必须需要一名医生证明这个人已经处在疾病的晚期。

大多数临终关怀项目可以提供以下类型的服务：

给予安慰。在许多情况下，患者仍居住在他/她的家里或者居住在类似于家庭的环境中而不是在医院中。护理是为了缓解或者减少其疼痛，控制其他症状，并提供尽可能多的时间与家人和朋友在一起。

提供安慰是一项需要由主要护理人员、家人、朋友、团队专业人士和志愿者一起努力协作的工作，来满足您的亲人的需求。这个团队还提供所有必要的药物和设备。

提供支持。患者在生命的晚期往往更喜欢接受来自家庭和朋友的基本护理。护士可以领导团队，协调日常护理工作。医生也是这个团队的一员。社会工作者可以为家人提供建议并确保患者情感、精神和社会需求被满足。

受过训练的志愿者执行各式各样的护理任务，比如陪伴，做些家务，准备饭菜和跑腿。

提高生活的质量。照顾一个将要去世的人对情感和体力的要求都很高。但是主要的照顾者和家庭成员要知道，临终关怀会让人感到安慰，它是一种爱的表现，可以改善其中每个人的生活质量。

行为指南8

旅行和安全

当您的亲人越来越依赖他人的照顾时，安全问题就会变得更加令人担忧。由于痴呆造成诸如记忆、判断和注意力等认知功能的损伤，加之随着衰老产生的活动能力、平衡能力、视力和听力下降，这一切都将使您的亲人处于受伤的高风险中。

但是，每个人在疾病进展中也存在着个体差异。每个人受到基因遗传、病史和生活方式的综合影响，将面临不同的安全问题。作为一个护理人员，您必须适应您的亲人发生的各种变化，做出最安全的、最符合您的亲人利益的举措。

虽然没有准确的定义来确定对您的亲人而言，怎样做就算是提供了一个"安全"的环境，但以下这些指导原则适用于大多数情况：

预测问题。不要等到发生事故之后再采取措施来解决问题。如果您意识到有潜在的危险，但不采取行动，则您需要一直处于高度警惕状态。

改变环境，而不是行为。护理人员经常要面对选择，是改变您的亲人潜在的有害行为还是改变他们所处的环境。一般来说，改变环境是更好的解决办法。例如，如果楼梯越来越成为一个关乎安全的问题，您可以考虑将您的亲人换到楼下的房间里去住，以让您的亲人根本不需要使用楼梯。

保持简单易用。设备应该易于使用和获取——不复杂，也不需要进行新的学习。如果这些设备在某种程度上与患者过去的技能和知识有联系就更好了。

做常规检查。定期检查——大概是一年3~4次——您需要一个一个房间地检查潜在的安全隐患。

开车

您还记得自己第一次开车的感觉吗？驾驶提供了一种独立和自我满足的感觉，您已经拥有并享受了很多年——而且很少有人在患痴呆症后自愿选择交出他们的车钥匙。但驾驶对痴呆患者来说，是很危险的。

痴呆患者通常无法意识到什么时候该停止开车。他们经常觉得开车是他们能做的最后一件事，而且他们希望在可能的时间里一直坚持下去。拿走车钥匙的决定通常是护理人员做出的，这是他们必须做出的最困难的决定之一。

一些护理人员允许他们的亲人只在熟悉的社区开车或者只有当护理人员陪伴时开车。这种方法无法规避您的亲人在开车时遇到突发事件的问题，比如一个意想不到的转弯或一个孩子快速跑进车道。

其他护理人员则采用了等待和观察的方法，觉得"他到现在为止没有任何问题，所以我们祈祷好运"。如果这是您的计划，问问您自己等到什么信号出现才会收回车钥匙。当挡泥板被撞得弯曲时，您可能才开始考虑对您的亲人进行干预，但

什么时候该停止开车了

仔细观察您亲人的驾驶习惯，寻找潜在的问题，并与以前的驾驶行为进行比较，观察其中的变化。如果您注意到下列情况，请迅速进行干预：

- 不遵守交通信号。
- 在熟悉的地方迷路。
- 换车道或转弯有困难。
- 以不恰当的速度开车。
- 混淆了刹车踏板和油门踏板。
- 对方向或弯路产生困惑。
- 开车时撞到路边。
- 做出错误或缓慢的决定。

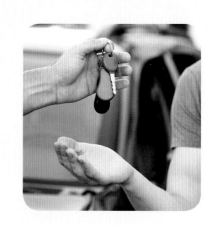

是灾难性的事故完全可能会在小事故之前发生。

　　驾驶是一种特权，而不是一种权利。痴呆损害判断力、计划力、视觉空间能力和反应时间，所有这些对于在路上操纵汽车的人都是至关重要的。如果一个家庭迟迟不采取行动，那对他们自己和他们的亲人来说，发生交通事故的概率很高。

　　大多数专家认为帮助痴呆症患者尽快停止开车是很重要的。评判的标准需要问您自己，是否在您亲人驾驶的车里感到自己是安全的。如果答案是否定的，那么您知道，是时候拿走您的亲人的驾驶特权了。

做决定

　　当您决定是时候让您的亲人停止开车了，请坚持执行这个决定。这是疾病决定的，您只是为了确保您的亲人的安全。这里有帮助您的亲人平稳过渡的小贴士：

　　·寻求家人、朋友和邻居的支持。

　　·当您告诉您的亲人这一决定时，要注意痴呆会影响您的亲人的理解能力。不要花太多时间去尝试说服您的亲人他/她为什么不能再开车了——您不太可能成功。

　　·一个简单的事实陈述可能效果最好，但其他人应该向您的亲人提供一个类似的解释："医生说您不能再开车了"或者"因为您的记忆力问题，开车变得不安全"。

　　·您可以决定不告诉您的亲人这个决定。一些家人把车弄走之前，并没有经过讨论或解释，比如直接说"您的车需要去汽修店修理"。

　　·您的医生可能会通过正式的诊断结果来确认"禁止开车"的决定。

　　·您或医生可能会要求您的亲人参加驾照考试。测试结果可以支持您的决定。一些州要求医生向州交通部门报告痴呆症的诊断结果。

　　·允许您的亲人有时间哀伤并适应驾驶特权的失去。这可能会引起患者沮丧和愤怒的情绪。尽管这些感觉可能是"针对"您的，试着理解它们，并明白这些都是与疾病相关的。

坚持这个决定

　　即使您已经决定把钥匙拿走，您可能还需要想出聪明的办法来防止您的亲人继续开车：

· 当您的亲人要开车时，避免给出直截了当的拒绝。告诉患者您想要开车，或者您要换一个新的路线，或者告诉他/她因为心脏或其他方面的疾病，医生不推荐他/她开车。

· 眼不见心不烦。把车停在您的亲人看不到的地方。把钥匙藏起来，如果患者坚持要带一套钥匙，提供一套不能开车的替代品。

· 如果您的亲人过去曾聘用过某个特定的机修工，请务必提醒机修工，以防万一您的亲人向他寻求帮助来找寻汽车。

· 向机修工寻求帮助以使汽车不能再开动。通过移除分电器盖，可以很容易地使旧车不能再发动，当然，您可以一直断开电源。机修工可能会安装一个开关，来避免发动汽车。

· 您的亲人可能会在汽车钥匙被带走之后，依然希望继续享受开车的感觉。如果一辆熟悉的车使患者总是怀有开车的意愿，您可能需要卖掉汽车，用不同的车型替换它。您的亲人可能不太会开不熟悉的汽车。

· 当您的亲人需要外出时，请主动为他/她开车。在开车的时候，利用其他的方式使患者活跃起来，比如沿着这条路识别地标，让患者觉得自己是有用的。

· 寻找替代的交通方法，如公共汽车和出租车。很多时候，朋友会很高兴能提

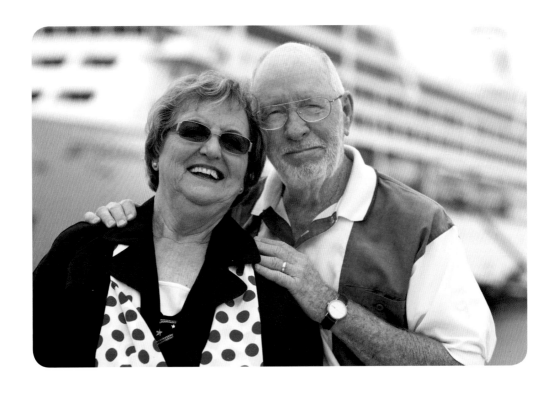

供驾车服务。

·请记住，随着痴呆的症状变得更加严重，您的亲人可能越来越不想离开他/她觉得安全、熟悉的家庭环境。最终，为您的亲人跑腿，而不是驾驶汽车载着您的亲人去商店，这种情况将更常见。

旅行

随着痴呆的进展，对您的亲人来说去不同的地方，甚至那些离我们很近的地方，以及参加离开家庭环境之外的活动都将变得越来越困难。如果您决定与您的亲人一同去旅行，这里有一些建议：

·如果您不确定您的亲人会对长时间的离家做出什么反应，先做一天的"试验"，或者提前进行一次跨夜的旅行。

离家出走

阿尔茨海默病患者有很大的风险离家出走或者迷路。出走可能是饥饿、疲劳或无聊的结果。这里有一些方法可以减少走失的风险：

·在外屋门的顶部或楼梯间安装一个滑动插销，或者使用一个需要钥匙的门闩。

·安装警报器，当门打开时可以提醒您。这些都能以合理的价格买到。

·一些护理人员用窗帘、壁纸或油漆盖住大门，或在门上张贴"停止"或"请勿进入"。

·每天和您的亲人一起散步，或者让他/她在有监控的安全区域内散步，比如有围墙的后院。

·提醒邻居您的亲人的情况，如果他们看到您的亲人单独在外面，这样他们就可以通知您。

·简化您的假期计划。避免把太多的活动安排在同一天，努力将每天的变化度降至最低。在活动之间安排一些休息时间，如果可能且必要的话，找一个安静的地方给您的亲人休息。

·提前通知旅行或接待人员，您的亲人有痴呆症。可以安排提前登机到座位上，或使用轮椅以减轻步行较多的地方的疲劳。

·您的亲人可能会对旅行的时间和需要准备的东西感到困惑。您可能会发现这次旅行开始之前，不要谈论旅行会更好一些；或提供保证："明天我们要去威斯康星州看望我们的女儿苏珊了，别担心。我已经装备好了我们所需的一切，我将一直与你在一起。"

·在离开家之前，考虑在"医疗警报+安全返回"系统中登记，以防万一您的亲人走失。

·您可能会发现用一种谨慎的方式来提醒人们您的亲人的情况，是有帮助的。随身携带一张小卡片，上面写着："和我一起的人患有痴呆症。谢谢您的耐心。"把卡片展示给餐厅工作人员、空乘人员、商店店员、收银员和其他应该知道您亲人的情况的人。

·考虑带上一个在旅途中可以帮助您的人，如果与您的亲人性别相同，那么对于上公共厕所这些事将很有帮助。

·创建一个备选计划，以防万一您的亲人需要很快回家。

·给您的亲人一小笔钱，把钱放进钱包里，但是不要给太多的钱，否则万一弄丢的话，您会感到不舒服。

·带一个最新的药物、保险信息和紧急联系人清单。提前知晓您要去的地方的每个医疗护理场所——阿尔茨海默病协会可以提供这些信息。

·为家庭成员提供您的旅行路线和联系信息。

·带一些零食和安排些简单有趣的活动，比如有明亮的彩色图片的杂志，音乐和电影录像带，或者一副纸牌。

·旅行时，让您的亲人穿着舒适的鞋子和熟悉的衣服。新的、不熟悉的衣服只会增加您亲人的恐惧感。

·在飞机、公共汽车或火车上，自己坐在靠过道的座位上而不要让您的亲人坐在过道上，防止患者的来回走动。一个靠窗的座位可能会一直吸引您的亲人的注意力。

· 保持进食的时间和在家里时一样。如果拥挤的餐馆会令您的亲人感到困扰，可以考虑使用客房服务。

· 带上防水布和额外的衬垫，以防万一您的亲人出现失禁。

· 护理人员在与他们的亲人一起旅行时，经常感到非常大的压力和疲惫。有痴呆症的患者在离开家后，通常会感到焦虑和困惑，很快就会忘记旅行的事。考虑另一种选择：雇用临时看护，让您的亲人在您旅行的时候待在家里，这对你们来说都比较轻松。

保证家庭环境的安全

有很多方法可以改善您的家庭环境，来确保您的亲人的安全、舒适和在房间之间轻松自由地活动。以下是您可以采取的一系列预防措施来保证您亲人的安全：

· 列一个包括所有电话的紧急号码表，包括家庭联系人、医生办公室、急救人员和消防部门。

· 当您无法接电话时，使用应答机或语音邮件——当机器运行时会关掉电话铃声。您当然不希望您的亲人被推销电话骚扰。

· 确保在您的家里有一个灭火器和一个最新的急救包。

· 在整个房子的关键位置上安装烟雾警报器。

· 在所有外部的门窗和窗户上安装锁。

· 把备用钥匙藏在屋外某个地方，以防您的亲人不小心锁上了门。

· 张贴一个"不要推销"的牌子在您家门外。

确保生活空间安全

· 保持生活空间的洁净。杂乱会产生潜在的问题，并掩盖很多问题。

· 确保整个房子有足够的照明，特别是那些没有自然光线的地方，比如走廊、楼梯间和衣柜间。

· 把对儿童不安全的东西锁在碗橱和抽屉里，防止患者使用锋利的器具、火柴、小电器和家庭清洁产品。

· 在未使用的插座上安装插头、盖子和盒子来掩盖它们。

·将药物（包括处方药和非处方药）锁起来，或者至少放离视线，尤其是当您的亲人经常倾向于服用更多的超过规定的药物。

·在安全的地方存储家庭清洁剂和有毒物，最好远离生活空间。

·将有毒植物从家里搬除，可以从苗圃或毒物控制中心获取一份有毒植物的清单。同样地，移除仿真水果、蔬菜以及其他可能被误认为是可食用的食物形状的物品。

防止摔倒

患有痴呆症的患者可能会因为更容易被绊倒，失衡，在潮湿或不平坦的表面上滑倒，或误判台阶的高度而增加摔倒的风险。您可能无法完全阻止摔倒，但是以下建议可以减少您的亲人摔倒的风险：

·提供合适的、低跟的鞋和防滑鞋底。

·保持人行道和楼梯整洁。

·确保在所有的楼梯上至少有一个扶手。如果可能的话，台阶上应该铺上地毯或有安全把手。

·在走廊、浴室和卧室里放置夜灯。

·不再使用小幅的地毯或用地毯胶带固定边缘。

·把电线放在家具下面，或者把它们贴在墙上。如果可能的话，避免使用延长线。

·重新摆放家具，使走廊不被堵塞。一旦摆放在合适的位置，避免再移动家具，否则会使您的亲人迷失方向。

·如果您的亲人习惯性地从床上掉下来，把床移到墙边或者把床垫放在地板上。

·立即清理洒在地板上的任何东西。

·在浴缸内外均放置防滑垫。

·在淋浴的地方安装扶手杆，并使用专门的淋浴椅。

·小心使用电热毯和加热垫，如果失控，这些都有可能造成灼伤。避免使用便携式加热器。

·永远不要让您的亲人待在壁炉旁，或接近一个开放的燃火所。保证火柴和打火机在您的亲人看不见的地方。

·在滑动玻璃门和落地窗上使用窗帘或贴纸来显示玻璃的存在。

在厨房和浴室里

·在所有的水槽和浴缸中都安装一个能混合热水和冷水的水龙头。将热水器上的恒温器调至48℃左右，以免烫伤。如果您有双水龙头，考虑用红色和蓝色来表示水温，避免混淆。

·在水槽中安装排水网兜以防止东西掉入水管中，堵塞管道。

·经常清洁冰箱，扔掉过期或变质的食物，以防您的亲人误食。

·必要时，限制使用炉具。当没有使用炉子时，打开断路器或拔掉插头。您也可以把控制炉子加热的开关卸掉，或用泡沫来盖住它们。

·使用配备有自动关闭装置的小电器。

·考虑去除厨房中的金属碗。如果放在微波炉里的话，它们可能会起火。

·把所有电器都放在浴室外，如果可能的话，尽量在浴室外使用电器。

·去除浴室的门锁以防止您的亲人被反锁。

行为指南9

健康问题

本节讨论痴呆症患者的许多常见的健康问题，尤其是在疾病的晚期。本节的叙述肯定无法涵盖所有可能。另外，您的亲人也可能不会经历这里描述的一些情况。

窒息

随着痴呆的发展，您的亲人可能会有咀嚼或吞咽食物的困难。窒息是不充分咀嚼食物的结果，食物会卡在喉咙或气管中，阻碍呼吸。大多数情况下固体食物例如肉类是导致窒息的原因。

·如果食物"进错了"气管，咳嗽经常可以解决这一问题。如果患者能自由地咳嗽，面部颜色未发生异常变化且可以继续说话，那么窒息将不会发生。

·窒息的普遍标志是手紧紧地按在喉咙上，且手指处于伸展状态。患者的神情看起来很恐慌。他/她可能除了喘息和运用手势，已完全无法交流。出现这些症状的患者需要紧急治疗。

·为紧急情况做好准备。向护士或红十字会询问能帮助您的亲人的方法，以防止他/她发生窒息。

·为了减少窒息的风险，提供柔软或浓稠的食物来缓解吞咽的过程。

·如果您把食物混合在搅拌机里，加入一种叫食物增稠剂的产品，这种产品没有味道，而且有助于使食物质地均匀。例如，水果可能被分成果肉和液体，增加了窒息的可能性。使用增稠剂将使质地变得均匀柔滑，并且使您的亲人吞咽起来更容易。

· 试着确定您的亲人在吃东西时，头部是稍稍向前倾斜的。头部向后倾斜会增加窒息的危险。

海姆立克氏操作法

这一操作是将异物从窒息者的气道中排除的最著名的方法。

1. 站在窒息者的身后，用双臂抱住他/她的腰，让患者稍微向前倾。

2. 用一只手做一个拳头，把它放在此人肚脐稍微高一点的地方。

3. 用另一只手抓住您的拳头，然后用快速向内向上的推力按压腹部。

重复这个过程直到患者气道中的异物被排出。

脱水

患有痴呆症的患者可能会忘记摄入足够的液体而导致脱水。脱水的体征包括口干，很少或没有排尿，虚弱，头晕目眩。脱水也可以加重意识紊乱，引起便秘、发烧和脉搏加快。

· 鼓励您的亲人摄入液体。大多数健康的人会将口渴作为他们日常需要补水的信号。作为一个痴呆症患者的护理人员，您需要监控患者液体的摄入量。因为您的亲人可能失去了这种口渴的感觉。

· 全天都在您的亲人身边放一杯水或一种他/她最喜欢的饮料。向患者温和地提醒——例如，问："您的水温适合您饮用吗？"

· 可以喝适量的含咖啡因的饮料，但是要知道咖啡因可能会增加焦虑和失眠。如果您选择减少您的亲人咖啡因的摄入，逐步淘汰含咖啡因的饮料可以降低发生咖啡因脱瘾症状的风险，如头痛。

·如果您的亲人已经习惯了每天喝咖啡，可以在一个咖啡杯中加入不含咖啡因的饮料。

·如果尿失禁成为了一个问题，那就不鼓励在晚餐后喝水。然而，不能因为尿失禁而阻止液体摄入，这可能导致脱水、膀胱感染和其他严重的并发症的发生。

口腔护理

痴呆症患者可能会忽略牙齿卫生，继而发展成口腔感染。缺乏口腔护理也会影响良好的营养健康。

·告诉牙医有关痴呆的诊断结果。一些有工作经验的牙医曾经护理过痴呆症患者。可向一个支持小组寻求推荐。

·确保牙医知道您的亲人服用的所有药物。一些药物可能导致口干或其他影响牙齿健康的情况。

·帮助您的亲人在用完每一顿饭后刷牙。您的牙医可能会提供洁牙辅助设备，比如口腔拭子，可以用来代替牙刷。如果您的亲人拒绝张嘴来清洁他/她的口腔，向您的牙医询问建议。

·给出简单的指令来刷牙："把牙膏帽拧下来，好。现在挤牙膏，好。现在刷您上面的牙齿。"

·您也须在同样的时间点来刷牙，让整个过程在您亲人的意识里模式化。

·把牙刷包裹得厚一点可以帮助您的亲人紧握牙刷。您可以把铝箔包在手柄上，或者把它绑在塑料自行车把手上。或者试着用一段织物把患者的手和牙刷暂时绑在一起。

·在帮助您的亲人刷牙时，可以用勺子轻轻地将脸颊与牙龈拉远，这可以帮助您看清楚患者的牙齿。

·鼓励患者在吃饭的时候食用生鲜水果、蔬菜。建议饭后漱口，特别是当患者有刷牙的困难时。

·随着病情的发展，有些护理人员选择不再让他们的亲人使用假牙。营养学家可以帮助您为患者提供软饮食的特殊需要。

·拒绝进食通常是一个患者有口腔溃疡或假牙不合适的征象。及时向口腔医生寻求帮助。

摔倒

研究表明阿尔茨海默病患者，在整个疾病过程中至少会经历一次摔倒，阿尔茨海默病患者经历髋部骨折的可能性是同龄人的两倍。

·限制患者正常活动可能无法阻止摔倒，反而会增加受伤的可能性。有些摔倒可能根本是无法预防的。

·即使经过了频繁的提醒，当您的亲人站起来时，他/她可能仍不记得随时寻求帮助，试着在一个托盘上面写上："待在您的椅子上。我马上就回来。"

·让您的亲人在站起来之前在床沿坐几分钟。

·床栏杆的使用存在争议。有些人认为这可以防止他们的亲人从床上滚下来或者站起时摔倒。然而，阿尔茨海默病患者可能会爬过床栏杆后摔倒或在两条栏杆间卡住受伤。

·万一跌倒，尽量保持冷静。和您的亲人坐在一起来确定他/她是否受伤。寻找发红、肿胀、瘀伤或骨折的迹象。如果您判断患者发生骨折或头部受伤，应寻求紧急医疗救助。如果您的亲人似乎没有受伤，那么鼓励患者独自站起来，而不是试图把他/她抬起来。

·如果您想要拉起您的亲人，把您的手放在腋窝，用您的腿，而不是您的背来用力。试着打电话给您的邻居或家庭成员来寻求援助。记住，如果您用力过度而使您的背部受伤，您将无法照顾您的亲人。

·理疗师可以帮助您确定您的亲人是否需要使用助步器或其他设备。

住院治疗

住院治疗可能是必要的，但是对痴呆患者来说即使只住一夜的体验也可能产生巨大的心理打击。了解是否可以在门诊或在家里，而不是在医院提供护理。

·如果必须住院，向医院员工介绍您的亲人当前的病情。如果有些员工不熟悉痴呆，向他们说明情况可能会有所帮助。表达您亲人的需要，但尽量不要对员工有太多的要求，增大他们的压力。下面的清单可能会对您有所帮助。

·试着让家人或朋友帮忙打电话来安慰您的亲人，及时地回答工作人员的问题。当您自己无法做到这一点的时候，您也需要给自己休息的时间。

·看看是否需要单人病房。把熟悉的东西放进这个房间，比如家庭的照片或患者最喜欢的轻音乐。

·经常询问医生，您的亲人预计要住院多长时间，便于您安排以后的工作和生活。

·经常与医院的工作人员就您的护理目标、生活质量和疼痛管理进行交流。

手术和医疗

当您的亲人知道自己被诊断为痴呆症时，可能很难决定是否继续治疗其他需要干预的疾病，例如心脏手术或化疗。在这里有一些注意事项:

·某一医学领域的专家，如心脏病或癌症专家可能会推荐他们所知道的最好的治疗方法。当需要接受侵入性治疗时，您可能需要与全科医生或神经科专家讨论其他选择。

·全身麻醉，用于使人在手术时失去知觉，这通常导致认知功能障碍更加严重。有时人们能从虚弱中恢复过来，但通常情况并非如此。询问您的医生是否能使用局部麻醉。

·向专家确认以下问题可以帮您做一个准确的决定。

治疗的目的是什么?

治疗可以提供哪些好处?

治疗会影响患者的认知能力吗?

治疗会影响患者的生活质量吗?

患者可能会在治疗中经历疼痛或恶心吗?

治疗对患者来说有多可怕或困惑?

·弄清这些问题可以帮助您权衡治疗的利弊，考虑一下您的护理目的:您是否愿意在延长您亲人的生命的同时，面临他/她生活质量降低的风险? 例如，电休克治疗（ECT）抑郁症可能损害您亲人的记忆，但是他/她的生活质量可能得到改善。手术可能会延长人的生命，但疼痛和麻醉引起的认知损伤会降低生活质量。

药物

在一天的不同时间里，您的亲人可能会服用不止一种疾病的治疗药物。这里有一些建议可以让您的亲人的生活保持正常：

· 保留一份最新的药物清单，包括服用剂量和时间，贴在柜门里。无论何时离开这所房子，您都要随身携带一张清单。

· 将医生的办公室和急救中心的联系信息贴在电话旁边，以应对药物摄取过量的意外。

· 使用一个"一周药盒"来确保按时服药。

· 如果您的亲人独自生活，您可能需要为他/她提供一个电话提醒，确保患者按时服用药物。

· 当服用一种新的药物时，请医生或护士提供以下信息：药物名称，用途，剂量，一天中的服用时间和潜在的副作用。

· 如果您的亲人在行为举止，身体状况方面发生改变，考虑最近是否有药物使用方面的变化。联系您的医生告知您的担忧。

· 确保每一位为您的亲人做检查的专家都知道您的亲人正在服用的所有药物，特别是补充剂和非处方药。这些物质可能与处方药物发生交互作用，导致副作用。

· 不要未经医生同意就改变剂量。

· 扔掉旧的处方，不要给处方规定以外的任何人使用药物。

· 如果您的亲人拒绝服药或将其吐出来，提供一个简单的解释来说明它的目的。例如，"妈妈，医生说您需要服用降压药。"如果患者继续拒绝，询问您的医生是否可以将药物碾碎并将其隐藏在食物和果汁中。您或许能获得该药物的液体剂型让您的亲人服用。

· 用于控制异常行为的药物可能会产生特殊的、有伤害性的副作用。您可能首先要尝试使用非药物治疗干预。

疼痛

尽管痴呆症可能不会引起疼痛，但您的亲人也可能经历胃痉挛、压疮和扭伤。

当您的亲人变得无法理解为什么有些东西会伤害他/她，且不能在出问题的时候告诉您时，问题就出现了。

· 观察面部表情和肢体语言是否有表示疼痛的迹象。皱眉，做鬼脸，拉扯衣服或者躲开您的触碰，可能表明您的亲人感到不舒服。

· 您的亲人可能无法指出疼痛发生的地方。用洗澡和穿衣的时间寻找肿胀、发红、发热、瘀伤，以及其他炎症或损伤的迹象。

· 对疼痛的抱怨可能代表着情绪上的困扰——比如抑郁、无聊或疲劳——而非物理性的伤害。

· 如果疼痛是经常发生的，和您的医生谈谈如何为您的亲人制订一个安全的疼痛管理计划。

褥疮

如果您的亲人坐在或躺在同一位置上几个小时，可能会发生褥疮。当不能定期变换身体姿势时，骨骼会在受力点处磨破肌肉和皮肤。

· 褥疮的警告信号是皮肤的发红与肿胀，尤其是在身体与椅子或床接触的地方。常见的部位包括膝盖、手肘、臀部、脚后跟、肩胛骨、脊柱和脚踝。最终，如果不进行处理，则红色区域会变成开放性的溃疡。

· 如果您的亲人久坐不动，那么每两个小时重新安置一下他/她。当他/她侧卧时，把枕头放在膝盖和脚踝之间。使用泡沫垫或凝胶垫缓冲脆弱的地方。

· 家庭保健机构可以为您提供个人护理和搬动您的亲人。询问疗养院员工，您的亲人一天中早晚需要多久一次的翻动。

· 不合适的衣服会增加患者发生压疮的风险。确保衣服宽大舒适。

睡眠障碍

睡眠模式紊乱和睡眠质量差在痴呆人群中很常见，可能直接由痴呆引起，可能是由其他疾病的药物使用或不适应环境而导致的。警惕那些辅助睡眠的药物，它们可能会加剧意识不清。如果您的亲人有睡眠困难，请参考以下方法：

- 试着保持一个固定的就寝时间。

- 用打哈欠和伸懒腰表明睡觉时间到了。把关灯作为就寝仪式。

- 在睡觉前不要讨论明天的计划。您的亲人可能会把时间弄混，开始担心。

- 睡觉前不要大声播放电视。相反，试着大声朗读，播放轻柔的音乐或用一份小零食帮助您的亲人平静下来。

- 让您的亲人在睡觉前先如厕。

- 如果换睡衣让您的亲人情绪低落，穿一件白天晚上都可以穿的棉质运动服。

- 让您的亲人在他/她喜欢的地方睡觉，无论是在躺椅上还是在沙发上。

- 如果实在不能入睡，给患者安排一项活动去做。

- 避免给您的亲人喝酒或喝咖啡，尤其是在下午较晚的时候或傍晚。请注意突然戒掉咖啡会导致头痛和易怒。

- 鼓励用经常锻炼来发泄掉多余的情绪。

- 如果背景噪声让您的亲人一直醒着，尝试使用空白噪声发生器来产生安静的嗡嗡声，以抵消噪声。

- 不要阻止患者在白天打盹，特别是如果这是您的亲人所能得到的唯一的睡眠机会。一顿小睡总比没有睡眠好。

- 过度睡眠通常不是问题，除非是由抑郁、无聊或药物引起的。

膀胱和肠道功能

尿路感染

当细菌感染膀胱或者尿道（来自膀胱的运输尿液的管道）时，会发生尿路感染（UTI），然后发展成完全的感染。尿路感染在老年人中更常见，但是痴呆症患者可能无法传达他们的感受。护理人员需要寻找体征。

- 尿路感染的症状和体征包括频繁或紧急的排尿，在排尿时灼痛，尿中带脓血，还有发烧。

- 行为的突然改变——如突然爆发的愤怒、疲倦、意识紊乱——考虑是否是由尿路感染导致的。

·在晚期阿尔茨海默病中，尿路感染是导致死亡的主要原因。这是因为卧床不起的患者的免疫系统无法抵抗感染。

·如果您怀疑您的亲人有尿路感染，可由医生进行尿检检查并用抗生素治疗感染。

便秘

当肠蠕动异常减少或排便困难时，可能发生了便秘。您的亲人可能会因为痴呆的影响而久坐不动，导致便秘的发生。避免便秘在预防肠梗阻和疼痛疲劳方面是很重要的——所有这些都会加重意识紊乱。

·痴呆症患者通常无法掌握排便规律，即使是在疾病的早期阶段。疼痛、腹胀或排气都是便秘的征兆。

·提供均衡的饮食和高纤维的食物，如蔬菜、水果和全麦产品。

·鼓励您的亲人摄入较多的液体。

·帮您的亲人养成一个日常行为习惯来努力保持肠道通畅。

·在痴呆症患者中通常不建议使用泻药来缓解便秘。

阿尔茨海默病的终末期

有时候，预判患者什么时候会经历痴呆晚期的症状是很困难的。通常情况下，您的亲人将卧床不起，不能再走路，日常活动完全依赖于护理人员来进行。其他的变化可能包括:

·体重下降。

·不喜欢或拒绝进食。

·肠道和膀胱的失控。

·昏昏欲睡。

·保持沉默，非常安静或理解困难。

·被触碰时大声呻吟、喃喃自语或哭泣。

·无法识别家人、朋友、护理人员和自己。

·癫痫发作和频繁的感染。

在这个时候，您将面临许多复杂的护理决定。如果这些都是事先已经由亲人决定过的，遵循您亲人的意愿是很重要的。如果没有特定的方向，您需要以您所了解的您亲人的意愿为指导。

您还需要考虑疾病的进展、您的亲人的整体健康状况，以及特定的进程或药物带来的收益或风险。在痴呆症的终末期，临终护理通常包括：

·使用所有可用资源进行治疗以延长生命，如通过胃管输送营养。

·维持健康的治疗，比如治疗高血压的药物和治疗糖尿病的胰岛素。

·旨在提供舒适感（姑息治疗）的治疗，主要是疼痛控制和情感支持。

无论您接下来选择什么，您都会希望继续保持您的亲人的尊严和隐私。您的医生和临终关怀团队的建议也很重要。

您可能想知道您的亲人在疾病的终末期能否意识到他/她周围发生了什么。尽管身体和心灵都进入逐渐关闭的过程中，您的亲人仍可能意识到您的关心和情感。握住他/她的手，抚摸他/她的额头。说出您觉得需要说的话语，陪伴他们走完生命的最后一段旅程。

这个过程是悲伤的

悲伤可以定义为适应损失的过程。悲伤带来强烈的感觉和情绪。对一些人来说，在死亡发生以前很久，悲伤的过程就已经开始了。

悲伤的过程是一个渐进的过程。在这里有很多情绪上的起伏。不要试图回避这个过程或只是等待着直到走出来。您必须感受悲伤，这将带来情感的自我治愈并有助于您适应新的生活。

·不要试图在悲伤的过程中匆匆而过。记住，大多数人在他们的亲人去世后至少需要两年的时间才开始感觉"正常"。

·和别人开诚布公地谈谈您正在经历的事情。您的家人和朋友们可能会回避这个话题，但请相信这样做有助于舒缓您的情绪。

·至少在一年内避免做出重大决定。这是一段您还觉得不安和动荡的时期。

·尽可能继续按照您的常规作息工作和生活，让周围的人知道您遇到的困难，以便获得帮助。

　　·试着去面对您对亲人的回忆。当您十分渴望见到您的亲人时，努力让自己接受他/她已经过世的事实。

　　·确定任何令您悲伤的根源，寻找办法来应付它。哭泣、喊叫或猛击垫子可能有助于缓解紧张。体育锻炼同样有助于释放难过的情绪。您也可以直接将您的难过情绪转变成做一些有建设性的事情，比如志愿工作。

　　·由于护理人员的责任已经消失，希望您能体验到轻松的感觉。

　　·试着保持您对过去的行为和现在的情绪的理性认识，来减轻您任何的负疚感。最好不要把注意力集中在您希望发生的或可能难以完成的事情上。

　　·恐惧是悲伤过程中正常的一部分。继续参与社会活动而不是孤立自己可以缓解恐惧。

　　在悲伤过程的后期，您将不再专注于过去，以及寻求死亡的解释。相反，您理解了死亡的必然性，可以开始关注于如何活得充实，并且想办法从这段经历中成长起来。

索引